吾人学医，约分二法：一为从源及流，一为从流溯源。所谓从源及流者，先读《本经》、《内》、《难》等古书，以次博览各家也。所谓从流溯源者，由后贤浅近之书入手，而后上追《素》、《灵》，详究《伤寒》也。陆九芝先生说：学医者从《伤寒论》入手，始而详，终而愈。从后世分类书入手，初若甚易，继则大难矣。可以从流溯源，不若从源及流也。

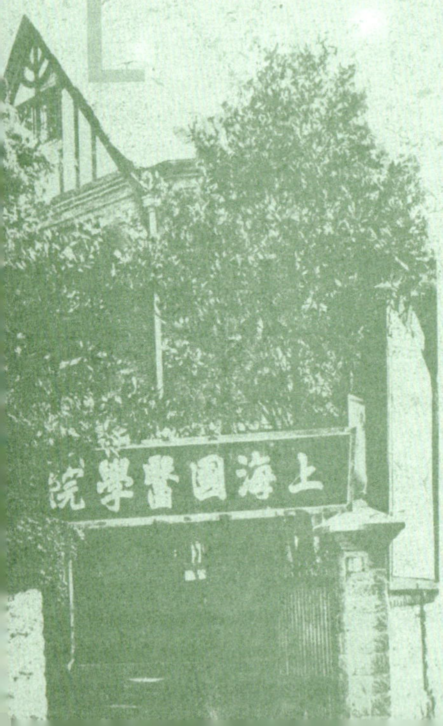

二十世纪初中医名家医学文集丛编

沈仲圭医学论文集

王咪咪 编纂

學苑出版社

图书在版编目(CIP)数据

沈仲圭医学论文集／王咪咪编纂. 一北京：学苑出版社，2011
(二十世纪初中医名家医学文集丛编)
ISBN 978-7-5077-3754-7

Ⅰ.①沈…　Ⅱ.①王…　Ⅲ.①中医学-文集　Ⅳ.①R2-53

中国版本图书馆 CIP 数据核字(2011)第 033312 号

责任编辑：陈　辉　付国英
特约编审：高振英
出版发行：学苑出版社
社　　址：北京市丰台区南方庄 2 号院 1 号楼
邮政编码：100079
网　　址：www.book001.com
电子信箱：xueyuan@public.bta.net.cn
销售电话：010-67675512、67678944、67601101(传真)
经　　销：新华书店
印 刷 厂：北京市广内印刷厂
开本尺寸：890×1240　1/32
印　　张：17.5
字　　数：360 千字
印　　数：1—3000 册
版　　次：2011 年 8 月第 1 版
印　　次：2011 年 8 月第 1 次印刷
定　　价：38.00 元

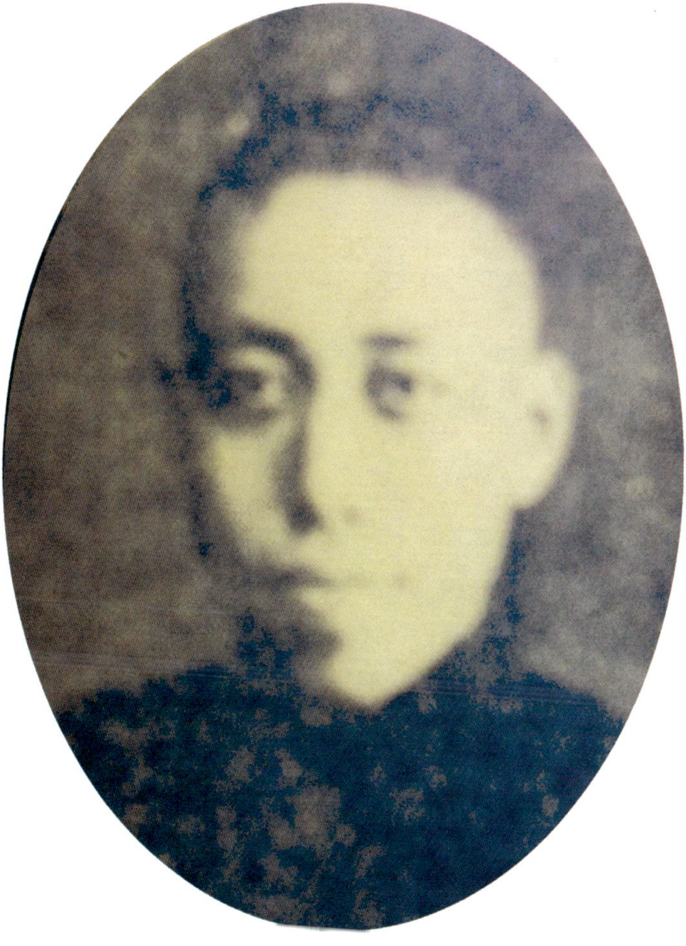

沈仲圭

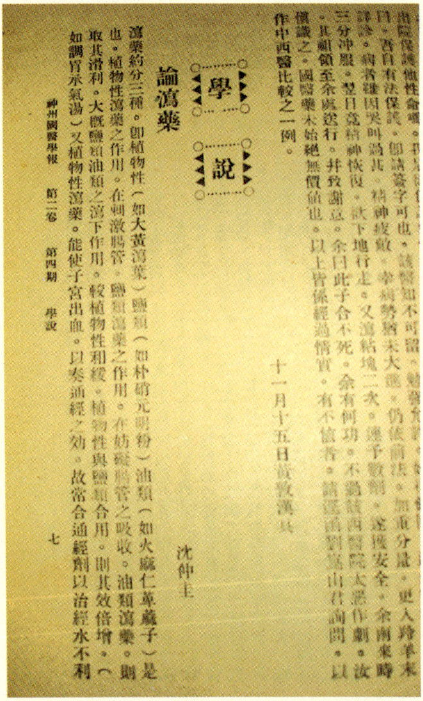

……出院保護他性命嗎。……該醫知不可留。……加重分量。更入羚羊末三分沖服。翌日竟精神恢復。欲下地行走。又瀉粘塊二次。遂予數劑。途獲安全。余兩東時曰。吾自有法保護。即請簽字可也。……詳診。病者雖因哭叫過甚。精神疲敝。幸病勢猶未大進。仍依前法。……不過遊西醫院太惡作劇。汝……其細領至余處送行。并致謝忌。余曰此子合不死。余有何功。……請逕函對黨山君詢問。以橫識之。國醫藥未始絕無價值也。以上皆係經過情實。有不信者。……作中西醫比較之一例。

十一月十五日黃敦漢具

學說

論瀉藥

沈仲圭

瀉藥約分三種。卽植物性（如大黃瀉葉）鹽類（如朴硝元明粉）油類（如火麻仁蓖麻子）是也。植物性瀉藥之作用。在刺激腸管。鹽類瀉藥之作用。在妨礙腸管之吸收。油類瀉藥。則取其滑利。大概鹽類油類之瀉下作用。較植物性和緩。植物性與鹽類合用。則其效倍增。（如調胃承氣湯）又植物性瀉藥。能使子宮出血。以奏通經之効。故常合通經劑以治經水不利

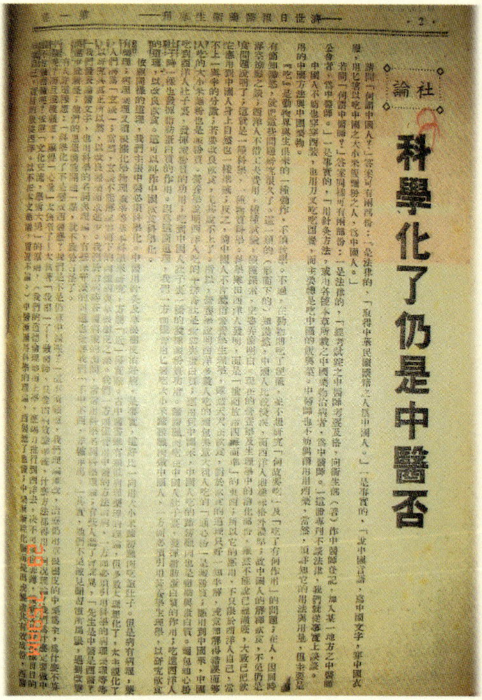

社論

科學化了仍是中醫否

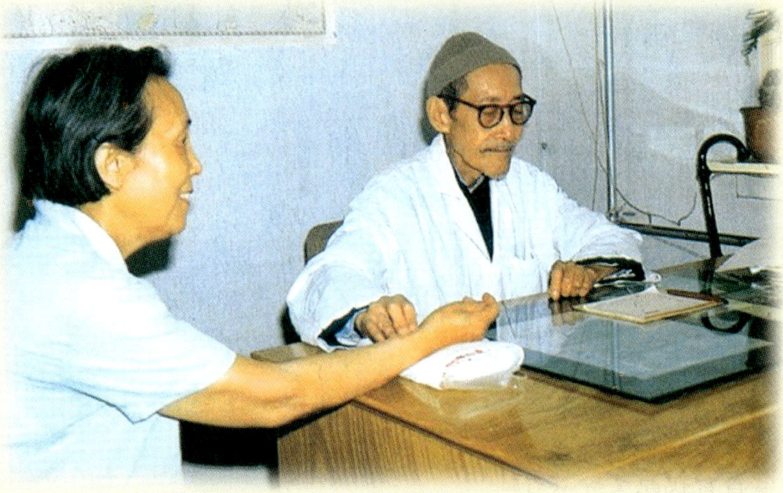

《二十世纪初中医名家医学文集丛编》

编辑说明

一、《二十世纪初中医名家医学文集丛编》以清末及民国时期（1900~1949）著名中医家个人论文集为单元分册。书前的前言和序文对本书的编辑及时代背景等方面做了说明；论文集前有专家撰写的医家生平、学术成就及主要医学贡献。因论文收集的年代跨度大，登载期刊多，论文内容所涉及的范围广，故在论文集前撰有导读性的内容提要及目录，以方便读者阅读。《二十世纪初中医名家医学文集丛编》（第一集）每册只载一位医家，故每篇论文之后不署名（个别收入的非本医家所写论文会特别标出）。论文的收集以编者能收集到的1900年至建国前的中医及相关期刊上的医学论文为依据。个别医家因其论文的连载及学术的延续性，可到建国初期（1955年）以前。这部分资料一般来源已比较困难，但又能反映一个历史时期的中医发展及特点，故有极大的文献性、资料性，是系统研究中国医学史、中医文献发展及医家个人学术经验不可缺少的宝贵资料。

二、“论文集”前的目录为该册所收集论文所作，题目后标有论文所在的页码，以备读者查找。书后索引为现能收集到的该册作者在建国前五十年内的论文题录，后有所在期刊和发表时间，（包括作者一稿多投的论文出处），旨在为读者查找原文提供方便。

三、有关对中医经典的研究性论文中，凡“原文”，本次文集均以期刊引录为准，不纠正前辈的引录误差。引录文献出处等小字注一律不在行文中出现（民国期刊中此种现象较少，故统一不出现在行文中。个别有所需求的读者可依据书后索引在原文中查找）。

四、民国间期刊论文90%以上以竖排本、繁体字、无标点（有的有句读）形式出现。本书则统一体例为横排、简体，通用标点。具体讲，竖变横后，凡原书中的“右”字通改为“上”，“左”字通改为“下”。一般繁体、异体字通改为通用简体。仍在用的个别今古字、异体字，包括能反映当时文字特点的一些字，视情况有所保留（如：猝—卒；周—週；症—癥；骨格—骨骼；翔实—详实；盅—钟；着—著；养气—氧气等）。其宗旨在让读者能看明白原文的前提下尽可能体现原文特点，不强行统一。由于期刊保护问题，凡个别字迹不清或缺字处，以“□”表示。

五、文中数字的写法宗原文，计量单位一律不改，保持原貌。书中有民国时期的西药所用剂量而现在完全不用，其药名有的也甚古怪，并难以找到出处，（如沃度仿漠、马尔匹拿囊；剂量上的醋酸铅一瓦等）均一律照原文，不做任何解释及出处。

六、本论文集所收论文有的已距今百年，大部分也七八十年了，故词句用法、语言断句有的与今日之文章有很大差异。而本论文集非注释本，只为展现原貌。愿读者谅解，一律不加文字说明。

七、论文行文中有引录文的，与原文基本一致的加引号，否则只以冒号标之。行文中的完整方剂，方剂名、中药名同正文，剂量、炮炙方法等用小半号字标之，而行文中的药剂量及炮炙法字号不变。个别论文在引录文中用大小字处理的，此论文集中亦用小半号字处理。

八、在数千篇的论文中，有少数文章有八卦、阴阳五行等图符、表格等，考虑全书统一，书中未加保留。个别有兴趣的读者可在书后索引找原文查看。见谅。

九、民国时期期刊管理较为混乱，故一稿数投，改变题目再投，几年后改变期刊、改变名称再投，或略改动论文再投的现像很常见，我们虽做了大量斟别，这种情况难免还会出现，但不会影响展现这些医家的学术思想及反映当时的医学氛围。

王咪咪

2009 年 10 月

《二十世纪初中医名家医学文集丛编》

序

20世纪前50年，中国社会剧烈变革，革命者在民主科学的旗帜下，反对旧道德，提倡新道德；反对旧文化，提倡新文化，形成了浩浩荡荡的反帝、反封建、反官僚大军，对旧民主主义革命、新民主主义革命取得成功曾发挥了重大的作用。但令人遗憾的是，出现了盲目搬套西方的现象，特别是以日本明治维新“废止汉方医学”的政策为师，视中华民族传统医学为旧医、旧文化，这种思潮和行动使中医学蒙受了残酷的打击，多次出现废止、取缔中医的方针政策。在当时，卫生教育官员要废止中医，在学术界，胡适反中医，鲁迅也反中医，在如此巨大的压力下，中医界有识之士，为了求真理，求生存，求进步，求发展，与之进行了生死存亡的抗争。反对废止，与废止派进行了长时期针锋相对的批判与反批判论战，从而诞生了一批维护中医继续发展的中坚力量。

王咪咪教授为了探索这段历史，以十数年的时间阅读了大量昔日的期刊文献，获得了许许多多启迪与感叹，下决心对参与这场斗争的代表人物进行一次有计划、有系统的疏理，并作了初步的分析研究，选其较有影响的一批近现代医家，除撰有传记性评述外，还力求附录其主要学术论文，再附索引，以备研究者探索参考，此工程名为《二十世纪初中医名家医学文集丛编》。

历史是一面镜子，学习历史，借鉴历史，可以使人聪明，有才智。学习医学历史，借鉴医学历史，特别是学习、借鉴中国近代医学发展的历史经验与教训，对当今与未来医学发展的方针与方向，都有着重要的参考价值。因此该书的撰写与出版，并非单纯的医史研究，也非单纯的文献整理，而是有着很现实的宝贵价值，为我们提供前人的智慧与可供借鉴的思想。

该书完成之际，作者希望我能为之作序。说实话，我虽从事医史文献研究、教学50多年，也阅读过许许多多的论著与论文，但如此巨大深刻的功夫使我感动，也很钦佩。医史文献研究必须有这种苦功夫，当今颇多适应某些急需而打短平快的写论著、作论文之风，实在应当少而再少为好。我为作者们的成功，发自内心的祝贺，特草此以为序，愿与作者共勉。

李经纬

2009年5月于中国中医研究院

《二十世纪初中医名家医学文集丛编》

前　言

在中医发展史上，二十世纪前半叶是一个特殊而又十分重要的时期。在这期间中医承受着前所未有的巨大冲击，既有外来医学的强大影响，也有来自政治上的压力。中医队伍的抗争和自强取得了有目共睹的成就，涌现出了一大批有影响的医家，其中许多医家在 1949 年后还曾做了大量工作，可以讲是二十世纪五六十年代中医界的栋梁，这些医家对本时期及其后中医的发展、中西医结合理论的建设、中医教育体系的建立都发挥了中流砥柱的作用。这些医家在二十世纪前半叶各类中医及相关期刊上发表了许多对中医发展、中医学术研究具有独特见地的学术论文及临床诊疗医案，时至今日，对临床及各类医学问题的研究都有着重要参考和启迪作用。但是，这些论文由于时间远久及期刊保存的艰难，人们一般很难看到了。多年来我们通过各种途径收集到了大量该时期中医名家的医学论文，欲将他们经典的临床医案和医论汇集整理出版，以为读者提供一份难得的了解、研究、继承中医的宝贵资料，这就是《二十世纪上半叶中医名家医学文集丛编》编辑出版的目的。

这套医学论文集的特点是：真实地记录了二十世纪前半叶这一特殊年代中，一位位中医学家为了一个目标、一种事业所做的方方面面的努力。

二十世纪前半叶对中医来讲是很敏感的时期，从清末始，中医逐渐失去了延续数千年的主流医学地位，在许多最基本，也是最核心的问题上受到西医的冲击，加之政府的不支持，处境极为艰难。此时的中医大家，不仅要更满腔热忱地在临床上开辟一片新天地，而且要更加积极地创办各种报刊、团体，在社会上宣传自己的观点、想法，为中华民族的医疗卫生保健事业的发展与中医在社会上的一席之地奔走呐喊，在这些呐喊声中有几个论题是具有时代特点的，如：中医向何处去、中医如何改革、中西医能否汇通、如何汇通、中医教育应如何走等。

这不只是一个事件，一种学术思想，一次疾病诊疗技术的展示，它还包括了当时各种中医内容讨论的关注焦点，及这些医家在长期临床实践中积累的医案汇编、医话、医论等丰富资料，这些资料是当时中医学术发展的实录，它从一个侧面反映了一定历史时期的关注焦点；同时展现了这些医家为中医的生存和发展所做的不懈努力，也体现出这些医家积极进取不畏强权的人格魅力。

《二十世纪初中医名家医学文集丛编》所收入的资料是一批真正的历史见证，见证了最特殊的二十世纪前50年中，中医的有识之士在那个时期为维护自己的正当权利所做的种种努力，展现了在当时的条件下，为解除人们的疾病痛苦积极参与社会上的卫生保健事业，如何在养生健体诸方面发挥自己的一技之长。

《二十世纪初中医名家医学文集丛编》所收入的资料是一批还在流动的精神财富，虽然时间已经流逝了，但许多讨论课题百年来一直在延续，先哲们早期的许多观点，至今仍有重要的学术和现实意义。

由于二十世纪前半叶的期刊寻找和阅读的困难，所以论文的收集肯定不全，尽管不全，那也是一段历史。正因为如此，这次历经十数年之久搜集的大批论文必将成为宝贵的文献资料。

《二十世纪初中医名家医学文集丛编》的每一分册医家论文前均撰有医家生平，文章客观、公正、全面地记录了一代名医的生平事迹和学术思想。

愿这本论文集能为大家提供一段特殊历史时期的真实记录，以此了解中医发展的历史，及在这段历史中曾经叱咤风云的中医人物。

此文集在整个资料收集、编写过程中，得到了医史文献界前辈李经纬、余瀛鳌等的支持和鼓励，也得到了众多图书馆及对此感兴趣的诸同道们的大力支持，在此一并表示感谢，也期盼着各位同道能对文中各位医家提供更多的在民国间所发表的各类论文，以便有更多更翔实的资料来展示中医在这一历史时期所走的每一步路，发生的每一件事。

王咪咪

2009 年 5 月

目　录

内 容 提 要

本论文集收集了沈仲圭先生1923年至建国前的近300篇学术论文。沈老在建国后仍在临床第一线做了大量工作，并发表了很多优秀论文，但因本论文集收载截止于1949年，只能忍痛割爱了。但仅这近30年间的300篇论文，足已反映出沈老在中医发展最困难的时候，积极为振兴中医所做的大量工作。

这近300篇论文大致分为三部分：

第一部分为基础性研究论文。沈老是中医名家王香岩之弟子，但并不是只拘泥于坐堂开方，而是不失时机地学习、介绍西医知识，在当时的社会中引起相当的影响。沈老的文章多以短小精悍为特色，重视在社会中即时发现与中医相关的各类问题。如20世纪20年代正是西医在社会上逐渐成为主流医学，中医则受到政府的不公正对待，此期间沈老就连续发表了《经脉即血管之研究》、《辨经脉非血管之讹》、《再辨经脉非血管之论》、《小肠司消化说》、《肾主漉尿说》、《肝胜血解》等一系列具有中西医结合的知识性文章。另有沈老在《中西医学报》、《三三医报》上发表的《水的研究》、《论水治法》、《说水》，以一名地道中医，向大家介绍水在疾病治疗中的各种作用，既提出了中医疗法，又不乏西医的理论，很值得一读。在20世纪40年代的社会动荡时期，沈老在《国医导报》上撰文《略述近代善本医书》，向社会推荐清末民初能帮大家了解和学习中医的一批好的中医书及著名医家，如陆渊雷、曹颖甫、祝味菊、张山雷、陆士鄂等，为中医的继承和发展起到了重要的推动作用，在相关时间发表的《医学参考书目》等都属此类。

第二部分为临床研究性论文，既有临床诊病的经验、体会，如沈老关注的湿温、水肿、头痛、遗精及小儿、妇科疾病等都有独到的论述，更有相当论文涉及传染病的潜伏和隔离、治疗。在这方面，沈老有多篇肺结核、霍乱、痢疾、疟疾等的病理表现及中医治法，尤其是1947年在《医学导报》上发表的《传染病的潜伏和隔离》一文，融入了大量的西医分类及传染病的预防知识。在这里，沈老并未计较中医还是西医，而是一心扑在防病治病上，为老百姓的健康着想。尤其是老百姓的卫生保健，养生食疗，卫生食谱等方面，在二三十年代的民国时期，很多老百姓对卫生方面的知识尚处于蒙昧的阶段，沈老却撰写了大量的科普文章，如《十种最优秀冬令补品的学说》、《夏令之卫生》、《冬月之卫生》、《齿的卫生》、《沐浴之我见》等等予以启蒙，这些小文章至今看起来都令人津津乐道，足以看出沈老这样的大医生，随时不忘小文章对老百姓启示。临床性论文中还有一类很重要的文章就是药物和方剂。沈老对很多药物在临床的应用都有所感悟，如甘草就有《甘草解》、《甘草说》、《甘草新解》。并在《中医世界》、《神州国医学报》上设立了《方药碎语》、《药物谈片》这样的栏目向对中医有兴趣的读者介绍中药知识、用法，许多文章至今在临床上都有很强的影响力。在方剂的组方用药上也有许多很值得一读的文章，如介绍戒烟丸、戒烟粉、南瓜等数个戒烟方，对此研究有兴趣的读者不妨再读读，一定会有新的收获。

第三部分论文主要是医话、随笔、序文及书信往来等内容。这些杂文不可小视，其中常有画龙点睛之论。如引录的《录四戒汇纂四则》就很有意思，令人读起来回味无穷，其中戒酒歌“病有酒至，神以酒伤，仪以酒失，事以酒忘，言以酒狂，怒以酒发，福以酒倡，与其酒醒而后悔，孰若未醉而先防”。在戒财中言“以义为主，得在其中；以利为主，害在其中矣”。在戒气中有“滔天之水，生乎其微；燎原之火，起于其细；两石相撞，必有一毙；两虎相斗，必有一毙；怒以动成，忍以静济”。谁又能说这不是一张人生的“良方”呢。

从以上的介绍中，基本可以勾勒出这样一位医家：勤肯敬业，孜孜以求，脑勤手勤，无论在什么环境中，都在一点一滴地为弘扬中医做着一步一个脚印的工作。我们现在能收集到沈老的在建国前的数十年中写就的近300篇论文，应该说是继承了一笔巨大财富，希望诸位读者珍惜、学习，并从中获益。

医家生平

一生献给中医事业的沈仲圭

沈仲圭，浙江杭州人，父亲是清代两浙盐运使署房吏，家境小康。到中学二年肄业时，家已衰败。早年受业于王香岩先生，王香岩为湖州凌晓五门人，擅长治疗温病。满师后，沈氏即从师行医，并努力学习和接受刚刚传入中国的西医知识，且经常在当时的《中医杂志》、《康健报》、《医界春秋》、《中医新生命》等期刊上发表文章，做了大量维护中医在社会上的正当地位、宣传中医临证疗效及普及卫生保健等科学知识等的工作。1928 年任教于上海市中医专门学校，1930 年至 1932 年任教于上海中国医学院。

1928 年，国民政府第一次中央卫生委员会通过了余云岫等提出的“废止旧医”案及消灭中医的六项办法。当时全国各地中医团体代表，向政府请愿，强烈要求取消提案。当时裘吉生、汤士彦、沈仲圭作为杭州代表出席了会议，为捍卫和发展中医尽自己的一份力量。沈老曾在 1934 年《医报》上发表过《陆氏论医集读后感》一文，其中讲到“民十七，执教鞭于上海中医专校，得识陆渊雷先生，先生授‘伤寒课’，以自然科学之原则，疏证仲景条文，学生百数十名，无不爱戴备至。后二载，先生与徐章诸君共办国医学院，余亦一度教授其中，尔时先生教务旁迀，未尝不心悦诚服，而叹为中医界仅见之奇才也。”由此我们也能对沈先生在这一时期大量的中西医结合文章得出一结论，沈先生深受陆渊雷等之影响。抗战期间，沈先生避难入蜀，到达重庆，任重庆北碚中医院院长。建国后任教于重庆中医进修学院，1955年经卫生部受聘到中医研究院工作。

沈老除毕生从事中医医疗、教育工作外，且在中医的理论研究、中医基础、养生保健知识的普及等方面做了大量工作，早年起即为多种中医刊物撰文，可以讲是建国前在中医及相关期刊上发表各类研究、普及宣传、心得随笔的多产作家之一。本论文集收集的自20世纪20年代至新中国建国前的近300篇各种形式的医学文论，多方面、多角度地反映了沈老的医学风格、特点及对中医的主要贡献。1949年以后，直到1986年沈老去世，其晚年一直在中医研究院从事中医临床研究工作，其时，亦曾在各类期刊上发表过数十篇的医学文论，两相结合可给我们进一步了解和研究沈老的学术思想留下了很大的空间。

沈老在20世纪20年代的《学医琐谈》中，就诚恳地指出：吾人学医，约分二法：一为从源及流，一为从流溯源。所谓从源及流者，先读《本经》、《内》、《难》等古书，依次博览各家也。所谓从流溯源者，由后贤浅近之书入手，而后上追《素》、《灵》，详究伤寒也。陆九芝先生说：学医者从《伤寒论》入手，始而详，终而愈。从后世分类书入手，初若甚易，继则大难矣。可以从流溯源，不若从源及流也。无疑为初学中医者打开了一扇重要的学习之门。

以下即从四个方面，论述沈老的中医学术成就：

一、中国医学科普的先行者

普及卫生知识，提高全民健康意识是一项自1900年以来逐渐被人们认识的重要工作。但能够脚踏实地做这项工作的人却很少，许多人会在文章中提到数句，而以此为事业、努力去做这一事情的人并不多。在近百名的民国医家中，能做到这一点的，沈仲圭先生堪称第一人。就我们这次能收集到的沈老近300篇论文中，这样内容的文章就不下200篇，以通俗易懂的道理向社会普及中西医结合的健康卫生知识。沈老作为一名中医，虽非家传，但也是名医之徒，并未在社会排斥中医的浊流前低头与退缩，而是积极地学习西医知识，理解、消化、吸收，再把中医的深奥理论贯以解释，既积极地传播、继承着中医的精华，又努力学习西医的科学知识，能做到这一点，在当时可以说是凤毛麟角。

中医的基础理论与古代哲学紧密相连，且其理论文字多古奥，沈老在其看得见摸得着的部分先做解释，如：《经脉即血管的研究》、《小肠司消化说》、《肾主漉尿说》、《脑主知觉之考证》、《天癸新诠》等，用的是西医的名词，讲的是中医的道理，让普通人也能懂得，西医也不是神秘莫测，中医也并非是封建迷信的代名词，这个过程是长期而细致的，沈老一直在坚持不懈地做着这种努力。除了理论问题，即便是于人们吃、穿、睡、行各方面医疗健康知识，沈老都是不遗余力。小到刷牙用什么牙粉，大到妇幼卫生、常见病防治、健康养生，只要沈老能想到，都会尽力去做普及工作。其中有很多是与人们的日常生活紧密相关的，如饮用水的清洁法，沈老告诫大家：“人可数日不食，不能数时辍饮……然饮混浊之水，无益有害，故清洁之法不可不讲。兹分蒸馏、沙滤、药清各法，此法及下法最适用于家庭，以设备甚简单也。取大号木桶一只，底穿一孔，下承以缸，桶中厚铺砂石三层，约半米突至一米突，下层用如马铃薯大小之石，中层用如黄豆大小之砾，下层用如米砾之砂，水由此桶经过，凡浮游物、有机体等均为砂石所阻，清澄澈底，可供饮用。惟滤水数次，即应清洁砂石耳。”在沈氏所提到的清洁用水的四种方法我们只介绍了其中的一种，这对于当时的老百姓是一种多么重要的环境卫生措施啊。他提倡按时沐浴，以简明之语言讲到：“全身之皮肤，缘各组织产生之废物，随血液以运行，流至肺，藉呼吸以吹去之；流至肾，赖小便以排泄之；流至皮肤，由汗腺以发散之。夏令之汗、冬日之白屑，即组织因酸化而生废料也。与空中尘埃相并，即成污垢，黏附表皮，设不勤加沐浴以除去之，则纤小之汗腺为其填塞，而一条排泄之路断矣。”此与“口腔不能尽责，以致肠胃成病”，其理正同，是故怠于澡身为酿病之大源，而勤浴及卫生之要也。并提出，沐浴虽是必须的，但也有三点是必须注意的：一是洗浴水不能温度太过，否则血行过速；二则汗出溱溱，阴血易耗；三则注意浴毕外出，引致感冒。这些告诫正是对当时的平民正确认识养生、健身要从每一件日常的身体保健做起，这对从根本上不断提高中国人民体质是具有深远意义的。

沈氏的每一篇科普文章都是针对社会上最普通老百姓的，在20世纪二三十年代，受西方外来因素的影响，城市中流行着一些不适宜，但却时髦的服装，沈老撰文称之为

“不卫生之服装”，并逐一驳论“今之妇女衣裳，博大无伦，襦裤异常……冬日朔风如剪，触肤欲裂，恒有因此而冻嫁手足者，其愚不可及”。他反对女子束胸和穿高跟鞋，晓之以危害，“束胸……肺脏受此束缚，萎小不振，以致呼吸浅短，血液不良驯……”、“原高跟之害能使全身重量集于足尖，使足趾间之神经受其影响，且踵片之高度愈厚，身体之姿势越向前倾……以酿痨疾，流弊所及直足弱身。”你能想象出这是一位师从中医名家者的告诫吗？且其在文后告曰：“若以宝贵之身体殉此服装之潮流，窃为诸姊妹不取也。”

沈老正是这样关注着社会上各方面的不符合健康的现象，晓之以理，动之以情，对社会上一些不健康的陋习，沈老更是谆谆以提醒，如有文“婴儿剃发之非”，就一针见血地指出“剃发之日必大张酒筵，广招佳宾……一日之糜费”，而“婴儿之脑髓发育未全，自应加意爱护，方与卫生之旨不悖。……几以婴儿柔嫩之头，乌漆之发，为俗尚之牺牲品，庸非大谬不经之事乎”！“节金钱，重卫生，一举而两善。”把理说透，把话说在老百姓的心坎上，切切实实是在为老百姓的健康卫生做着一点一滴的努力。在先后数十年中，这样的文章就有上百篇。如《夏令之卫生》、《冬日之卫生》、《卫生小言》、《家庭常识》……每一篇都感人至深。沈老确为一名中医，即使在其晚年，也一直在临床第一线为老百姓解除病痛，并有很多宝贵的医疗经验、珍贵医案、中医治法流传于世。沈老的科普文章绝不乏新的科学知识、时髦的西医用语、现代的医疗知识，是名副其实中国医学科普工作的倡导者、先行者。

二、把养生保健送到千家万户

在沈氏数百篇的养生论文中，曾引“天下之物，莫重于性命；天下之事，莫大于生死”。“人莫不好生，而不好长生之道；人莫不恶死……”沈老一直非常重视养生学研究，不只编写了通俗易懂的《养生琐言》一书，且从建国前，在各类期刊上就有相当数量专论养生的文章，也有许多的医药方涉及养生，沈老的养生研究还有一个特点：没有什么大文章、大经典，多是自己的学习体会，或是介绍亲眼所见，或是阅读中颇有心得的摘录短语。这类文章大致包括这样几个方面：①日常保健养生。②食养。③精神养生。④养病。建国前曾有一中医大家在沈氏的《养生琐言》一书前做序，称《养生琐言》披览之，大旨颇重个人卫生，取其切要也，言近旨显，指事类情，口讲一篇，尽人可解。而妙在《内经·生气通天论》、《四气调神论》等，已拮摘其菁华也。性欲卫生、小儿卫生，亦于是乎在也。而饮食之烹调、物质之滋养，分类条举，尤与《内经》五谷为养、五果为助、五畜为益、五菜为充之旨吻合也，是气血所由资生也。沈先生精读《内经》，当然知道《内经》中的养生之道，但先生文章中的道理却不是从此处说起。在当时的社会环境中，知道《内经》的人寥寥无几，而西方的、现代的一些名词则渐渐进入人们生活中，于是沈老就用老百姓的语言，宣传着一种人们易于接受的各种保健养生方法。

1. 先生在日常生活保健中的推荐：“两足不嫌过暖，袜裤具宜从厚”；从最老百姓的话说起，并引用别人长寿的经验，为思长寿者介绍了一种好的生活模式：饮食适宜，力避饱餐；禁烟酒及刺激性食物；居室多开窗户，室外多植树；早起早睡以七小时为度；晨起以毛巾摩擦身体，每日沐浴，每日做适于自己的运动，精神常保持安静……再谈到人体其他方面的保健卫生，讲到齿的卫生时，沈先生以最简明扼要的语言向读者讲齿的卫生的重要性，尤其是向大家介绍保护牙齿的方法，如讲到饭后刷牙，把嵌留的余剩食屑刷出，否则这些残留末，变为乳酸，会损伤齿面的珐琅质，要用能杀菌洁齿的牙粉，要用开水放凉后刷牙，不要用冷水，要多吃含钙的食物，以固齿养身等。并引用中国一些深入人心的格言：“三餐适当其时，不必服药；一觉直睡到晓，何须坐功”。睡觉也有睡觉的方法，沈氏引苏东坡有关睡姿的记载：余生平寝寐时，自得三昧：初睡时，于床上安置四体，无一不稳，有一未稳，须再安排令稳，既稳，或有些小倦痛处，略按摩讫……如此食顷，则四肢百骸无不和能。并强调睡眠为精神肉体之总休息，其在生理上之重要不亚于饮食，故长期失眠，可致精神衰弱。沈先生还讲到：温水浴有调畅血行、促进新陈代谢之功用，每夜入浴，浴罢登床，不惟能体舒适，且引头部血液，散于肌表，入睡颇易。对于老人的难以睡眠，沈氏介绍可用养身祛病的药酒，补高年之虚羸，且要集意志于一物一事，方为有效。如默数鼻息，或取简单之词句，反复念之；或择所爱之诗歌，慢声低诵，皆使心神专一，妄念不起。

2. 食养：古谚有：早食要早，中食要饱，夜食要少。这是指饮食的方法。沈氏对饮食中的注意事项也介绍的颇为详细：①朝起时、晚睡时毋食食饵（朝起时胃中宜略饥，晚睡时胃神经务使休息，以防噩梦萦绕）。②食时勿屡饮汤水（多饮汤水胃汁稀薄，难以消化）。③食前后勿入浴及过用脑力与大剧烈运动（恐血液无暇消化食物）。④食物宜细嚼之，勿使坚硬之物纳于胃肠。⑤膳毕宜刷齿牙，勿使食物留滞其间，发为恶臭，卒至齿骨腐烂。⑥饮料宜煮沸，勿令杂质及微生物混入血液，成为疾病媒介。⑦糖果饼饵，列于市肆，内含毒质，与市脯同。⑧盐、糖于酒、香料之属，烹调精美之物，宜撙节适度。在另外一篇文章中，沈氏还强调，食物宜知细嚼后咽之原理，强调细嚼慢咽对人的健康是非常有益的。之所以在行文中将这一大段统抄于此，一是此八项至今仍具有很强的实用价值，很多人从中阅读都会受益。另外更要提醒读者的是，此文发表于20世纪20年代的期刊上，而且出自一位中医之手，一则可以看到作者强烈的社会责任心，把已知的科学知识尽快在社会中传播，为民生之健康不遗余力；另则也可看到作者没有中、西之隔阂，努力吸收一切于医学有益的东西。沈老1927年在《广济医刊》上的直述“至摄生法，尤中西印证……孙思邈曰：食毕当漱口数过，令人齿固。此与近世之齿牙清洁法相若也；《内经》曰：饮食自倍，肠胃乃伤。苏子瞻曰：已饥方食，未饱先止，散步逍遥，务令腹空。孙思邈还讲：人之当食，须去烦恼，此与莎士比亚‘饭时吵闹，胃口必倒’二语相符也……”当时的社会背景，正是政府取缔中医，一片“中医不科学”之吵闹声中，沈老则以这一篇篇掷地有声的文章，向社会中讲述着自古以来的许多论述是劳动人民在社会实践中总结出来的，是科学的。沈氏还不时发文介绍一些食养的方子：如：核桃补下焦之火，核桃的功能有二：一为敛肺定喘，一为固肾涩精。还曾有一篇文章讲到冬令之补品：滋补之食品，鱼肝油、自来血、弥太通（当时的一种西药名，为维生素和微量元素组成，用于滋养神经补血强脑）、银耳、阿胶；其中滋补食品包括：牛乳、牛肉汁、桂圆膏、羊肉粥、胡桃等。读者可以看到，无论是成药还是滋补食品，既可看到所举之食品为中西两种，且食品中之作用伴有西医的药理作用、忌禁和注意事项。以牛乳为例，讲到其在一种食物中，兼含蛋白质、脂肪，含水碳素。舍牛乳外，实不多见。惟牛乳以新鲜为贵。……榨取后历时稍久，即易孳生细菌，而至腐败……故牛乳如不煮沸，颇觉危险。这些词语在80年之后读来，仍使读者并未感觉陌生，足见沈老勇于接受新的东西。对古已定性的补品阿胶，沈氏则介绍为：主要功用为止血，滋补之力极微，本草云其养阴，实不确也。在食养方面一些有益的格言也是在沈氏的文章中经常出现的，如："食惟半饱惟其淡，酒止三分莫过醺。"这一时期沈氏还常会在所发的文章后缀上这样一句话：以上都与欧美新说暗相契合，惜平行文简练，不事详言耳。这也反映了那个时代中作为中医的一种无奈，既不愿意放弃这个阵地，就要表现出必要的妥协，以求得到社会上的认可。

3. 精神养生：中医早有"人之所以生者，惟精、气、神，谓之内三宝"之说。人能寡欲以保精，少言以养气，静坐以宁神，虽摒医药，亦可长生。且在重视身体养生的基础上，强调精神上的养生。寡嗜欲，戒烦恼，是从吾心上却病法。并引录一些对精神养生有益的格言佳句在文章中介绍给读者，使得在那样一种社会环境中，给人一剂洁身自好的养生良方。"欢笑为人长寿品，道德乃长寿之固本汤"、"精神不用则废，废则疲，疲则不足；用则振，振则生，生则足”、“治有病不若治无病，治身病不若治心病；请他人医治，不若自己医治”，这些当然不是指所有的疾病，但从精神养生的角度，对有些人肯定是有益处的。沈氏尤其推崇孙思邈的《孙真人养生铭》，尽管其中不乏对饮食、保健的各类建议，但更多的精神卫生内容更引起人们的关注。其内容就是：怒甚偏伤气，思多太损神，神疲心易役，气弱病相侵，勿使悲欢极，当令饮食均，再三防夜醉。第一戒晨嗔，亥寝鸣天鼓，寅兴漱玉津，妖邪难犯已，精气自全神。若要无诸病，须当节五年，安神须悦乐，惜气保和纯，寿夭休论命，修行本在人，若能遵此理，平地可朝真。很多读者可能对这段话不熟悉，通过沈老的文章，也会了解一个人应怎样精神养生。

4. 养病：养病也是养生的一个方面。养生通常是指在健康状态下，如何通过一些有益的良好生活习惯，以保持人们的健康长寿。而养病则是在病态情况下，如何更快地恢复健康。人吃五谷杂粮，在自然环境中是难免要生病的，关键是生病之后，应该以一种什么样的健康心态，使身体尽快得到复原。沈氏在自己的文章中引用了《养病庸言》的部分内容，强调了养病的六务六戒。六务是有病之后应该做到的，六戒则是得病之后坚决不能做的（此文载于《三三医报》四卷十三期的《卫生丛谈》，值得读者一读）。有病讲养病的策略，无病讲防病的办法，如在讲到预防便秘时，所提到的办法与今天所实行的是很近似的，这些日常生活的科普知识在当时的情况下，不止起到了宣传作用，增进了人们对自身保健的意识，而且也扩大了中医的影响，使中医更加大众化、普及化。使社会中的人们认识到，不止有病可以找中医，防疾、养病都是可以用中医的方法得以解决的，沈氏在期刊中连载《卫生丛谈》，不断向社会介绍这样一些内容，如讲到华佗之仙方、华佗的五禽戏，讲到茶与人的健康的事与非、正确的饮茶方法等。

三、继承发展中医，药物方剂先行

沈氏对药物、方剂的学术研究除编有《临床实用中医方剂学》、《新编经验方》外，对各科应用方剂也有较深入的研究。在药物研究方面包括三个方面：对药物的深入研究、平时临床点滴药物感悟、药物知识普及。

沈氏对内、妇各科的应用方剂有深入的研究，如对阳明病、温病选择三承气汤治疗时，强调应脉、舌苔与症状相结合，方能辨证投放，准确无误。且其注意点就在剂量的变化上，剂量上的变化可以直接影响着全方所起的作用。再如傅青主生化汤方中所用的五药，方中当归一味药的用量就超过另外四味药的总和，可见本方是以补虚为主，行瘀为佐，符合产后虚中夹实的病机。而当归补血汤中，因血生于气，补血先当益气而重用黄芪（五倍于当归），都具有特殊的意义。又如厚朴三物汤与小承气汤，虽所用的三味药相同，所治之症也都为大便秘结，但厚朴三物汤以治腹中胀满为主，故厚朴之量比大黄多一倍；小承气汤以治大便硬结为主，故厚朴之量比大黄少一倍。依据这些实例，进一步阐明一方之中各药用量的轻重，对于治病时所起的作用，具有极其重要的意义。沈氏对一些名家所谓的用药经验也不是全盘接受，而是在临床中不断摸索那些简、便、廉，于人们身体健康有帮助的小方、经验、窍门。如王孟英《随息居饮食谱》中记有“女佩姜治虚阳欲脱之症”，而沈氏认为：干姜之于虚脱，只治肢厥吐利、烦躁等症，何以因女性佩戴过就治虚阳欲脱呢！而对一些即使于保健有益的小方、经验也不放过。由于不断学习和接受新的知识，20 世纪 20 年代，沈氏就不仅知道牛乳性甘，气微寒，功能可养心肺、润大肠、解热毒、泽皮肤，而且也向大家介绍：牛乳含维他命甚高，不可多滚。又与酸物相反，误和食会令人腹中癥结。对验方的收集，也是沈氏经常在各种期刊上发表的论文内容之一。如在《非非室验方选》中记有：治肿，取黑钱鱼二尾，将肚内各物去除，洗净，用大蒜头及青葱塞满鱼腹，外将枯荷叶包好，再涂以黄泥置火上熏之，至鱼香溢出时，即将泥与荷叶并葱蒜一并除去，给予患者食之。治腹内绦虫，石榴皮煎汁，愈浓愈妙，乘饥时服下。沈氏对药物研究以小巧文章居多，如在民国 34 年《大众医药月刊》上载《蔬果的研究》一文，其中提到，如山楂之止腹泻，饭灰之消食积，大蒜之治肺病，胡桃之治白喉，黄柿之于痔血，生姜之于呕吐……可以食饵自疗，病中饮食，不致妄食所忌。对于香蕉，先不论果实之治病，而注意到其果远不如根，对于遍体走黄者，以芭蕉根捣汁，令冷饮之无不愈，愈且在 12 小时内。又如桃不入药，而核仁能破瘀血，花瓣可通便秘也。对于莲实，用白茯苓、莲肉（不宜去心）等分为末，白汤调服，可厚肠胃固精气。用猪肚一枚，实以莲肉，煮烂食之，可治久痢。也讲到冬瓜的多种药用：冬瓜不但为夏日佳肴，并治淋病，用冬瓜淡煮，尽量饮数次遂愈。经霜冬瓜皮同皮硝煎汤，洗痔极效。用冬瓜白瓤水煮汁，淡饮之，是治水肿烦渴、尿少之方，对通利小便、消热毒，本品独具特长也。冬瓜如切片摩身，可消汗疹；捏汁洗面，能美容颜；去皮切块，和兰熏煮食，其味鲜美无比。人们对于天天离不开的水往往会熟视无睹，在七八十年前恐怕更是这样，沈老在那个时代就曾发表《水的治法》一文，向人们展示水对人生命的重要，及其对许多疾病的治疗作用：谈及水的性质、形状、分类、用途。尤其是在医学上的治病之用，非常深刻，值得一读。从19世纪末20世纪初一些科学的知识及西医的一些认知已传入国内，沈氏虽早已入中医之门，并为中医的继承与发展呕心沥血，但并不排斥先进、科学的知识，而是努力了解、消化并融进可能的中医治疗中。沈氏已认识到：水占地球面积的四分之三，为无色无味的液体，为人类及一切动植物不可缺少之物，几与日光、空气同等重要。对水的种类，也列举了有雨水、泉水、河水、井水、海水之别。总结道：水于人生之重要，人可数日不食，不能数时辍饮。水于医学上的价值：①壮热神昏之温病，以冷罨法，有解热清神之效。②凡神经衰弱，气虚胆怯等一切脑系病，用雪水煮茶饮之，可立起沉疴。③患梦遗之人以冷水洗涤前阴，摩擦脊柱，有镇静神经之效，是佐药物之不逮。④便秘症用微温水灌肠。⑤偶感感冒不必服药，最佳之法莫如温腿浴，俟头面全身涔涔汗出，拭干两足，复安睡时许，厥病霍然矣。⑥衄血不止，用新汲水洗足及冷水噀面，冷水浸纸贴囟，以熨斗熨之。并指出水与长寿、水与胃病、水与便秘、水与失眠症诸方面的关系。在20世纪20年代，能有如此思想，可见其反响。沈氏身为中医，但绝不局限束缚自己，而是尊重科学，随时向社会传达各种健康信息。

对于一味药，一小方，数百字，这样的文章沈氏在20世纪二三十年代就发表了数百篇之多，以简洁的笔墨对普及与宣传中医做了大量工作。其中如《阿胶片语》、《茶话》、《桑叶》、《橄榄可治精神病》、《生姜之研究》、《谈大枣》、《萝卜与养生》、《说猪肉》、《冰糖的妙用》、《首乌补脑》等文章都属此类。读者从这些文章中不仅可以获取知识，而且潜移默化地就会感觉到，中医的用药真是无处不到，中华民族的医药文化真是源远流长。

下面再介绍几个沈先生在日常生活中看到的、或自己总结的戒烟小方子（这里所说的不是香烟，而是鸦片），其方法可以给人以启示。当时的人们已充分看到了鸦片带来的危害，但很多人戒不掉，沈氏以此为己任，不但宣传吸嗜鸦片烟的害处，而且介绍戒烟的方法。如："南瓜种类不一，优劣以分，夏月成熟者，形扁圆，杭人呼为毒瓜，性助湿热。晚秋成熟者蘧长圆，人呼为枕头瓜，功能补中益气，取生者捣汁，或切厚片嚼食，为戒烟绝瘾妙方。"沈氏还将亲眼所见的一例李代桃僵的戒烟法推荐给读者。沈氏的一位亲戚是多年的瘾君子，多次下决心都不能以约束自己，每次均以忍无可忍而破戒。后其夫人自任煎膏之劳，而每次均以红茶一成和于膏中，秘不使知，月余膏尽，煎时复和以二成红茶，二三年后所用已成为纯粹茶膏，而吸者仍认为是云土原料，吸之仍觉心清气爽，与历次无异。沈氏故总结曰：吸烟者初无所谓瘾，仅属心理作用，现或以告以秘密，必致失败。不知这则故事对现在的瘾君子是否有其现实意义？正因为深知鸦片的危害和戒烟之艰难，因此四处寻方，还介绍有戒烟丸：甘草粉五钱，炒米粉一两五钱，云苓粉一两，烟灰随量加入，又加食盐五钱，共研细末为丸，瘾发服之。戒烟粉：陈皮（烧）三两，炒饭米粉三两，云苓（烧）三两，生甘草生晒，三两，罂粟壳（炒）一两五钱，川贝（炒）另研一两，炒食盐三两，上药各研为细末，加烟泡粉一成。烟瘾来，服药粉亦一钱，每日吸几次，服药粉亦几次，早五分冲服之，过十日减一成，迟早则瘾自除也。沈氏将此二方介绍给瘾君子，并获得实效，这些有益的方剂对今天应也会有所鉴借。

四、对温病的学术研究

沈氏在其发表的文章中，有不少与温病、春温、湿温、暑温相关联，并善于从前辈的经验中，及对自己在临床上的有效方剂加以总结。如对温病的不同治疗方法：对温病初起，邪在卫分，必发散，邪随汗出，用疏表法以治疗；表症入里，蒸腾气分，用清气法；若邪热入里，内结阳明之府，劫夺津液，可用通下法；对由气入营，舌绛而干，用清营凉血法治疗；对温邪逆传心包，闭塞心窍，应用透窍法。邪入下焦，侵袭厥阴，症见痉厥抽搐，应用熄风法；邪热久留，屡清不退，耗伤真阴，应用滋阴法；若温病亦感湿邪，湿热结合，缠绵不解，可应用化湿法。除此以外，沈氏还强调，伏气春温与暴感春温，说明伏气春温是病自内出外，而暴感温病，则是自外入内，治法以清热益阴为旨（黄芩汤清泄内热，元参滋补肾阴，豆豉宣发伏邪），惟外感重者，宜加宣发之品，或先祛邪，继清内热，阴分归者，当佐滋肾阴之味，以拉邪外出。中医一般又将温病分为不同类型，春温即其中一种。伏气之病源有二：一因劳动之辈动作汗出，感受寒气，藏于肌肤；一因富贵之体冬不藏精，肾阴先亏，寒邪以入。湿邪与温邪常相互交错而侵袭于人。沈氏在这方面也总结了许多有效方剂，如：湿邪在里、热势轻者，用藿朴夏苓汤，热湿并重者选用甘露消毒丹等，并指出暑湿、湿温依其邪气的轻重、所在部位而选用连翘、薄荷、山栀、黄芩、郁金、藿香、豆豉、豆蔻、滑石、通草等灵活变通应用。沈老在20世纪20年代的《三三医报》中曾陆续发表有《伏气春温之治法》、《春温之病源》、《湿温论治》、《湿温治疗一得论》、《湿温化热症治》、《伏气温病与暴感温病》、《暑中有湿辨》、《阴暑辨》等一系列文章以探讨不同的温病治法。新中国建国后沈老在中医研究院广安门医院从事中医临床，他的同事们在回忆的文章中就曾讲到：沈老认为余师愚在治疫证探讨中所说清瘟败毒饮，是余氏从临床实践、久经试效的治疫良方。在天气久旱无雨，暑热湿重的气候条件下发生的疾病，必以大剂石膏投入，无不取效。他认为王孟英比余师愚高明，提出“岁运不同，何以案中治法皆同”的质疑。以说明使用清热解毒之剂是否合适，要看这一年的气候变化，旱涝情况。1956年，河北石家庄用余师愚法治疗乙型脑炎，获得显著成果。次年北京地区发生此病，用河北清热解毒、养阴之法则收效殊少，甚至死亡。1957年夏北京雨多湿重，在治疗乙型脑炎时所用的方法与河北不同，则可取得显著疗效。早在20世纪20年代沈老就曾发文《伏气温病与暴感温病》，而提出“病温、病暑的重要区别在于发病原因。治法上伏气温病治宜助阴气，以托邪外达。如黄芩汤，如元参、豆豉最为得当。而暴感温病则宜辛凉解表，凉泄里热”。在这方面还包括暑与湿，沈老著文《暑中有湿辨》、《阴暑辨》，曾很有见地的论述：故暑湿每易相兼，亦理之常也。若谓暑中有湿，是折一为二也。若谓湿热合而为暑，夫暑湿二气，既不容混称，又最宜相兼，是则暑中有湿一语，改为暑多夹湿，庶乎易也。吴鞠通论治湿温，在《温病条辨》中有19条，列方23首，基于湿温为阴邪，氤氲黏滞，故吴氏辨证本病，分列上、中、下三焦辨证，其中在上焦以开肺气、除湿为主，中焦用分消通阳为宜，下焦用温阳宣导为法。沈老十数篇有关温病、春温、暑温、湿温、暑湿等论文，足以说明沈老对这一系列疾病的情有独钟，有着深入的研究和治疗实践。在《湿温治法一得论》中，沈老抛开经典，从实践中发现新的治疗方法，如所创之方：“以鲜青蒿一握，冬瓜半个，用大罐先煮半小时，再入连翘、桔梗、象贝、牛蒡、豆豉、紫苏、柴胡、葛根、川朴、广皮等，再煮1小时，徐徐饮之，尽剂为度，重症不过二剂。若湿已化热，津液灼伤，舌焦或黄黑者，以连翘、西瓜（无，可以梨代之）、川贝、元参、玉竹清热存阴，仍以青蒿、冬瓜二味为主，其汤不唯为湿温专药，即夏日之暑温、秋令之伏暑，亦可化裁措治也。”这些效方既是沈氏的经验，也是后来湿温治疗的宝贵财富。

沈老一生勤于笔耕，对其临床治则总结方面的研究、对药物、方剂的功能探讨、对温病的学术研究、对养生学方面的研究，对卫生科普的重视及所做的大量工作，都是特别应该总结的。除此之外，沈老还做了许多有利于中医发展的大事：在20世纪二三十年代，积极参与和当时政府迫害和消灭中医的反动势力的斗争；积极从事中医教育，正是在中医发展最艰难的时候，连续在上海中医专门学校，上海国医学院、上海中国医学院任教，并自编教材，当时编写的《药物学讲义》、《本草讲义》、《内科医案讲义》等（本论文集中还都保存了部分内容），且编写了为辅助中医学习的《医学参考书目》、《略述近代善本医书》等，为传播、继承中医、培养中医人材做了大量工作。沈老在1946年《华西医药杂志》中的一篇文章中写到：书籍为知识之府库，吾人欲提高治疗技术，以上十全其九之效，必须多读古人书，旁参现代医刊，博览约取，启发智慧。惟中医典籍，浩如烟海，非加抉择，“为医者，胸中不可无灵方。”这就是一位名老中医对待事业的态度，堪为现代中医者之楷模。在此期间，沈氏还写下了十数本的中医著作，如：《养生琐言》、《诊断与临床》、《仲圭医论汇选》、《食物疗病常识》、《脾肾胃病研讨集》、《中医经验处方集》、《中医小儿传染病学》、《中医温病概要》、《临床中医实用方剂学》、《医学碎金录》、《新编经验方》、《论医选集》、《中医内科临症方汇》等等，此外在期刊上连续发表的一些文章，如《卫生丛谈》、《医药麟爪》、《中医常识》等，都是沈老在日常生活中的点滴经验、体会，收集起来也同样会是一本本难得的好书，对后来者，无疑也是宝贵的专业和精神上的财富。

《沈仲圭医学论文集》的数百篇论文，基本向我们展示了一位名老中医的胸怀与责任，展现了在一个特殊的年代中，中医发展的过程和所遇到的困难，展现了在那样一段历史中，一批中医前辈曾做过怎样的努力，尤其是展现了在中国社会中，是怎样完成了从以中医为主流医学到以西医为主流医学的蜕变过程，当时的中医又做了怎样的努力，如何适应并不断调整的过程。这些过程的记载和描述，足以使今天的后来者总结历史的经验教训，给我们以经验、信心。

这并不能算是沈老的生平，在建国后的三十五年中，沈老对继承、发扬中医做了很多工作。希望我们能看到沈老的学生或亲近者能更为全面地向我们介绍沈老毕生为中医事业所做出的贡献。

王咪咪*

2010年7月

＊ 王咪咪　副研究员。曾任中国中医科学院中国医史文献研究所文献室主任，兼任中华中医药学会文献学会委员、中国药学会药史分会委员、北京中医药学会基础理论分会秘书。硕士生导师。参与国家新闻出版署课题《中华大典·药学分典》的编纂工作，任副主编；参与国家科技部在研课题《海外回归中医善本古籍的电子版保存》；主持国家中医药管理局2004年中标课题：1949年前中医期刊及相关文献的收集研究与数据库的建立等项目。主编、副主编或编委编著的学术著作有：《全国中医图书联合目录》、《敦煌古医籍考释》、《本草纲目索引》、《唐容川医学全书》等三十余部。

研究性论文

1. 经脉即血管之研究

客有问于余曰：西人言血管，中医言经脉，经脉与血管，究为一物欤、二物欤？

答曰：经脉与血管实一物也，特名词不侔耳，子如不信，可拈《灵》、《素》之文证之。

《灵枢·决气篇》曰："中焦受气，取汁变化而赤，是谓血。壅遏营气，令无所避，是谓脉。"此节释血脉二字甚悉，曰壅遏营气，令无所避二语，非血行脉中而何？血既行于脉中，则脉为血管矣。

《素问·举痛论》曰："经脉流行不止，环周不休，寒气入经，稣稽迟泣而不行。"夫脉中无血，何能流行不止，更何至受寒凝泣哉。

《素问·脉要精微论》曰："夫脉者，血之府也。"换言之，即血液行于脉中耳。《灵枢·百病始生篇》："起居不节，用力过度，则络脉伤，阳络伤，则血外溢。血外溢，则衄血，阴络伤，则血行内溢，血内溢，则后血。"络小于经，络受损伤，血即外溢，血行脉中，尤觉了然。

《灵》、《素》二经，若此类者，不一而足，则脉为血管，有何疑哉。

客曰：经脉之为血管，既闻命矣。但西人论血管，有动脉、静脉、毛细管之分，中医亦有之乎？

答曰：《灵》、《素》论经脉，亦有大小之别，试举二节如下。

《素问·调经论》曰："风雨之伤人也，先客于皮肤，传入于孙脉，孙脉满，则传入于络脉，络脉满，则输于大经脉。"

《灵枢·脉度篇》曰："经脉为里，支而横者为络，络之别者为孙。"

观此二条，可见脉有大小之分，大者曰经脉，小者曰孙脉，介乎其间者，曰络脉。且经言孙脉在皮肤之下（玩孙字之义，可知其为微管），则细小繁多，又可想见。与生理学之毛细管，实无二致。盖脉者，血管之总称也。经脉、络脉、孙脉，皆其分派耳。

客曰：西人言血液为饮食所化，且循环全体，靡有已时，中医亦有是说乎？

答曰：《灵》、《素》何尝无是说，请一读《营气卫篇》，即可了然矣。

其言曰：营气之道，内谷为宝。欲入于胃，乃传于肺（西人谓血液系食物所化成，由肠胃之毛细管吸收之，以达于静脉。夫静脉，入肺者也。故曰传于肺），流溢于中，布散于外（流于中者，大血管也；散于外者，微血管也）。精专者，行于经隧（西人谓吸收精微之途有二：一曰毛细管，一曰乳糜管，入于毛细管者曰血液，其色赤。入于乳糜管者曰淋巴液，其色白，实即中医所谓清者为营，浊者为卫，营行脉中，卫行脉外之义）。此节专论营气，故曰精专者，行于经隧，然精专者（营气）既行于经隧。（血管）则剽悍者

（卫气）之行于经外。（淋巴管）又在不言中矣。常营无已，终而复始（即西人所谓血液循环周身，昼夜不息）。

客曰：任脉专主血，督脉专主气，安得以经脉当血管之说哉？

答曰：奇经八脉，原非经脉，安得并为一谈？章太炎先生曰：奇经有八，说亦不谛。惟冲脉当以脉名，督脉即中枢神经，任脉在男子即输精管，在女子即输卵管，与脉为血管专名殊矣。带脉举世未见，阳跷、阴跷、阳维、阴维，皆足膝中筋腱，亦名曰脉。何哉？盖脉络一气贯通，讵有歧出八脉不相连属之理？至章氏名冲为脉者，盖因经有冲脉为十二经之海一语也。

客曰：《经脉篇》论十二经之脉，条分缕析，各不相属，子将何说。

答曰：人身之血管，参互错综，殊难缕指。《经脉篇》所言，特举其大者耳，若微细如毛之孙脉，安能一一尽列？然经与经间，必有孙络为之连接，不然，何以解于常营无已，终而复始之文哉。

（见《绍兴医药报》1925）

2. 辨经脉非血管说之讹

上虞俞鉴泉先生，曾著经脉非血管说，披露于本报。谓经脉、血管绝然不同，不佞读之，感滋甚焉。夫血管二字见于生理学，有发血管、回血管之分，征诸《内经》，实即经脉。斯非愚个人之私见，沟通中西之士，无不承认此说。兹条举《灵》、《素》之文经证实之。

《灵枢·营卫生会篇》曰："人受气于谷，谷入于胃，以传于肺，五脏六腑皆以受气，其清者为营，浊者为卫。营行脉中，卫行脉外。"此节言营为五谷所化，而行于脉中，营者血也，营行脉中，即血行脉中矣。

《灵枢·决气篇》曰："中焦受气，取汁变化而赤，是谓血壅过营气，令无所避，是谓脉。"此节释血脉二字甚悉，曰壅遏营气，全无所避二语，非血行脉中而何，血既行于脉中，则脉即血管矣。

《素问·举痛论》曰："经脉流行不止，环周不休，寒气入经，稣而稽迟泣而不行"。夫脉中无血，何能流行不休，更何致受寒凝泣哉。

《素问·脉要精微论》曰："夫脉者血之府也。"换言之，即血液行于脉中耳。

《灵枢·百病始生篇》曰："起居不节，用力过度，则络脉伤。阳络伤，则血外益，血外溢，则衄血；阴络伤，则血内溢，血内溢，则后血肠胃之络伤，则血溢于肠外。"络较小于脉，即生理学中之微管也，络受损伤，血即溢出，血行脉中，尤觉了然。

《素问·举痛论》曰："寒气客于小肠膜原之间，络血之中，血泣不能注于大经，血气稽留不得行，故宿昔而成积矣。"血遇寒气凝泣不行，留滞久遂为疾患（积者小肠气也），此节经文明言经络中有血也。

《素问·离合真邪论》曰："夫邪之入于脉也，寒则血凝泣，暑则气淖泽。"经脉之中，不独有血，并有气焉。故脉感寒暑，皆能影响于气血也。《素》、《灵》二经若此类者，不一而足，则脉为血管又何疑哉。

欲明经脉之为血管，更有一确实证据，试在尺泽之处，以注射器刺入皮下，经脉立有鲜红之血汁，由针孔流入玻璃管中。若云脉非血管，血由何处来耶！

大著中，引针刺皮肤，血即溢出，为血在脉外之征，此实未读生理学之言也。查人体血管，密如蛛网，大者曰动脉“即发血管”、曰静脉“即回血管”，“小者曰微丝血管”。介乎其中者，更有微管微丝，血管细微如毛，人体中无处无之，是故针锋伤及真皮，“在表皮之下，俱有血管。”血遂溢出。若据尊云，血在皮肤，分肉之间，洋洋充满，则肤呈赤色，更甚于生活热带之红种人矣，有是理乎。

或谓俞君所指之经脉，殆非血脉之脉，是另一经脉也。答曰考生理学，惟血管与神经遍布全体，除此以外，恐无他物，但生理学之所谓神经，按诸中医学说，实即称为人身三宝之神耳。神为神经，费君泽尧已有证明，载《山西中西医学杂志》，亦非俞氏所谓经脉也。

鄙人年幼识浅，读书不多，所见或有谬误，惟希俞先生及海内高明教正，则抛砖引玉，获益良伙矣。

（见《三三医报》1924）

3. 再辨经脉非血管之论

俞君鉴泉前作经脉血管不同说，发表于本报，仆读而疑之，乃贡其一得之愚，证明经脉的系血管（载本报第二十七期）。惟仆于医学未窥堂奥，前篇之作原属就正有道，非敢谓拙说至当也。今俞君果续曩作，引经据典，阐发精详，是真抛砖引玉，餍余所望何幸如之。然谓经自经，血脉自血脉，两者不相混淆，不才如圭终难了解，就管窥再辨别之。

夫经脉之为血管经旨甚明，无待烦言，乃俞君以《素》、《灵》有经脉，并言者有专言，经者有专言脉者，有言络脉者，有言血脉者，遂疑经脉之非血管，但以余所考，《素》、《灵》非特单言经与络而已，并有言孙脉者。试举二条如下。

《素问·调经论》曰："风雨之伤人也，先客于皮肤，传入于孙脉，孙脉满则传入于络脉，络脉满则输于大经脉。"

《灵枢·脉度篇》曰："经脉为里支而横者为络，络之别者为孙"，观此二条可见脉有大小之别，大者曰经脉，小者曰孙脉，介乎其间者曰络脉。且经言：孙脉在皮肤之下则细小繁多（玩孙字之义，可知其为细管），又可想见与生理学中之微丝血管实无二致，盖脉者血管之总称也。经脉、络脉、孙脉皆属脉之分派，斯犹水在地面之有洋海江河之分耳。夫洋海江河既不能因称谓之各异而不名之曰水，然则人身之血管岂得以名词之不侔，而遂不认其为血耶！矧此名词乃人定之，故西人于血管不曰经脉、络脉、孙脉而名之曰动脉、静脉、微丝血管也。明乎此则《素》、《灵》二经之或言络，或言孙，或并言经络，不必发生疑问矣。

俞君又言："任脉专主血，督脉专主气，安得以经脉当血管之说哉。"圭按：奇经八脉原与经脉不同，何得并为一谈。如近时学者指脊髓为督脉，杨百城先生指输卵管为任脉（见《山西医学杂志》十五期论说门第一篇）是也。

俞君又言:“且经道非得血管也，故《内经》言某经多血少气，某经多气少血，足见经道统血气而言不能以血管当之也。”夫脉中兼有气血，圭前篇已言之矣。然所谓气者果何物耶，以仆研究所得实即温苦，血液之流行固赖心脏之力，但气亦襄助之故，肌肤触严寒而成冻瘃，人身经运动而血行加速也。西人解剖尸体仅能得有形之物质，不能得无形之气体，此生理学中所以独不言气也。

俞君又谓十二经脉之起止与西人解剖所得者各不相同，遂疑经脉之血管。圭按：此说确属疑义，仆何人而敢妄谈，姑付缺如，以待高明解释。

窃谓《内经》一书，世远年湮，几更传写又经兵燹，其中编次之凌乱、字句之舛误在所未免，且为记述旧闻之书，原非轩辕手笔，故刺谬重复，数见不鲜，吾读人残篇，正宜挹彼注此，比例而观，帅其可信，缺其可疑。若因一字不合，遂尔穿凿附会，仆期期然以为未可也。

（见《三三医报》1924）

4. 心生血脾统血辨

尝读生理学，知心为统血之脏器。盖心以肺静脉输入含有氧气之鲜血，藉唧筒作用，入于大动脉，经毛细管而斋于脏腑百骸，以营养之。一方摄取老废物，运诸肺、肾、皮肤，以排泄之。如是之工作，曰新陈代谢，亦即血液之循环也。然脏腑之废料，既以循环而除去，百骸之消耗，又缘循环而补充，则血液感受缺乏，若不设法增益，奚能保其常量，而维持生活耶?！此造化所以更生一胃，令造血浆，以弥补之也。夫食物入胃，胃即分泌胃液，并起回旋运动，使成糜粥状，为毛细管所吸收。上入静脉，滋养全身，证诸中说，即《内经》所谓“人受气于谷，谷入于胃，以传于肺。五脏六腑，皆以受气（气者水谷之精微也）”之理。

由斯观之，统血者心也，生血者胃也，心明明统血，而反曰脾，胃明明生血，而反曰心，其为传写之讹，殆无疑矣。

抑有进者，吾人既知心统血，胃生血，则对于脉微欲绝之用强心剂，贫血萎黄之投健胃药，其原理不难联想而得。而补虚之当顾胃气，尤彰彰明矣。

顾难者曰：子谓心统血，固矣。若脾，西人目为制白血球之所，足见有生血之可能。且脾胃相为表里，言脏而腑在其中矣。故“胃生血”一语，不知易为“脾生血”，较为得当，即曰传写之舛，上下倒置，亦近于理。

答曰：白血球在普通经脉中，红血球中所含之量为七二与一之比。若在脾静脉，则为四与一之比。脾静脉中，既含此多量之白血球，遂生“脾造白血球”之一说。至其功用，有谓能杀霉菌者，有谓割去脾脏，并无妨碍者，诸说纷歧，莫衷一是，吾人安得援之作证耶？至表里之说，因古人之所谓脾，乃合脾膵二脏而言（说见山西医志高思潜君说脾一篇，膵固输其汁于十二指肠，以化食糜，故曰“脾胃相为表里”）也。

（见《绍兴医药学报》1925）

5. 秋燥论治

《内经》脱"秋伤于燥"一条，后人不敢畅发议论，自喻氏"秋燥论"出后，世踵起结论者颇不乏人，石公芾南尤为佼佼杰出，吾师所著《医学体用》内有秋燥时气伤肺证治一篇，论症精详，立方工稳，盖本40余年之经验而言，非拾人牙慧者可拟。惟原文洋洋洒洒，累千万言性躁者不易卒读，爰为提要钩元，删成短论，际此医风日下，圣经益晦，执市井之医而与高谈《灵》、《素》畅论伤寒咸持扞格不相入，惟症治处方尚有研究之者，本篇之作意即在斯。若曰为治疗之准绳，供学者之研究，则吾岂敢。

愚于本篇未述之预有所辨明，天以五行化五气而生寒、暑、燥、风，各有主时，西昌所论即三秋之主气，犹春令之风，长夏之湿，炎夏之暑，严冬之寒耳。然夏亦有寒，冬亦有温，正如秋雨连绵反燥为湿也。《素问·阴阳应象大论》所谓"秋伤于湿，冬生于嗽"者乃言客气所主之病，与以上六语意旨原不相同，喻氏改湿为燥，固见慧眼灵心，但皇皇经文亦未尝有误也。

节届秋分金风料峭，白露成霜，刚劲肃杀，燥令大行，血虚液衰之体，未有不一触而病者。其始邪在卫分，症见头痛鼻塞，恶寒微热，肤燥肌疼，脉形浮涩（浮为肺病之本，脉濇者气失流利也），倘不于正气未伤之际一鼓而逐之（宜仿桑杏汤意，如桑叶、薄荷、前胡、牛蒡、豆豉、象贝、杏仁、橘红、桔梗、葱白），则传于气分，燥热渐炽，身热口渴，胸闷鼻塞，肺脏受病，更进一层矣。金气外现，故舌苔薄白，脉象浮数，然犹可以辛凉之品清之，解之，使燥邪化为乌有也（宜宗桑菊饮意，如桑叶、薄荷、连翘、石斛、蒌皮、甘菊、黑栀、杏仁、杷叶、竹茹）。倘延久不治或治非其宜，则邪气鸱张，津液干枯，症见肌肤，灼热咽干。头痛虽发微汗，热仍不撤，气逆咳吐白沫，舌苔燥白，脉现浮滑，右寸虚数，斯乃燥火刑金，正气已伤，胃火炽盛，求救于水，故口渴引饮也。非投清燥救肺之剂，何能遏其燎原之势（宜宗清燥救肺汤意，如西洋参、冬桑叶、鲜石斛、麦冬、川贝、天花粉、冰糖、水炒石膏、杏仁、枇杷叶、竹茹、梨皮）。洎夫肺津胃液先后被夺，清肃不行，化源欲绝，咳喘气逆，肌肤销烁，口渴欲饮，甚或汗溢不揖，肺气且绝，虽亟进益阴生津，润肺救燥（宜仿参麦饮合五汁饮，意如吉林参须、川贝、叭哒杏仁、原麦冬、甘蔗汁、栝蒌根、藿石斛、梨汁、蛤壳、沙参、燕根），亦恐鞭长莫及之叹。以上仅举秋燥一症，而言他若严寒之时，水冰地坼，久晴不雨，咽疼咳嗽，鼻干唇裂，诸恙蜂起，此燥之属于寒，非辛润莫能愈也。

（见《三三医报》1924）

6. 论水治法

灌水疗法，由来久矣，《内经》启其端（《素问·阴阳应象大论》曰，其有邪者，渍形以为汗。《五常政大论》

曰，行水渍之，和其中外，可使必已），仓公（见《史记·仓公传》附案）、仲景（《伤寒论》虽无用水治病之法，但被水误治者，共有三条，足见当时已通行此法，至治之反剧，乃医者诊断之不确，非疗法之不良也）衍其绪，至华佗疗妇人寒热注（《后汉书·华佗传》，载有妇人长病经年，世谓寒热注病者也，冬十一月中佗令坐石槽中，且用寒水汲灌，云当满百，始七八灌，战欲死，灌者惧欲止，佗令满数，将至八十，热气乃蒸出，嚣嚣高二三尺，满灌，乃燃火温床，厚覆良久，汗始出，着粉汗糁便愈），徐嗣伯治房伯玉伏热症（《南史》载将军房伯玉服五石散十许剂，更患冷疾，夏常复衣，徐嗣伯诊之曰，乃伏热也，须以水发之，非冬月不可，十一月冰雪大甚时，令伯玉解衣坐石上取新汲冷水，从头浇之，尽二十斗，口噤气绝，家人啼哭请止，嗣伯执梃请者，又尽水百斗，伯玉始能动，背上彭彭有气，俄而起坐，云热不可忍，乞冷饮，嗣伯以水一升饮之，疾遂愈，自尔常发热，冬日犹单衣，体更肥壮），而灌水之效，乃大明于世矣。他如《千金》、《外台》治石发，有冷水洗浴之法，张戴人疗小儿出痘，以新水灌其面目手足。伤寒、时气、温病热极猝未可者，以冷水渍青布罨之，见于《肘后方》。衄血不止，以新汲水洗足，及冷水噀面，冷水浸纸贴囟上，以斗熨之。伤寒阳毒热盛昏迷者，以冰一块置膻中，良。金疮出血不止，冷水浸之即止，俱见《本草纲目》。至于阴阳水医霍乱，地浆水疗中暑，尤为世所共知。由此观之，以水治病，还溯汉唐，早著卓效，后人弃而不用者，以汤剂大备，无需于此耳。近今西医冷罨等法，矜为新奇，实则师我废弃不用之旧法也。

近今新发明之减疳宁，为下蛔圣药，而赵恕轩于《拾遗》中早言之矣。

（见《医界春秋》1926）

7. 说　水

水之总说：水为无色无味之液体，往昔多认为一种元素，至十八世纪之末有拉沃阿极氏出，经种种试验，始发明由水素、酸素而成，迄十九世纪初年，更有拿尔夏撒苦氏苦心研究，遂确定其为水素二分，酸素一分之化合物，千载疑团，一旦大白，拉拿二氏之功为不浅也。水在地球占全面积之四分之三，为人类及一切动植物不可缺少之物，几与日光、空气同其重要。孟子曰“人非水火不生活”，信哉斯言。凡物之性热胀冷缩，惟水则异是遇热化为蒸汽而上腾，遇冷凝成固体而膨胀，其变态至夥，若雨若雪，若雹若云，若雾若霜，若露若汽等等，罔非由受空气之变化而成，非别有诸物也。纯粹之水薄层无色，厚层则呈碧色，且不论四季常保四至六之温度，故欲知水之纯洁与否，检查其色味温度可也（检验气味宜热而嗅之）。

水之种类：天然之水有雨水、泉水、河水、井水、海水、矿水之别，数种之中以雨水为最佳，因雨为受热上腾之气遇冷而成，与医药学家所用之蒸馏水初无二致，虽降下时经过空气不无异质在内，然较诸他种之水固远胜之，泉水、河水次之，井水又次之。盖此等水中均含有机物与无机物，若城市之河沟旁之井其不洁尤甚，微生物亦最夥，若不经滤过之手续，直不堪饮用。海水、矿水含有固形物质，化学上谓之硬水，不能充作饮料，然无论何种之水，均宜煮沸方可入口。以水中所含之微生物一遇高度之温不能复保其生命，而一切杂质亦悉沉淀水底，饮之自无危险。

水于人生之重要：人可数日不食，不能数时辍饮。盖不食体中积蓄之脂肪暂可供给消耗，若无饮纵有脂肪，无由分解，势必营养停止，危险立见。故人生于世，空气最要，水次之，食为三。

水之清洁法：水之重要既如上述，然饮混浊之水无益有害，则法尚矣。清洁之法有蒸馏、沙滤、药清诸种，兹依次分述于后：

（甲）蒸馏法：此法须购蒸馏器一具方可施行。所得之水至为纯粹，久藏不腐，可供工艺医药等用。

（乙）沙滤法：此法及下法最适用于家庭，以设备甚简单也。取大号居大桶一只，底穿一孔，下承以缸，厚铺砂石三层约半米至一米，下层用如马铃薯大小之石，中层用如黄豆大小之砾，上层用如米粒之砂，水由此桶经过，凡浮游物、有机体等均为砂石所阻，清澄底可供饮用。惟经若干时间应清洁其砂石（科发药房有百格飞砂滤缸出售，其心极细，一切微生物不能通过，惜代价甚昂，购之不易）。

（丙）药清法：凡不洁之水可投入碎明矾而搅之，逾时污物为矾所敛而沉淀，其水自清。

饮水之益：饮水之益有五：（一）水入于胃能使胃之动作活泼，分泌液增多，稀释食物俾易消化。（二）能使脏腑筋肉组织间之老废及害物与水混合，排除体外。（三）血液不致太干，循环倍觉畅旺。（四）凡病而无汗之人饮水则能助其津液而发汗。（五）人当精神不振，体力疲乏之际，饮水则能恢复。

水与茶之比较：世界各国民族之习惯其饮料类以茶或咖啡，未有以水者，不知茶之成分为茶素，苦里夏登挥发油单宁等，单宁入胃与蛋白质凝固而碍消化，挥发油之过多能引起头痛、眩晕、失眠诸证，在精神不振、好梦方回时用之固足提神醒睡，若以之为日用品岂所宜乎。

水于医学上之价值：（一）壮热神昏之温病施以冷罨法，有解热清神之效（按《本草从新》云，伤寒阳毒热盛，昏迷者以冰一块置膻中良至，古时医师用灌水法以治病者殆难悉数，可见冷罨之法并非倡自西人，吾国二千年前已有人用之，惜时医弃而不用，致使良法湮没，深可惜也）。（二）瑞士某医士发明一种破天荒脑病治疗法。云，凡神经衰弱，气虚胆怯等一切脑系病，用雪水煮茶饮之，可立起沉疴。（三）患梦遗之人以冷水洗涤前阴，摩擦脊柱，有镇静神经之效，足佐药物之不逮。（四）便秘症用微温水灌肠（或加入蓖麻子油亦可），为老人虚弱者最安全之疗治。（五）偶病感冒不必服药，以药物虽足疗疾，然同时发生之副作用，反于身体有害，最佳之法莫如温腿浴，取细长之木桶，入以摄氏四〇～四五度之温水置桶于床上，令病者仰卧，伸腿其中，覆以厚衾，俟头面全身涔涔汗出，取出木桶，拭干两足，复安睡时许，厥病霍然矣（此法最佳于夜卧时行之）。（六）衄血不止，用新汲水洗足，及冷水噀面，冷水浸纸贴颞，以熨斗熨之。

水与长寿：法国琶傅氏谓动物之寿命为该动物身体完全发育之六倍或七倍。人类至十四岁而身体完成，故其寿命大抵为九十或百岁。伍秩庸博士谓人寿可至二百岁，则今世之人大都未老先衰，未衰先死，人生七十已称古稀者，此期间盖有故矣。虽七情六欲之戕，风寒暑湿之侵，在足以促短人之寿命中非主要之原因，主要之原因奈何人体之毛细管为土质所窒塞耳。盖食物中含有土质，土质入于人身，积于血内，致纤若蛛网，密布全体之毛细管，咸为瘀塞则血不流行，肌肤干皱未登大年，遽尔物化，此理之易明也。使当少壮之时，能使土质永不增加，并徐徐减少之，虽人之身体月更而岁屡易，而缺者补之，积者除之（除身内之土质也），谓不能寿至期颐者吾不信也。考水之为物，与土爱力甚浓，特普通之水其中含有多量杂质，故不能复与土质融化，今以纯洁无渣之汽水日日饮之，则身内土质渐与融化，而日见其少矣。

水与胃病：胃弱之人恒苦食不消化，若于食时或食后多饮热水，膳后或假寝或散步俾血液集于胃部专营消化，虽日久痼疾，行之数月必奏奇效。又法膳后用热面巾熨其胃腑数次，能使胃酸胆汁增多，食物易于消化，此法为抛善君发明，曾试验六人，皆获圆满之效果，且施用一次，其功用可延长数时之久云。

水与便秘：余前患常习性便秘，服用泻药其功用仅在暂时，且以后便结更甚于前，乃知本病非下药所能奏功也。因于临卧时啜热汤一盃，晨起饮冷沸一盅，并按摩腹肌，遵行月余，厥疾若失。盖冷水与按摩均能刺激肠胃增进其蠕动故也。

水与失眠症：失眠之原因大都系脑中停血，神经不静所致。如临睡以温水濯足，导血下行，复摒除杂念（可用数息法），灭烛登床，则精神统一，不期睡而自睡矣。昔曾涤生氏养生五事而沐足居其一，则又不仅治病而已也。

水之养生法：清晨起身之后即用冷水擦体，复以毛巾拭干（以皮肤红润为度）。是曰冷水摩擦法，功能鼓舞神经，增加皮肤之抵抗力，为感冒之预防，于梦遗、神经衰弱性胃病施于局部均有奇效。且为不能行冷水浴者，最佳之强身法。

（见《三三医报》1923）

8. 小肠司消化说

《素问》曰，水谷入于口，输于肠胃。又曰：小肠者，受盛之官，化物出焉。斯二说者，深契生理而合乎西说也，请申其义。

小肠上接幽门，下连大肠，为丈八尺余之长管，毗胃部之处，曰十二指肠，以其长度适与十二手指并列相等耳。食物入胃，胃壁分泌胃液，并起回旋运动，俾食物与胃液，十分融和，形类糜粥，则血管及淋巴管，遂得吸收养分之一部。其未尽消化之糜粥，排幽门而入小肠，此时肠壁分泌之肠液，与胆管输入之胆汁，膵管输入之膵液，再行消化，成为乳糜，所含养分，悉透脏壁薄膜，为血管及乳糜管所吸收，加入血液，以养全身，而后食物之精华尽去，糟粕仅存，下入大肠而成粪矣。

综观中西论小肠之功用，详略虽异，义实一贯，则胃与小肠，同为消化系之重要器官，可无疑问。奈何后人自作聪明，杜撰胃司纳谷，脾司消谷之说，既乖生理，复背经文，莠言乱道，此之谓也。

（见《三三医报》1926）

9. 肾主漉尿说

今之西医，辄云中土不明生理，以心运血而误为思所从出，肾司泌溺而指为藏精之府二语为口实。此种不加考据，信口雌黄之谈，非微无损乎中医，抑且贻笑于大方耳。心主运血之义，仆曾草文辨之矣，兹将肾司泌溺之古训，汇诠如下：亦以中西生理，本无大异，而发明之迟早，则不可以道里计矣。

《灵枢·本输篇》曰：肾合膀胱，膀胱者，津液之府也。

津液，即浊液也。膀胱为津液之府，犹言膀胱乃贮尿之器也。肾合膀胱，必有输尿管为之运输，不然，肾脏漉出之水，何由而入膀胱耶。此经文简赅处，学者当自悟也。

《素问·灵兰秘典论》曰：膀胱者，州都之官，津液藏焉，气化则能出矣。

州都，人物荟萃之所也。用以形容膀胱贮水之象，下接津液藏焉四字，乃确定其功用矣。然尿之贮蓄虽有膀胱，而排泄之权，则操诸脑，故曰气化则能出矣。气化二字，殆指脑神经而方也。

《素问·水热穴论》曰：肾者，胃之关也。关门不利，故聚水而从其类也。上下溢于皮肤，故为胕肿，胕肿者，聚水而生病也。

水饮入胃，即为胃中无数毛细管，吸收于血，循行全身，待至肾时，由肾中马尔匹蕣囊及细尿管漉于肾盂，经输尿管而达膀胱，倘肾脏发炎，失其漉水之作用，则水分内蓄，浸成肿胀。细玩经文，非特肾主漉尿之义烛然大白，即水肿之病理，亦洞然抉出矣。

综观上列各条，可知肾之功用，确为漉水，与西说相同。故《内经》又言："肾者主蛰，封藏之本，精之处也"，及"肾藏精，精舍志"。此所谓肾，乃指精囊而言，与以上所举各则系指真肾者迥异，读《灵》、《素》者，宜分别观之。

（见《如皋医学报》1930）

10. 论细嚼之理

吾人消化之途，大要凡三：一曰口腔，饮食入口，经齿牙之咀嚼，唾涎之混合，变为碎屑，且将淀粉质分解为糖。二曰胃，碎屑由咽头经食道而入于胃，胃壁遂分泌胃液，并起收缩作用，以溶解蛋白质，而化碎屑为食糜。三曰小肠，食物经二度之消化，犹未尽净，故输入小肠，以行最后之化分焉。他若膵液胆汁，注于小肠之上端，即十二指肠，以助消化之不逮，乃消化系之相传也。征诸中说，昔贤言饮食有三化：一曰火化，二曰齿化，三曰胃化，三者并者，不可缺一。而经曰：小肠者，受盛之官，化物出焉，则相合而为四化矣。据此以言，口腔为人身消化之第一步，齿牙之尽责与否，关系于胃肠之强弱甚大。盖未经细嚼，遽尔咽下，食物不曾十分细碎，淀粉何由充分溶解，胃肠必出全力，以代口腔之劳。言其结果，一则以少用朽腐，一则以过用而致病，胃肠既病，谷纳必减，各组织之消耗，莫由补偿，而衰弱贫血诸病，相因蜂起矣。是以狼吞虎咽，纵曰细事，而一究其害，竟足影响全体。吾人安可漠然视之，而不加意乎。昔英相格辣斯顿，食物一口，嚼至二十四五次，寿至九十。德国哲学家康德，日食一餐，每餐至一小时之久，老而弥健，其他因实行细嚼缓咽，而享遐龄者，亦所在恒有。西谚曰，以其齿牙，掘其坟墓。中谚曰，病从口入，虽属警诫过食之词，而速食之害，与兹奚有异耶。细嚼缓咽，学理既圆满，功效又卓著，原为人类正当之食法，独惜世人狃于积习，未能改良。则提倡宣传之功，乌容一日已乎。

（见《如皋医学报》1930）

11. 伏气温病与暴感温病

温病一名春温，虽见于春日，实伏于冬季。《内经·生气通天论》曰："冬伤于寒，春必病温。"《论疾诊尺篇》曰："冬伤于寒，春生瘅热。"《金匮真言论》曰："夫精者，身之本者，故藏于精者，春不病瘟。”《热论篇》曰：“凡病伤寒而成温者，先夏至日为病温，后夏至日为病暑，暑当与汗出，勿止。”凡此皆论温病之源也。盖冬令受寒，随时而发者，为伤寒，郁久而发者，为温病。至其所以能久郁之故，良由当闭藏之令。性欲妄动，损其真阴，外感之邪，遂得乘虚而入，伏于少阴，郁久化热，至春阳上升之际，由内出外，即成温病。其症形寒内热，不恶风，骨节烦疼，热渴少汗，治宜助阴气，以托邪外达。如黄芩汤（黄芩、芍药、甘草、大枣），如元参、豆豉最为得当。如由时邪引动而发者，应辨所挟何邪？或风温，或暴寒，于前法中加疏解新邪之品。上所论者，仅就伏气而言，然春日气暖多风，起居不慎，亦易致病，其症或恶风，或不恶风，必身热咳嗽烦渴，缘风为阳邪，必伤冲气。人身之中肺主卫，又胃为卫之本，是以风温外搏，肺胃内应，风温内袭，且胃受病，其温邪之内外有异形，而且胃之专司无二致，故恶风为或有之症，而热渴咳嗽，为必有之象也。在表者，症见身热畏风，头痛咳嗽口渴，脉浮数，舌苔白，宜辛凉解表。在里者，身热咳嗽，自汗口渴烦闷，脉数苔微黄，宜凉泄里热，此暴感风温症治之大较也。

（见《如皋医学报》1930）

12. 劳倦与疾病之关系

劳倦为减低全身抵抗力而起疾病之一重要原因，故战地士卒终因劳倦所患疾病较常人为众多也。劳力后身体筋肉发生无数毒质，充满血肉，此种毒质对于身体细胞有损无益。吾人藉以抵抗细菌之白血球尤受其害，此毒质又为酸性，不适于血液内抗菌素之存在。因此，抗菌素在阿尔加里性液体内最为活动也。抗菌素薄弱身体之杀菌力乃大减，疾病乘机侵入矣。萨罗氏使狗、兔等兽类终日劳动不予休息，然后以伤寒毒质注射入之，其传染疾病者占大多数，盖均受劳倦之影响也。

（见《昌明医刊》1935）

13. 肝脏血解（肝脏糖分）

夫血，流行百脉，如环无端者也。肝乃脏器之一，谓为血液经过之区则可，若目为血液贮藏之所，无论血属流动之物，不克中止其进行，即或能之亦系死血，徒为身害而已，是以古人“肝藏血”一语，颇觉费解。然细考之，却有至理存乎其间，未可妄加訾短也。盖食物入胃，经胃肠之工作，化为糜粥及乳状，由血管、乳糜管吸收之，以分布于全身，而弥诸部之消耗，此读生理学者，类能道之。当新血经过肝脏，肝即摄取其中之糖分，变为肝糖，贮于细胞。遇人体缺乏糖分之时，即将向日储蓄之肝糖，复化为砂糖，加入血中，俾仍充足，盖亦有备无患之意耳。愚于以悟昔民谓“肝藏血”者，非藏“血”也，乃藏血中之“糖分”也。但古无化学，不知血液内更有糖分，且行文简要，不加详言，故概括其文曰，“肝藏血”。

（见《三三医报》1924）

14. 十一脏取决于胆新诠

余幼读《素问·六节藏象论》至“凡十一脏取决于胆”二语，苦思竟日，卒不得圆满之解释。或云，肝制胆汁，胆有输出管，此种苦味之胆汁，送入十二指肠，为消化之要素，营养之根源。倘胆起障碍，分泌之作用中止，则食物之消化，直接受其弊，脏腑之营养，间接蒙其害，而衰弱诸症，纷至沓来，胆在人身之位置，既如是之重要，故曰“十一藏取决于胆”。

是言也，粗视之固觉义正词圆，足以折服初学，实则皮相之谈，所谓“隔靴搔不着痒处”耳。考消化系之组织，为口腔、咽头、食道、骨膵、胆、大小肠、肛门，其司分泌液汁。以化饮食之责者，为唾腺、胃脏、胆、膵、小肠，并非全赖胆汁，则胆病虽足影响消化，但于全体营养，固无多大关系，胆不病而其他胃、膵或小肠发生疾患，不克分泌消化液，其害亦复如是，盖一脏病尚有他脏共负消化之任务也。

然则十一脏取决于胆之“胆”字，既非解剖上之胆囊，果何物乎？以圭研究所得，实指神经而言。《内经·灵兰秘典论》曰：“胆者，中正之宫，决断出焉。”决断乃大脑之功用，故脑强者当机立断，脑弱者犹豫莫决，而轩岐乃属之胆，此胆为神经之一证也。李时珍《本草纲目》云：“酸枣仁甘而润，故熟用疗胆虚不得眠，生用疗胆热好眠。”睡眠乃脑神经之休息状态，过与不及，佥属脑病。是时珍乃责诸胆之虚与热，此胆为神经之又一证也。博稽古籍，类此者正多，则古人之所谓“胆”即西医之所谓“神经”，已得确切之证明，而无可疑矣。

近读《科学月刊》一卷第四、五期，国人对于西洋方药医学之反应三七一节，西医士张蕴忠《中西医学融化论》，“中西治法虽有不同，而原理则一，证以《内经》所论经络气行，病理表里感应，三气之循环变化，无一与西医相违背，抑尤有进者，中国最古之学说，与西医最近研究之发明，窃谓适有相同，故有中西融化之希望。”（下复历举中西相通之例证，以文长从略）。张氏此言，先获我心，深愿同道诸君，日分片刻之暇，从事融化中西之工作，俾炎黄旧说，悉成新谛，外以杜嚣谤之议，内以巩国粹之基地也。

（见《中医世界》1929）

15. 暑中有湿辨

王秉衡曰：湿土分旺四季，长夏是其正令，土润溽暑，故暑湿二气，最易相合，人受其感，名曰湿温，亦曰湿热，即暑湿相兼之病，为五种伤寒之一。《难经》已详其脉，而昧者逞其臆说，谓湿与热合，始名为暑，然则湿与寒合，又将何名乎？夫天寒地冻，天暑地热，阴阳之对待也。暑必湿热相合，而始为暑，寒将何气相合，而始为寒乎。若亢旱之年，流金烁石，禾苗欲槁，河裂井枯，不名酷暑何名乎。盖湿无定体，风也，寒也，暑也，无不可合。故治者，须察其相合。治暑者，亦必审其有无兼湿，庶无遗憾也。然湿热之病为独多，而变症甚易，疗治颇难，惟香严先生之法，可谓空前绝后，学者宜奉为金科玉律也。王国祥曰：暑也，湿也，皆五气之一也。暑为火，湿为土，各居五行之一。火土合德，故暑湿每易相兼，亦理之常也。若谓暑中有湿，是折一行为二也。若谓湿热合而始为暑，则并二气为一也，岂五生之理未知，而五气之名未闻乎。自误误人，莫此为甚。仲圭曰：贤乔梓之辨，透彻极矣。夫暑湿二气，既不容混称，又最易相兼，是则暑中有湿一语，改为暑多挟湿，庶乎是焉，奈市井之医，每作此言，岂王先生之论，未尝见耶。

（见《中医世界》1925）

16. 阴暑辨

张洁古曰："静而得之为中暑，动而得之为中热，中暑者阴证，中热者阳证。"后人宗其说，遂立阴暑、阳暑之名。如张介宾曰："阴暑证或在于表，或在于里，惟富贵安逸之人多有之，总由姿情任性，不慎风寒所致也。阳暑证以辛苦劳役之人多有之，由乎触冒暑热，有势所不容已也。然暑热逼人者，畏而可避，可避则犯之者少，阴寒袭人者快而莫知，莫知则犯之者多。"张氏此言，洞中病情，但暑本燥热之气，而冠阴字，容有未安，盖夏日相火司令，流金烁石，人在气交中感之而病者，是曰伤暑。其有大厦深堂，风亭水阁，过贪凉风致病者，乃伤寒而非暑病也（或疑炎夏无伤寒者，不知阳发越，腠理空疏，受寒乃较平时为易）。故其外候，一为心烦口渴，身热自汗；一为身热头痛，恶寒无汗，而脉象之虚与紧，尤不相侔。其治疗一主白虎加人葠，以涤暑清气，一主肘后葱豉，以驱寒解表。病原迥异，症治天渊，安得以一暑字概之哉。至于姿啖生冷，脾土内戕，酿成寒症，则不但非暑病，并非六淫病矣。《内经》曰："相火之化，暑主于夏。"又曰："岁火太过，炎暑流行。"仲景名中热曰暍（《说文》暍，伤暑也）。熟玩圣训，暑字之义，昭然若揭，而阴暑之名，不攻自破矣。

程钟龄曰："古称静而得之为中暑，动而得之为中热，暑阴而热阳也。不思暑字，以日为首，正言热气之袭人耳。夏日烈烈，为太阳之亢气，人触之则生暑病。至于静而得之者，乃纳凉于深堂水阁，大扇风车，嗜食瓜果，致生寒疾。或头痛身痛，发热恶寒者，外感于寒也。或呕吐腹疼，四肢冷厥者，直中于寒也。与暑症又何干涉。"可谓独具只眼，不为古说所误矣。

（见《中医世界》1925）

17. 胎疟辨

尝读《内经·疟论》及"刺疟篇"，只有寒疟、温疟、瘅疟、胃疟、六经疟、五脏疟之名，并无胎疟之说。后贤雷少逸著《时病论》，于夏伤于暑之痎疟，分晰最细。然亦仅列暑疟、风疟、寒疟、湿疟、温疟、瘴疟、瘅疟、牝疟、痰疟、食疟、疫疟、鬼疟、虚疟、劳疟、疟母、三日疟诸条，无有所谓胎疟也。更进考其病理，《素问》曰："……此皆得之夏伤于暑，热气盛藏于皮肤之内，肠胃之外，此营气之所舍也，此令人汗孔疏，腠理开，因得秋气，汗出遇风，及得之以浴，水气舍于皮肤之内，与卫气并居。卫气者，昼日行阳，夜行于阴，此气得阳而外出，得阴而内薄，内外相薄，是以日作。"其病原为暑风合邪，西人谓"有形与普通蚊略异之亚诺非力司蚊，初吸病疟人之血，孢子虫由蚊之嘴管，入于腹内，发育繁殖，复刺无病人之肤，此数多之包子虫，自蚊之唾液，混入血中，攻破血轮，而痎疟成矣"。其病原为细菌，均与先天无关也。然则胎疟二字，既不见于古籍，复不符于学理，其为后人所窃造者，殆无疑矣。奈世俗惑于邪说，于人之初次患疟，妄名胎疟，不敢早服药饵。必连绵日久，血液大伤，面色㿠白，四肢疲惫，始行疗治，庸知真性疟疾（真性疟疾之病状，必先寒后热，寒时战栗鼓颔，腰脊俱痛，热时头痛如破，渴欲冷饮，待汗出神清，一如常人矣），治以盐规（若用中药，《衷中参西录·疟疾门》之加减小柴胡汤甚效。愚曾治一幼孩，做其意用柴胡、黄芩、知母、生姜、半夏、鸡金等味，一剂而瘳），莫不药到病除，羌无后患。今舍此特效药而不用，偏信无稽之妄谈，能勿令识者窃笑其后耶。

（见《三三医报》1924）

18. 脑主知觉之考证

脑主知觉，心主运血，此解剖实验之谈，无可议也。然《内经》一书，对于生理卫生、病理诊断诸端，言之甚详。讵于心脑之功用，反不明了耶。盖亦心粗气浮者，读书未得其间耳。心主运血之义，余既草经脉即血管之研究一文（见《山西医学杂志》第廿九册），质诸博雅矣。兹将先圣后贤脑主知觉之学说，条列于次。《内经》曰：头为精明之府，（按）精明，即神明也。头为精明之府，犹言脑为神明之府。盖头盖腔内除脑外，无他物也。《灵枢·海论篇》曰：脑为髓海，髓海有余，则轻动多力，自过其度，髓海不足，则脑转耳鸣，胫酸眩冒，目无所见，懈怠安卧。（按）脑分大脑、小脑、延髓三部。大脑司运动、言语、视听智能。小脑司调节运动。延髓司呼吸、运血。故脑强则轻动多力，脑弱则诸恙蜂起（海论所叙各症，皆神经衰弱之象），细玩经文，轩岐非唯明脑主知觉，即脑司运动，何尝不了然于胸耶。

李时珍曰：脑为元神之府。（按）此与《内经》头为精明之府，意义从同。金希正曰：人之记性，皆在脑中。

汪昂曰：今人每记忆往事，必闭目上瞪而思索之。

王清任曰：小儿无记性者，脑髓未满，高年无记性者，脑髓渐空。（按）以上三条，皆云记性在脑，洵属实验之谈，王氏推究记性之强弱，由于脑髓之盈虚，其说尤精。

王氏又曰：两耳通脑，所听之声归于脑，两目系如线长于脑，所见之物归于脑，鼻通于脑，所闻香臭归于脑。（按）由脑出发之神经，凡十二对：第一对入于鼻者为嗅神经，第二对入于目者为视神经，第三四五对，亦入于目而司目之运动者，为动眼神经、滑车神经、外旋神经，第八对入于耳者为听神经。王氏此言，殊与西说一般无二。

《灵枢·经脉篇》曰：人始生，先成精，精成而脑髓生。（按）男性之精虫与女性之卵种结成胎后，最先生成者，为脑及脊髓，中西印证，不差缕黍，综观各说，对于脑主知觉之义，推阐尽致，则脑之功用，先医早已了解，奈何务新者恒嗤中医不知神经，守旧者强谓灵性在心哉。顾难者曰：知觉悟既在于脑，人受惊恐，何以跃然心跳欤。答曰：猝遇惊恐，血行顿滞，心恐其滞，而努力喷出，此其所以感觉心跳也。

（见《如皋医学报》1930）

19. 先天与后天

读者诸君，试揭中医载籍，有一习见之名词，先天与后天是也，如云“先天不足”、“后天失调”等类。所谓先天不足，果为何者不足乎？后天失调，果为何者失调乎？质言之，先天与后天，果指人体中之何物乎？谅为诸君所急欲明了者，请言其梗概如左。

"先天即肾"命名之义，本于造端品"人之初生，先有两肾"，及《内经》"人始生，先成精"二语，精藏于肾，言肾而精在其中矣。此为古说，按诸实际，殊不尽然。惟七尺之躯，确为父精母卵所构成。父母之体格强，精虫与卵珠，活泼而健全，则所育子女，必肥硕可爱，聪明逾恒，反之子女必弱。更有父母罹传染病者，子女蒙其所赐，他日必发同样之病症，此父精母卵之强弱，影响于子女之健康也。若夫男子之精囊，女子之卵巢，其无腺管所分泌之呼儿梦纳，对于人体，尤为重要。如大脑之思考，胃肠之消化，肌肤之润泽，性欲之兴奋等生理现象，莫不受呼儿梦纳之滋养，而生固有之功能，故保精之人，恒体强而寿永，纵欲之人，辄多病而早夭，此精囊卵巢之强弱，影响于各部之健全也。

西籍中之精囊与卵巢，中医名之曰肾（《内经》中之肾，含有二义，一为司滤尿之内肾，一为主生殖之外肾）。肾于人身之关系，既如是其重大，爰特尊之曰"先天"，"脾即后天"。吾人生存世间，一颦一笑，一举手，一投足，都在消耗身体之细胞，消耗既多，端赖补充，补充之物，厥惟饮食。然饮食入口，必经消化作用，变为乳糜。由肠壁绒毛吸收之，方能营养百骸，是以脾胃之消化力强，脏腑肢体，得充分之滋养，其人必身心健康。若脾胃薄弱，纳减运迟，其人必羸弱多病。脾在全体之重要，与上述之肾不相上下。故先哲有"肾为先天之母，脾为后天之母"二语。然司消化者，不仅一脾，若口腔，若胃肠，皆负一部分之工作，何以不云口为后天，胃为后天，肠为后天，而独称脾为后天哉。是因中医消化系中之脾，即西人之所谓膵。膵居胃下之后方，为扁平之长腺，分泌无色透明之液体，输入十二指肠，能化淀粉为砂糖，蛋白质为百布顿，及使脂肪起乳化作用，其消化力之强，在消化器中，无有出其右者，故举一以概其余耳。

（见《幸福报》1930）

20. 天癸新诠

余前草《天癸即月经辨》发表于本报一卷十九期，友人陈君，读而惑之，贻书问难。余为之一一解释，友乃首肯。兹将前作及问答之词汇为一篇，重刊于此，藉明天癸之真义。

市井之医，学识浅薄，类以天癸为月经之代名词，与月讯、月事，比类而观，考诸《素问》，则知其非。《上古天真论》曰："女子二七而天癸至，任脉通，太冲脉盛，月事亦以时下，故有子。"又曰："丈夫二八肾气盛，天癸至，精气溢泻，阴阳和，故能有子。"经文天癸与月事并叙，且丈夫亦有天癸，不得混称也审矣。

昔贤解天癸二字，非曰北方癸水，即谓天一之真。望文生义，莫明真相，今人或云阴精阳精（见《中医杂志》八期天癸原义）。或云命门真火（见《中国胎生学》）。各主一说，无所适从，尝读生理学，知女阴之内部，子宫之两侧，有物如囊，色呈苍白，左右各一。而为生殖器最要之部分者，盖卵巢也。女子一届妙龄，身体成熟，卵巢中之格拉夫氏胞，不绝产生卵种，产生既庶，胞乃破裂，所有卵种由喇叭管（一名输卵管）输于子宫。苟逢精虫，凝结成胎，不遇精虫，与子宫之结黏血液，排泄体外。新陈代谢，四周一次，是即世人所谓月经也。

更查男子，年达二八，内部组织，已臻丰固，睾丸中之精液细胞，遂源源酿成精液，经输精管而储于精囊，备生殖之用。然当交媾射出时，尚有摄护液、哥啤儿氏液与之混和也。

综上所述而比较之，女性之卵巢，犹男性之睾丸；女性之卵种，犹男性之精液；女性之喇叭管，犹男性之输精管；女性之子宫，由男性之精囊；女性卵种内之胚斑，犹男性之精液内之精虫。女性之月事，为血液；黏液，卵种；所混合犹男性之精，为摄护液、哥啤儿氏液、精液所融和。两性生理，纤微悉同，然则《天真论》所云之天癸，为男女共有，与精、经而并提，非即生理学之精液与卵种乎。盖古书文笔简老，仅言当然，不言所以然，非参证西说，不能恍然也。

难之者曰：如子言，男子之天癸即精矣。何以《素问》既曰“天癸至”，又曰“精气溢泻”，非明明二物耶。答曰：精液有广狭二义，狭义之精液，则产自睾丸，贮于精囊，含有精虫之精，亦即《天真论》所云之天癸。广义之精液，乃精囊、摄护腺、哥啤儿氏腺三者排出液体之总称。亦“天真论”所云之精气。《灵枢·决气篇》曰：“常先身生，是谓精。”《经脉篇》曰：“人始生，先成精。”此所谓精，即狭义之精。然与《素问》名词互异者，盖《内经》一书，原为周秦时人记述旧闻之作，故重复刺谬，数见不鲜，全在读者之自悟耳。

难者又曰：沈尧封释《天真论》，“女子二七而天癸至……”一节，谓“天癸是女精，由任脉而来，月经是经血，由太冲而来。经言二七而天癸至，缘任脉通，斯时太冲脉盛，月事亦以时下。一顺言之，一逆言之”，其说甚是。今子将斯数语略而不言，得毋有乖经义与？答曰：尧封之说固有见地，但云一系逆言于理未安。盖任脉者，输卵管也；太（大也）冲脉者，大动脉也（经言“冲脉为十二经之海”可证）；因天癸至，而输卵管始通，因冲脉盛，而子宫始充血外溢，细绎经文，固与西说若合符节也。

（见《三三医报》1925）

21. 三焦非连网论

昔贤不明解剖，对于膀胱一腑，每多臆说，而启上口有无之争，迨唐容川发明三焦即连网，谓连网连着膀胱，水液自此渗入，举世风从，目为定论，不知其说实背生理也。盖血液流行全体，以营养分送诸组织，即摄取其老废物，连至肾脏滤出，经输尿管而贮于膀胱，待尿液充盈，乃以脑神经之命令，而泄诸体外。故经曰：“膀胱者，州都之官（言膀胱为尿液贮藏之所，类乎州都之人物荟萃也）。津液（犹言浊液也）藏焉，气化则能出矣（尿液之贮藏，虽在膀胱，排泄之权，却操诸脑，气化二字，应作精解，言以精神之作用，而后外泄也）。”倘肾脏发生疾病，工作弛缓，则废物内积，浸成肿胀，故经又曰："肾者，胃之关也，关门不利，故聚水而从其类也。"良以由口入胃之汤水，吸收於毛细管，混和于血液，而自肾中马尔匹颁囊及细尿管漉于肾盂，下入膀胱，肾之关门不利，水分不克尽量滤漉，聚而为病，理固宜然，中西印证，不差缕黍。肾合膀胱，古训昭然，奈何唐氏逞其才智，故违生理，创为奇说，而使后人如入五里雾中耶。且连网油膜（即脂肪）仅为发生热力之原料，暨身体衰弱时，以资补充而已，并无其他作用，即退一步言，使连网果能运输水液矣，则尿中所含之成分，为尿酸尿素盐类水分。除水外，其余三物，胥血液中之废料，果由何路而入连网耶。至其解气化二字，尤为荒唐，不值辨驳。

然三焦非连网，果为何物耶？曰秦越人已明言之矣。《难经》云："上焦者，在心下下鬲，在胃上口，主内而不出。……中焦者，在胃中脘，不上不下。主腐熟水谷。……下焦者，当膀胱上口，主分别清浊，主出而不内，以传导。"细味圣训，三焦乃混括脏器之名词，并非实有其物，古人所谓"有名无形"，洵至言也。

（见《中医杂志》1925）

22. 略述近代善本医书

清陆以湉《冷庐医话》卷二今书门十九条云：本朝医学极盛，医书亦大备。胪举伤寒、温疫、杂病、妇幼、外科、本草、单方、医案辨正诸书三十三种，皆经世不朽之作。不但表彰前贤，且为有志岐黄者辟一入门坦途。嘉惠来学，夫岂浅鲜。今将光绪末叶（陆氏医话刊于光绪廿三年）以迄民国之名著补录于下。学者循陆氏及愚所举诸书，精心玩索，则学识经验，定胜时下名医矣。诠注仲景之书：恽铁樵《伤寒辑义按》、《金匮辑义按》，陆渊雷《伤寒今释》、《金匮今释》，曹颖甫《伤寒发微》、《金匮发微》，阎德润《伤寒论评释》，俱探幽烛隐，突过前人。何廉臣参校曹炳章续成《通俗伤寒论》、时逸人《中国传染病学》、柳宝诒《温热逢源》、绍兴医学会编《湿温时疫治疗法》，阐明温热症治，为《经纬条辨》诸书之羽翼。陆清洁医宗（即医药顾问大全）集各家之精华，对于各科认证辨症，极为详尽，为现代不可多得之医著。张山雷《女科辑要签正》、《小儿药证直诀笺正》，匡原书之未逮。诚沈钱之诤友，周岐隐《妇科不谢方》，妇科方剂大致已备。何廉臣儿科诊断学，哑科诊法，启发不少。本草之书，晋陵下工译《新本草纲目》，繁简得中，分类明显。杨华亭《药物图考》，考验生药，辨正良多。陆晋笙《鲟溪要药选》及用药禁忌书，读之可知每药之个性，为临症用药之准绳。医案之书，《全国名医验案汇编》（何廉臣编）、清代名医《医话精华》（秦伯未编集清代名医笔记体医案之大成）、张聿青医业、丁甘仁医案、凌临灵方。先师王香岩集太夫子凌晓五临症方案，篇幅虽隘，方极轻灵，他山之石，皆可攻玉。方书：《万病验方大全》（陆清洁编）、《梅氏验方新编》（天虚我生刊）为《鲍氏验方》之姊妹编。《汉法医典》（野精猛男著）、《汉方医学解说》（汤本求真著）、《衷中参西录》（张锡纯著自制方五十余首）《和汉虞方学津梁》（沈石顽译），乃医家临床之友。他如许半龙之外科（药奁启秘），王香岩之内科（医学体用），刘吉人之舌诊（察舌辨证新法两书俱在《三三医书》内），赵晴初之医话（存存斋医话稿），俱以少胜多，增人学识。陆士谔之《医学南针》，提要钩元，为入门善本。《中西医学汇综》（朱仁康著，广益书局版熔新旧学说于一炉，中西对照尤为难得）、《陆氏论医集》（沈本贤编）、《中医与科学》（谭次仲著）、《中医新论汇编》（王慎轩编）为近代医学报志精华之荟萃，则沟通中西之导师也。上例医籍四十种。但就（仲圭）平日浏览所及，举其精要得言之，鼎革以还，活字盛行，因印刷业之发达，医林著作，大有日新月异之象。其中佳作固多，而妄灾梨枣者，正复不尠。最好将坊间通行本仿四库医家类例，分别提要，则诸书优劣，开卷了然，指导初学，整理国医，一举而两得也。

庚辰年春作于巴蜀

（见《国医导报》1940）

23. 何氏虚劳心传为伪书考

近年以还，余因研究虚劳，关于此类之古今名著，购阅颇多。大东书局近出《中国医学大成》第七集《虚劳丛刊·何氏虚劳心传》一卷，清云间何熔嗣宗著。审证选方，颇合病机，堪为治肺痨者之科律。与《十药神书》、《理虚元鉴》同为有价值之虚劳专书。但细读之，发现与民十三扫叶山房出版清吴门顾靖远著《医镜》卷十二证方发明四虚劳门雷同，竟占十分之九以上，兹将两书微异之处，摘录如下：

1.“心传”分“虚劳总论”、“脉法”、“死候”、“虚劳所宜饮食药物及养生之法”、“虚劳所忌饮食诸物及却病之方”、“选方”、“治验”等七节。《医镜》则不分节，又《医镜》有眉批，“心传”无之。

2.《医镜》列“脉法”、“死候”于选方之后，“心传”列于“虚劳总论”之后。又“心传”之“脉法”系四言韵语，与《医镜》异。

3.“虚劳所宜饮食药物及养生之法”、“虚劳所忌饮食诸物及却病之方”两节，《医镜》列于“总论”后，“心传”列于“死候”后。

4.“选方”《医镜》共二十二方，“心传”只二十方，外貌似少两方，其实“心传”将人参固本丸附于保阴煎，琼玉膏附于加味清宁膏，细核仍为二十二方也。

5.“治验”“心传”较《医镜》多十四则。

6.加减清宁膏“心传”多药七味，方后解释于“取天清地宁之义也”句下多一百六十四字。

7.归脾汤药品后“心传”多加减一段，又方解次句以下，增入释二阳之病发心脾一段。按此段即《医镜》调经门本方之方解也。

8.此外文字间虽“心传”有删繁就简处。但为数不多。

据上印证，两书大体雷同，然则顾氏抄袭何氏乎，抑何氏抄袭顾氏乎，换言之，即《医镜》为伪书乎，抑“心传”

为伪书乎，以余臆测，顾真而何伪也。

1.《医镜》证方发明七卷，体裁一律（一）顾氏自制一方，必注“自制”二字。成方则不注出处。（二）方后皆有方解。（三）证候，药品之下皆有双行细注。今按“心传”选方，体裁一如《医镜》，苟非出于抄袭，何至巧合乃尔。

2. 加减清宁膏之药品，《医镜》十二味，“心传”十九味（多七味），何氏方解有云，“愚此方另添数味，投之辄效。用方者弗以品多而去之可也。”玩索文意，显见“心传”之加减清宁膏，乃照《医镜》之方另加七味而成，故有“勿以品多而去之”之语。

考《冷庐医话》云：“吴门顾松园靖远，少日有声黉序，后因父患热病，为庸医投参附所杀，于是发愤习医，寒暑靡间，阅三十年，求治者踵相接。曾供直御医院，以亲老归。著《医镜》十六卷，徐待郎秉义为之序，称其简而明，约而赅，切于时用而必效，非虚语也。”观此，可知顾氏学验並丰，其著《医镜》，意在将一生心得，传诸后学，绝非钓名沽誉者可比。《冷庐》又云：“《医镜》一书，世无刊本，其中自治佳者甚多，己未岁，从直隶李参军晋恒假录全部，庚申杭州遇乱失去，深可惋惜。”意者何氏得有《医镜》抄本，见书中虚劳门阐发阴虚劳证，尤有精彩，特另录一卷，以教子孙乎。曹炳章氏（即医学大成之编者）藏书万卷，有声杏林，独于此帙，未能考正，亦贤者之一失也。丁丑三月作于杭州吴山

（见《神州国医学报》1937）

24. 辨《难经》三十六难

《内经》以腑有五脏有六而经络有十二焉，若是乎其不相契也。越人《难经》以肾而据二脏，所谓左为肾，右为命门，而又以男子藏精，仍出于命门，是命门独为一脏也。《内经．经脉篇》增入手少阳三焦之脉与手厥阴心包，相对峙共为十二经，而以命门附于手少阳之脉。尝考手少阳所行之经隧，并不络二肾，言下膈循属三焦，则命门之脉终不可见。而左右二肾之说亦可少息乎。

按江涵暾言，“肾为天一之水，其体常虚处，腰左右介其中者，有命门火蒸化谷食，名曰真阳。”其说为近。盖尝论之两肾者、藏精者也，而属水皆系于命门，即肾含水火之作用也。人或妄用其精，先伤肾水，觉腰部酸疼，继则纳食顿减，阳道不兴，并其肾中之火亦伤之矣。人非水火不生活，贪欲者既耗其水，又损其火，其能免乎倾蹶哉。

（见《三三医报》1923）

25. 疗法分类表

医生之天责在愈病，愈病工具在药物，然夷考典籍，古人治病之法甚多，初不拘于汤液一端。如仲景治阳明证，自汗，小便利，大便秘者，猪胆汁导法，此即今之灌肠也。仓公治前川王头痛身热烦满，以寒水拊头，《本草纲目》载伤寒阳毒热甚昏迷者，以冰一块，置膻中（在两乳中），此即今之冷罨也。许学士诊一妇人，患血结胸（其症心下满而微鞕，手不可按），刺期门穴（在乳旁一寸半，直下又一寸半）而愈，此用针灸以疗病也。徐文伯诊范云初患伤寒，无汗用火煅地，布以桃叶，置云其上，汗出遂愈，此用火熏以疗病也。王荆公患偏头痛，以莱菔捣汁，仰卧注鼻而瘳，此用外治而已内病也。《灵苑方》治产后乳汁不下，有猪蹄汤（猪蹄一只，木通五钱）。苏东坡治赤白痢疾，有姜茶饮（生姜、绿茶各三钱）。此用食饵以疗小恙也。他如常服米油（即粥锅内滚起沫团，浓滑如膏者是），治精不育。烧炭沃醋，令烟入鼻，治产后血晕。盐捣田螺，帛系脐下，能通小便（圭按：宜敷于脐眼，则药力易入）。冷水浸涤创口，堪止出血（圭按：宜用盐水，因食盐有止痛防腐之效）。若此类者，不胜枚举。秦越人曰，病之所患，患病多；医之所患，患道少。吾人苟能精研诊断，以识病灶之所在，博采治法，以歼病菌之猖獗，则生死肉骨，要非难事，又何患“道之少”哉。上列之表，乃示疗法之种类，至其适应之病症。及施用之方法，则非本文所能尽述，读者当自考之。

疗法之种类：

药物：1. 细菌——血清：A 治疗；B 预防

2. 食饵

3. 动物——丸、散、膏、丹

4. 植物——汤液——（古方、时方、验方）—单方、复方

5. 矿物——胶、醴、花露、薄贴

物理：1. 按摩

2. 针灸

3. 火熏

4. 水治

①沐浴

A 罨法（热罨、冷罨）

B 热水浴、冷水浴、海水浴、温泉浴

②灌肠（注入营养，通下大便）

③洗胃

5. 电疗

6. 光疗（日光、X 光，人工太阳灯、雷锭）

7. 空气

8. 转地

9. 饥饿

心理：1. 祝由

2. 催眠

（见《中医世界》1931）

26. 编辑中医课本之管见

中医至今日，衰颓极矣，西医挟形质之长以傲我，市医守一二方书以图利，学术每况愈下，形势一盘散沙，有志之士，怒焉忧之，乃创医会以谋团结，设学校以造人材，事诚善矣。惜乎各地医校所编之讲义，咸就古籍，略事纂辑，大略椎转，未臻完善，海上李平书、夏应堂二先生，有鉴于此，集合同志，组织中医课本编辑馆，伟谋深虑，饮折殊深，谨就管窥，草成基本医学编辑大纲，河海一择细流，泰山不让土壤，倘亦二公所乐闻乎。

解剖学，解剖为医学之始基，医者首应研究，《内》、《难》二经以及后贤著述，论此甚详，只须汇编成帙，即成完善医本，惟古书传于今日，数千载矣，舛讹之处，在所未免，是宜拈西方新说以订正之。

生理学，我国之生事学说，不仅言脏腑之形态，兼及其性情，惟散见各书，漫无系统，鄙意拟仿西土生理，以分门别类。

卫生学，卫生之学，我国至为精详，如《内经》“上古天真论”、“四气调神大论”，皆至当不易之名言，更博采贤后之说，旁及子书所载，分精神、形体二编编述，衡诸西说，诚不多让。

病理学，病理乃生病之变态，医工必明生理，而后知病理，必知病理，而后明病源，病源既明，处方投病，效如桴鼓，吾土向分内因、外因、不内外因三剂，厘然有当，无待点鼠，惟内因中宜分七情及饥饱劳役诸目，外因中宜分六淫诸目，不内外因中宜分跌仆金创毒虫诸目，若仲景之六经层次，天士之卫气营血，另撰通论，弁诸编首。

诊断学，诊病之法，我华向分望闻问切四类，特脉舌二种，重床叠架，其他诊法，鲜见专书，兹当删其太过，而补其不及，盖诊病非专凭脉舌所能毕事也，且脉分二十七种，位区三部九候，病人之脉，又参互不一，忠实言之，谁能分得如此精细哉，切脉知病，更无待言。故余素主张以八脉为主，其他择其实验有据者，录于八脉之次，以之诊病，绰乎有余，初不必贪多务博，致令心中了了，指下难明也，若验得痰血，脊目望色诸法，则宜发挥而光大之。

治疗学，治疗之范围甚广，如薄贴、按摩、针灸、罨法等皆是，而近世医家所用，只限于汤剂，此大谬也。今编是书，宜分以上各门，惟古今方剂，数极夥颐，另编一书，亦无不可（丸散膏丹、油酒露等皆录之）。

药物学，自来木草，佥以草本金石、禽兽鳞介区部，惟沈氏之要药分剂，以子才十剂分类，体裁最善，似堪取法，每品可分科属名，产别形色，效能主治，用量隶配合，泡制禁忌，气味性质，实验发明七项，折衷众说，发据心得，务使诸家精华，萃于一编，方有价值可言耳。

（见《医界春秋》1927）

27. 药物讲义

（一）桑叶（解热剂）

【性质】甘凉而苦。

【功用】凉血祛风，明目清肺。

【主治】热劳咳嗽，肺经风温，盗汗赤眼。

【用量及配合】钱半至三钱，同芒硝煎汤，洗风眼多泪，煎饮代茶止渴，研汁，治小儿吻疮。

【方剂】扶桑丸：乌须明目。黑芝麻、桑叶等分蜜丸。

主按：桑叶凉血祛风，芝麻滋肝益肾，而皆有明耳目、乌须发之特效。盖黑睛属肝，发为血余，时珍云发者血之余，埋之土中，千年不朽，以火煅之，凝成血质，煎之至枯，复有液出。“可知其血同类也。”肝阴不足，肝阳上升，遂至目昏发斑，补阴凉血，自复原状，盖与杞菊等分为丸，同一用意也（编者意见）。本品近世只用于辛凉解表，法以治风温，实则对于盗汗效验甚著。《从新》载严州有僧，每就枕，汗出遍身，比旦，衣被皆透，二十年不能疗。监寺教采带露桑叶，焙干为末，空心饮下二钱。数日遂愈，考盗汗一症，以火逼津液外出者为多，凉血分之火，即是止皮肤之汗。桑叶味甘寒，善凉血，此二十载沉疴，所以数日而瘳也。

（二）女贞子，即青子（强壮剂）

【释名】此木负霜葱翠，振柯临风，清士钦其质，贞女慕其名，得名之由盖以是也。

【产地】处处有之。

【性质】甘苦而凉。

【功用】益肾，除热明目，黑发。

【用量及配合】三钱。同地黄、何首乌、人参、麦冬、旱莲草、南烛子、牛膝、枸杞子、山药、没食子、桑椹、黄柏、川椒、莲须，为乌发要药。同甘菊花、生地黄、蒺藜、杞子，能明目。同旱莲草、桑椹，治虚损。

【方剂】加减地黄丸。

大熟地一斤，白茯苓、生山药、丹皮（酒浸一宿晒干）、山茱萸、何首乌（同黑豆九蒸九晒）、金樱子去刺蒸，女贞子酒浸蒸，杞子蒸各八两，配地黄炼蜜为丸，梧子大，每日空心白汤下八九十丸。

主按：此方即六味地黄丸，去泽泻，加首乌、金樱、女贞、枸杞四味。六味丸原为三阴亏损之良方，今加首乌、枸杞、女贞以补肝肾，金樱子以涩精管，则于遗精种子尤卓且效。山萸、首乌、杞子之性皆温。女贞、丹皮之性俱凉，合而用之，性臻中和，乃可久服而无流弊矣。

【禁忌】此物性禀纯阴，味偏寒滑脾胃，虚人服之往往减食作泻。

（三）山茱萸一名蜀酸枣、肉枣（强壮剂）。

【释名】此物木高丈余，叶似榆，花如杏，实类酸枣，故有酸枣、肉枣之称。至名山茱萸者，其义未详焉。

【产地】江苏海州、山东兖州。

【制法】去核（核能滑精）。

【性质】酸微温。

【功用】温肝补肾，涩精气，暖腰膝。

【主治】耳鸣耳聋，脑痛遗精，月事过多，小便不节。

【用量及配合】一钱至二钱，同人参、五味子、牡蛎、益智子，治老人小便淋沥。同人参、沙苑蒺藜、熟地、人乳、麦冬、牛膝、甘菊花治脑骨痛。同石菖蒲、甘菊、地黄、黄柏、五味治肾虚耳聋。同杜仲、牛膝、地黄、白胶、山药治肾虚腰痛。

【方剂】草还丹。功能壮元阳，固精气，为延年续嗣之方。吴旻扶寿方

山茱萸酒浸取肉一斤，破故纸酒浸焙干半斤，当归四两，麝香一钱为末，炼蜜丸，梧子大，每服三钱，临卧盐汤下。

主按：山萸补少阴而涩精气，破故纸壮元阳而治精冷，

当归补血以生精，下元虚寒者服之，诚有益寿种子之效。惟麝香辛温香窜，以通经络，开诸窜为用，并无补益之功，用于是方，其意何居，愚意不若去之为佳。

【禁忌】命门火炽，强阳不痿者忌之。膀胱热结，小便不利者，法当清利。此药味酸主敛不宜用，阴虚血弱，不宜用，即用当与黄柏同加。

编者意见：本品微温之性，不敌酸敛之味，故固涩肾气之力，实较滋阴补精为尤大。王好古曰："滑则气脱，涩剂所以收之。山茱萸止小便利，秘精气，取其味酸涩以收滑也。"寥寥数语，直将是物之功用，和盘托出。近人治遗精，多用六味丸。盖赖萸肉酸收之功，以固封藏之本也。且其收涩之力，不仅止遗，并可敛汗，而为劳热汗出之妙药。张氏寿甫曰："虚劳之症，有易出汗者，其人外卫气虚，一经发热，汗即随热外泄，治之者宜于滋补药中，加萸肉、生龙骨、生牡蛎以敛其汗。有分毫不出汗者，其人阴分虚甚，不能应阳分而化汗，灼热之时，肌肤干涩，亦宜少加前药，以防出汗。缘其汗久蓄不出，服药之后，阴分滋长能与阳分洽浃，恒有突然汗出者，若为解肌之微汗，病或因之减轻，若为淋漓之大汗，病必因之加重。是以治此等症，至脉有起色时，当预备净萸肉二两，龙骨、牡蛎各一两殆将出汗时（必有烦热发热之先兆），即将所备之药，煎汤两盅，微见汗时，温服一盅，服后汗犹不止，再进一盅。即出汗，亦不至虚脱也。"张氏此言既为先贤所未逮，亦尽山萸之妙用，经验二字，当之无愧矣。

（四）山栀亦名卮子（解热剂）

【释名】卮酒器也，卮子象之。而以生山中，皮薄圆小房呈七棱者为良，故曰山卮，后人以其为木类，乃加木作栀。

【制法】内热用仁，表热用皮，炒黑治血热，姜汁炒，止烦呕，烧灰吹鼻，止衄。

【性质】苦寒（苦寒之物，性本就下，惟其质轻飘，故功用反在上焦）。

【功用】泻心肺之热，清胃脘之血，解心烦闷，利小便。

【主治】黄疸不眠，心痛五淋，吐衄尿血。

【用量及配合】钱半至三钱，同连翘、麦冬、竹叶、灯心草、生甘草、黄连泻心火，同丹皮清肝热，同茵陈治黄疸。

【方剂】治胃脘火痛（丹溪纂要方）。山栀七枚炒焦，水一盏，煎七分，入生姜汁饮之，立效。复发者，加玄明粉一钱立止。

按：古云，不通则痛，痛则不通。盖寒甚则血凝，热盛则气滞，血气壅塞，痛楚乃作。寒痛宜干姜之温经，热痛宜山栀之清化（朱震亨谓山栀解热郁，行结气）。生姜汁辛温善散，元明粉咸寒泻热，一治痛之标，一治痛之本，乃必加之药也。

【禁忌】脾胃虚弱，血虚发热，小便不通，非由热结，俱不宜用。

编者意见：《本草从新》引《本草汇》“治实火之血，顺气为先，气行则血自归经”及丹溪“治血不可纯用寒凉”之言而云本品不宜于血症，斯则未免鳃鳃过虑矣。考失血一症，虽病原各殊，而内热炽盛，络伤血溢者，山栀实为对症之药，如欲其降气，可佐赭石，如防伤胃，可勿重用。若以一眚而掩大德，余期期以为不可也。

（五）枳实

【释名】枳字从木从只，木为只之形，只为木之声。盖六书中之形声字，实者，枳之果实也。

【实壳之辨】寇宗奭曰：枳实、枳壳，一物也。小则其性酷而速，大则其性和而缓。李时珍曰：后人因小者性速，又呼老者为枳壳。盖枳木高五七尺，如橘而小，春生白花，至秋成实，七八月采者，小而色青，中实少穰，为实。九十月采者，大而色黄紫，多穰，为壳。

【制法】取翻肚如盆口唇者，去核，以麸拌炒，至麸焦黑为度。

【产地】江右。

【性质】苦微寒。

【功用】破气散结，消积导滞。

【主治】痢疾食积，水肿痰癖，呕逆腹痛。

【用量及配合】一钱至二钱，同大黄荡泄肠垢，同麦芽和中消食，合芩连清湿中之热，合姜橘化痰涎之壅，伍肉桂治胁痛，伍黄连、槐花、干葛、防风、荆芥、芍药、黄芩、当归、生地、地榆、侧柏疗肠风。伍三稜、莪术、青皮、槟榔消坚积。

【方剂】枳术丸，健脾进食，除湿消痞。（张洁古方）白术一两，枳实一两，麸炒为末。荷叶陈米饭煨干为丸。痞闷加陈皮，伤食加麦芽、神曲。

圭按：白术之功用有二：（一）为补脾。（一）为燥湿。枳实之功用亦有二：（一）为消食。（一）为除痞。故本方既能健脾进食，又堪除湿消痞。荷叶升清阳，粳米和胃气，所以佐白术以益脾也。陈皮辛温运气，苦温燥湿，故痞闷（湿滞于中，则心下痞闷）必加。麦芽、神曲开胃消积，故伤食必资。此以术为君，枳为臣，合为健脾除湿之方也。若枳实逐停水为主，白术燥脾湿为辅（原方枳实七枚，白术三两，水一斗，煎三升，分三服。按中等之枳，约重一钱五分，七枚共重一两五分。徐大椿谓三代至汉之分两，较今日不过十之二，则白术三两，适得今之六钱）。即仲景之枳实白术汤，治心下坚，大如盘，水饮所作，君臣一易，主治遂异。可见中医方剂之神妙，诚驾乎西医之上矣。

【禁忌】本品性专破气损真，观朱丹溪“泻痰能冲墙倒壁”一语，可知其性之勇悍。凡中气虚弱，劳倦伤脾，发为痞满者，当补中益气，培其不足，则痞自除。若施枳实之攻破，是犹雪上加霜矣。即邪实胀满，亦须察其大便数日不解，胀处手不可按，方为对证耳。

编者意见：李时珍曰：“枳实、枳壳气味功用俱同，上世亦无分别，洁古张氏、东垣李氏始分壳治上，实治下。大抵其功皆在利气，气下则痰喘止，气行则痞（痞，气聚成块也）胀消，气通则刺痛止，气利则后重（后重者，肛门气坠觉重也，乃痢疾之特征）除。若谓壳治胸膈之疾，实疗肠胃之病，则仲景治胸痹痞满，何以枳实为要药，诸方治大便秘塞，肠风、脚气，又以枳壳为逆用乎。”李氏此言，执简驭繁，洵非常人所能道，惟余以为壳乃枳之老者，其力较骏，实系枳之生者，其力稍缓。正如青皮（青橘之皮）堪以破气消积，陈皮（黄橘之皮）只能调中快膈，同一理也。

（六）枸杞子

【释名】枸杞二树名，此物棘如枸之刺，茎如杞之条，故名。

【产地】陕西，甘州产者尤良。

【性质】甘而微温。

【功用】生精养血，明目滑肠。

【主治】虚劳遗精，血衰目昏。

【用量及配合】三钱至四钱。同熟地补肝肾，同地黄、五味子、麦冬、地骨皮、青蒿、鳖甲、牛膝除虚劳潮热。

【禁忌】质润利阳，泄泻忌用。或与山药、莲肉、茯苓同用，则可不泻。

编者意见：本品之气味，有谓微寒，有谓甘平，有谓甘微温，何舍何从，当由实验。考刘潜江《本草述》曰："有一绅从甘肃来，语余云，彼中枸杞子，出极边得来者更佳。多煎膏以馈人，食多则衄血。"观此一节，可知枸杞实系温性，而"离家千里，勿食枸杞"之古谚，为不讹也。

本品之功用：补血二字，足以括之。因其补血，故能生精，因其生精，故治遗精。欲明补血即是生精之理，当知人身之血，无处不到，行至阴囊，其中之精液细胞，摄取血汁，制为精液，由输精管运入精囊，以备生殖之需。故西谚有"四十滴之血液，仅只　滴之精液"之言，而纵欲遗泄者，辄多肌瘦面黄也。

（七）地骨皮

【释名】本品即枸杞之根皮，枸杞之有效部分凡三：叶、子、根是也。

【制法】以甘草水浸一宿，焙干。

【性质】甘淡而寒。

【功用】凉血，阴虚热。

【主治】虚劳发热，吐血尿血。

【用量】一钱至三钱。

【禁忌】性利润肠，中寒者忌。

【杂论】李时珍曰：枸杞之叶、根、子，气味稍殊，而主治不能不分。盖其叶名天精，苦甘而凉，上焦心肺客热者宜之。根号地骨，甘淡而寒，下焦肝肾虚热者宜之，所谓热淫于内，治以甘寒也。至于子则甘平（杞子性温，其理见上）而润，性滋而补，不能退热，只能补肾，所谓精不足者，补之以味也。分而用之，则各有所主，兼而用之，则一举两得。世人但知用黄芩、黄连以治上焦之火，黄柏、知母以治下焦之火，谓之补阴降火，久服致伤元气（因芩、连、知、柏，味俱苦寒，损脾败胃），而不知枸杞、地骨甘寒平补，使精气充而邪火自退之妙，惜哉。余尝以青蒿佐地骨退热，屡有殊功。人所未喻者，按杞子性虽微温，而味甘多滋，仍是益阴之品。故李氏有"兼而用之，则一举两得"之言。

（八）酸枣仁

【释名】酸枣核中仁也。酸枣味酸而形圆小，异于大枣。

【制法】取勿破皮者，微炒捣碎，亦有生用者。

【性质】味甘酸，气平质润。

【功用】补肝胆，敛津液。

【主治】不眠，虚汗。

【用量及配合】一钱至三钱，同地黄、白芍、麦冬、五味、龙眼、竹叶，治盗汗。

【禁忌】性润滑肠，泄泻忌用。

编者意见：本品之治失眠，与山栀子治失眠适得其反。盖山栀味苦性寒，善清胃热，故伤寒余热逼留而不得卧者，仲景有栀子豉汤（栀子、香豉）。枣仁味甘而酸（甘酸化阴），能助阴气，阴血充则肝得养而魂守舍，故虚劳不得卧，金匮有酸枣仁汤（酸枣仁、甘草、知母、茯苓、川芎）。

28. 本草讲义

（九）急性子

【释名】本品即人家园庭所种凤仙花之子。以其性急速，故名急性子。曩昔闺中女儿，每届秋月，多喜采其花，捣烂，染于指甲，以为美观，故又名染指甲草及好女儿花，入药用子。

【气味】微苦而温，有小毒。

【功用】透骨通窍，攻坚消食，治产难积块。

【用量及配合】五分至八分。同砒石点牙疼即落，同独蒜捣汁，涂痞块即消。

【禁忌】服者不可着齿，多用戟人咽喉。

【杂论】时珍谓凤仙子。庖人烹鱼肉硬者，投数粒即易软烂。本草故能消食积，攻痞块。大约此物与山楂之功用相仿，而急性过之，故山楂儿科辄用之，而本物未常一试也。

实则攻坚破积，利于瞑眩之药，催生下胞，宜平迅速之品。若是症者，正赖凤仙夺关斩将之力矣。

（十）五加皮

【释名】此药以五叶交加者为良，故有五加、五花、五佳诸名。

【产地】江淮

【有效部分】根、皮、茎、叶皆入药。近世只用根皮，不及茎叶。

【性质】辛苦而温。

【功用】祛风湿，壮筋骨。根皮较茎尤胜，叶作蔬食，去皮肤风湿。

【主治】为痿痹脚气之要药。

【用量及配合】一钱至四钱。同续断、杜仲、牛膝、山茱萸、巴戟天、破故纸治肾虚寒湿客之腰痛，同黄柏、菖蒲、蛇床子为末，敷囊湿，加荆芥、苦参、防风洗阴痒，同陈皮、茯苓、姜皮、大腹皮治风湿。一味酿酒，治风痹，四肢拘挛。

【方剂】《瑞竹堂》男妇脚气方治骨节皮肤肿痛，五加皮四两，远志去心四两，酒浸春秋浸三日，夏二日，冬四日，日干为开。以所浸酒糊丸，梧子大，每服二三十丸，空心温酒下。

圭按：脚气古称壅疾，又谓腰脚病。昌黎祭十二郎文云，是疾也，江南之人多有之。盖大江以南，地卑湿重，寒湿下受，胫当其冲，阴邪固结，气滞血凝，乃红肿酸痛，寒热头痛，举步维艰，而疾作矣。五加皮辛以散血，温以逐寒，苦以燥湿，远志芳香辛烈，无微不达，且为五加皮之使。盖藉其善达之性，佐主药以奏功也。惟远志之治脚气，本草既无明文，医家向不施用，而本方竟用四两之多，未免喧宾夺主矣。

【禁忌】下部无风寒湿邪，而有火者，不宜用。肝肾虚而有火者亦忌之。

编者意见：《本经》益气，疗小儿三岁不能行。《别录》治男子阴痿，小便余沥。按诸症皆属肾气不足，而五加能治之，则其有补性可知。故仅受风湿，肾气充实者，即不相宜。又本品多浸酒饮之，奏效尤确。王纶所谓风病饮酒能生痰火，惟五加一味，浸酒日饮数碗，最为有益。诸浸酒药惟五加与酒相合，且味美也。兹将《谈野翁试验方》录下，五加、地榆刮去粗皮，各一斤，袋盛，入好酒二斗中，大坛封固，安大锅内，文武火煮之，坛上安米一合，米熟为度。取出火毒，以渣晒干为丸，每日服五十丸，药酒送下（圭按丸药不易消化，故滋补之品，作丸不如熬膏，何况浸过之药渣，此说不可从也）。临卧再服。能去风湿，壮筋骨，顺气化痰，添精补髓（圭按顺气化痰，本草原有是说，惟用五加皮以顺气，则不如陈皮，用五加皮以化痰，则不如半夏，至于添精益髓，盖就补肾气之功，推广言之耳）。

（十一）桑根白皮

【制法】刮去薄皮，取白或生用，或蜜炙。

【性质】辛甘而寒。

【功用】泻肺火，利小便。

【主治】肺热喘满，唾血口渴，水肿肤胀。

【用量】一钱至二钱。

【方剂】泻白散：治肺气热盛，咳嗽而喘，面肿身热。

钱乙方。桑白皮炒一两，地骨皮焙一两，甘草炒半两，每服一二钱，入粳米百粒。水煎食后温服。

圭按：桑皮、地骨皮皆能泻火，从小便出，甘草泻火而缓中，粳米清肺而养血，乃泻肺诸方之准绳也。

水肿神方

芍药，米仁，木瓜，茯苓，橘皮，赤小豆，五加皮。水煎服。

圭按：桑皮、赤豆皆善行水（赤小豆同鲤鱼煮食为消肿之便方）。橘皮利气，芍药行血，循环畅利，小便之排泄自增。木瓜、五加祛湿以消胀。米仁、茯苓、益脾以利湿。水湿既去，水肿自退。惟此为行水平剂，虚人或病未甚者宜之。

【禁忌】肺虚无火，及因风寒而嗽者勿服。

编者意见：本品之病理作用，泻火二字，足以尽之，火降则痰无由生，此方书所谓止嗽也。火降则气不上逆，此方书所谓定喘也。《内经》言壮火食气，火平则气安，此《本经》所谓益气也。肺热壅遏，下降无权，水道因而不利，四肢遂至浮肿。降上焦之气，即是行下焦之水，此《别录》所谓利水道也。若夫治五劳六极羸瘦，古籍虽言之谆谆，究其实际，衰弱之病，讵可进泄气之品乎。（李杲谓桑皮性不纯良，不宜多用）

（十二）桑椹膏

【制法】采极熟桑椹，微研，以布滤汁，磁器熬成稀膏，量加白蜜熬稠，贮磁器中，每用一匙，沸汤冲服。

【性质】甘凉。

【功用】补肾养阴，除热润肠。

【主治】瘰疬便闭，关节疼痛。

编者意见：《德华医志》载：“余友孙子卿君，服务报关行，有阿芙蓉癖，大便屡苦秘结，腿部疼痛，余嘱其服桑椹膏，每日四钱，一星期为限，服后大便畅适，腿痛亦减。又友人张子明君，服务恒昌永五金号，亦患腿痛，大便秘结。余亦嘱其服桑椹膏，服后大便即利，腿痛痊愈。”缘鸦片一物，劫津助火，津枯则肠燥，肠燥则大便不畅，火旺则血耗，耗血则不荣筋而腿部作痛。桑椹不但补血润肠，且有利关节，通血气之力，此二君之疾，所以一进本品，效如桴鼓也。余尝治一多年痹症，右手动作不灵，嘱服桑椹膏，以佐汤剂之不逮。数日而知，久服而平，病者喜出望外，谓曾服多珍品，而乏寸效，今先生以平淡无奇之桑椹，竟奏肤功。余笑应之曰，药之疗病，贵乎对症，无关价值之低昂也。

（十三）棕榈皮

【释名】因皮中毛缕如马之骏鬣也。（音宗闾马鬣也。）

【产地】川广甚多，江南亦有。

【制法】烧存性。

【性质】苦涩而凉。

【功用】泻热，因脱止血。

【主治】鼻衄吐血，肠风赤痢，血崩带下金疮。

【用量及配合】三钱，同乱发治失血去多，瘀滞已尽。本品半斤括蒌一个，烧灰米饮服二钱，治痰中夹血。

【禁忌】暴得崩中，恶露未尽，吐血瘀滞未清，及湿热下痢，初发肠风，带下方炽，悉不宜用，用亦无效。（希雍语）

编者意见：棕榈一物，近人多用以止鼻衄吐血，盖本于日华子本草所云。然阅方书，于下血尤多用之，则不仅治阳络伤之血外溢，亦主阴络伤之血内溢矣。考其所以奏效之理，不外“凉血止涩”四字，是以缪氏谆谆告诫，不可早用。诚以降气化瘀，养阴止血，乃血症之先后二大法门也。惟日华子又言破癥，此则矛盾之语，不足取信，今姑不问本品之性，是否固涩，单就药效而论，讵有既止血，又破瘀之物乎，此孟子所谓尽信书不如无书也。

(十四) 樗根白皮

【鉴别】椿与樗栲，一木三种。椿木皮细，肌实而赤，嫩叶香甘可茹。樗木皮粗，肌虚而白，其叶臭恶。栲木即樗木之生山中者，樗椿皆入药，功用亦相仿。

【产地】南北皆有。

【制法】去粗皮，醋炙或蜜炙，专入丸散，罕入漏煎。

【性质】苦凉性涩。

【功用】涩血固肠。

【主治】泄泻久痢，崩带滑精，及产后血不止。

【用量及配合】一钱至二钱。得地榆止疳痢，同甘草、芡实、炒蒲黄治血痢。

【禁忌】脾胃虚寒者，不可用。崩带属肾家元虚者，亦忌之。滞下（痢疾之别名）积气未尽，尤不应遽用。

【方剂】樗柏丸，治遗精。

樗白皮一两，黄柏三两，青黛三钱，蛤粉五钱，神曲五钱，知母三两，牡蛎五钱为末，神麴糊丸空心白汤下。

主按：有梦而遗者，属心火之炽；无梦而遗者，属真阴之虚。故其治疗，一以清火为主，一以滋补为君，唯泄脱之病，总宜固涩，故以牡蛎蛤粉、樗白皮收涩精管（因遗精一久，精管扩大），知柏清相火，青黛泻肝火，火靖则精不妄泄，精固则阴可渐复。且蛎蛤、樗皮，性虽固精，而俱寒凉清火，非比五味子之温酸，潼蒺藜之腻补，不宜初病之梦遗也。稍佐神曲者，恐苦寒之物，不利脾胃耳。

人参樗皮散　治久痢及休息痢。

人参一两，樗白皮一两为末。每服二钱，空心米饮调服。

主按：初起宜攻下，久延宜补涩，此治痢大法也。休息痢有由止涩太早，积滞未清而成者。有由肾气不固，中阳下陷而致者，前仍当清化，后者则宜补涩。本方以人参补脾气，樗皮固大肠，药只二味，效甚显著。

（十五）黄柏（《本经》作檗木，而无檗皮，盖古时木与皮通用也。）

【制法】生用降实火，蜜炙不伤胃，炒黑止崩带，酒制治上，蜜制治中，盐制治下。

【性质】苦寒，气味俱厚，性沉而降。

【功用】除肾火，清温热。

【主治】骨蒸劳热，足膝痿软，梦遗下消，目赤肿痛，脚气便血，热痢黄疸。

【用量及配合】一钱，同苍术治痿症。同甘菊、枸杞、沙苑蒺藜、女贞子，益精明目。同白芍、甘草治火热腹痛。同知母、茯苓、泽泻治下焦有火，小便不利而黄涩。同蜜炒研末，治口疮。

【方剂】大补阴丸：治水亏火炎，耳鸣耳聋，咳逆虚热。(朱丹溪方)黄柏盐水炒，知母盐水炒，各四两，熟地黄、败龟板酥炙，各六两，猪脊髓和蜜丸，盐汤下。

【禁忌】脾虚少食，五更泄泻，小便不禁，少腹冷痛，阳虚发热，瘀血停止，产后血虚发热，痈疽溃后发热等症，法皆忌之。

编者意见：黄柏之功用，不过泻下焦湿火，并无滋阴之力，斯义也，王宫绣曾道之。试节其说，用证吾言：“黄柏性禀至阴，味苦性寒，故独入少阴泻火，入膀胱泻热。必尺脉洪大，按之有力，方可炒黑暂用，使湿热顺流而下，阴火因而潜服，则阴不受煎熬，而服乃得长矣。非谓真阴虚损，服此即有滋润之力也。故于实热实火则宜；若虚热虚火，则徒有损而无益，奈今人不问虚实，竟有为去热治劳之妙药者，而不知阴寒之性，能损人气，减人食，命门真元之火，一见而消亡。脾胃运行之职，一见而沮丧。元气既虚，又用苦寒，遏绝生机，莫此为甚。”苦口婆心之言，学者当谨记也。

(十六)半夏

【释名】“礼记月令”云，五月半夏，五月为夏之半，此物生于是时，因名半夏。

【制法】二三月间，用生半夏数斤，浸以热汤，日换一次，至旬日，将半夏剖为两瓣，再入锅中，多添凉水，煮一沸，速连汤取出，盛盆中，候水凉，滤净晒干，临用时以姜汁炒。

【性质】辛温有毒。

【功用】除湿化痰，止呕定喘。

【主治】痰饮头眩，不眠便秘。

【用量及配合】二钱。同黄芩治热，同南星治风痰，同干姜治寒痰，同陈皮、白术治痰痞。

【禁忌】古人有三禁：血家、渴家、汗家是也。若无脾湿，且有肺燥，误服半夏，追悔莫及。

【方剂】橘皮半夏汤：治冷饮呕逆。半夏、陈橘皮、生姜，水煎温服。

【实验报告】半夏善怅，胃气上逆，呕吐用之效如桴鼓。日医野精猛男曰：英国军医官阿来甫，患胃症，屡屡呕吐，绝食者久矣。其弟与美宁马氏协力治之，呕吐卒不止，乞诊于余。（野津猛男处称下同）当时已认患者为不起之人，但求余一决死生而已。宁马氏等遂将患者之症状及治疗经过，一一告余。余遂向两氏曰：余有一策，姑试行之，遂辞归。检查汉法医书，制小半夏加茯苓汤（生姜、半夏、茯苓三味）贮瓶中，令其服用。一二服后，奇效忽显，数日竟恢复原有之康健，至今半夏浸剂，遂为一种镇呕剂。先行于医科大学，次及于各病院与医家云。

时贤张锡纯云：此证若用大半夏汤（半夏、人参、白蜜三味）加赭石，尤效。因吐久则伤津损气，方中人参能补气，白蜜能生津，加赭石以助半夏下降之力，则止呕尤速也。

（以上二篇见《康健杂志》1929）

29. 内科医案讲义

各科证治，示人以大法；历代医案，教人以化裁。故本院于学生修业应用医学时，加授医案一科，以便借助他山，启发灵机。兹选内外二科医案讲义各一节于后。

第四章 单方治验

白矾可解砒毒

《医剩》云，《秋灯丛话》载莱郡刘某，遇僧授海上方多效，其解砒毒尤为神验。戚某屡求不与，衔之，乃置酒延刘。食毕，扃其户，谓曰："尔已中砒毒矣，速语我方，为尔疗"，刘不信，顷觉腹中溃动。乃曰："何恶作剧如是，可急取白矾三钱来"，戚如言取至，调水饮之，立解。因恶其吝也，榜其方于通衢，亨和中东都木挽街，有医西良庵制，截疟丸子入砒者，盛囊携出，而行医百余里外，数十日后归家，搬移之际，丸子滚转杂于烟中，西不知也。一日，解装出烟饮之，忽觉口中异常，妻及儿子亦饮之，复然，少选，三人心腹大痛，苦楚不可名。因开烟检之，见有丸子，大骇，急服解毒药数种，并无寸效。遽呼邻家仙台医官永井元，庵而议之，元庵无计可出。偶记《丛话》用白矾事，如法用之。三人便云药下胸，顿觉心腹一道开豁矣，竟得救三人之命。予观闻之永井氏，实神验方也，时辑救急选方，因收其方，呜呼、为医者，小说杂记，亦安可不寓目哉。(仲圭按）砒中毒之症状，为腹痛吐泻，粪中混有血液，眼白与内皮红肿，全身皮肤发疹。明矾有二种作用：（一）为引吐。（二）为收敛。其收敛之性极大，凡肺胃大小肠、内肾等处出血，皆可以此治之。盖白矾吸入血中，能令离身远处，亦不流血也。外用治刀伤出血，及白带、白浊。至于解砒中毒之理，殆与治鸦片中毒同，无非取其涌吐耳。服大量防风，亦解砒毒，因防风入胃，有引吐之作用，并能制止吸收管之吸收也。

穿山甲之止血作用

癸亥秋，余客次燕州。时当淫雨，沟壑成流，有秦饭店次子者，晚归涉水，齐膝之下。腿腨（圭按：腨腓肠也）之旁，忽生小瘰，似乎作痒，搔之即破，血如涌泉，彼时家人无措，以棉花烧灰罨之，无效。面色渐脱，典鼓已敲三更，遂来延余往，视之满地皆血，独涌出不止，余即以山甲末糁之，用布扎之，其血立止。次晨，该子经过余门，行走如恒，午后觉得头昏神疲，心慌不安。又复延余进以八珍等味，两剂而愈。前曰长巷冒公馆内陈老太，乳房患肝气瘤，已历十数年。因于作躁，突然流血不止，余亦以此霜糁之，而血立止。回忆早年余佃张鸿仪，在田割麦，不意刀伤其腿，亦是血流不止，延医治之，竟未有效，遂丧其命。此症谓之肌衄，俗曰血箭是也。今录于此，以备参考。（《如皋医报汇选》276 页）

仲圭按：肌衄，似即血友病。血友病者，不论身体何处，可因细微之外因（如拔牙种痘损伤手术等）而起致死的出血之谓也，其原因为遗传。其根本治法宜强壮剂，当出血时，可压迫创口，并注射收敛药。若因出血过多，以致虚脱者，亟用生理食盐水及樟脑油注射于静脉及皮下为要。

穿山甲即鲮鲤，为哺乳动物之贫齿类。吾国本草，素称其有消肿排脓之力，若夫止血，实未前闻，且其药理，亦不易知，姑暂存疑，以待研究（按鱼之鳞，与人之指甲、兽之角、卵形之羽相类，由硫黄蛋白质等物构成。生理学上谓之角素，属类蛋白质，无止血作用）。

吾杭虞医生，当充红十字会时疫病院医员，有患瘤者，登门请割治，虞审视后，先用熨斗置火上烧热，并备多量之龙骨粉，刀圭一施，瘤脱然落，即以熨斗熨之，并蜜敷龙骨粉于创面。按此种治法，甚为危险，惟龙骨止血作用之强大，观此得一确证焉。

上为拙编医案称冠粹“单方治验”中之二案，录登本刊，就正有道，夫中医之结晶，在治证之方剂，不在空洞玄妙之生理病理，此说也，已为近世学者所公认。惟鄙以为单味之中药，亦有显著确切之功效，不让西医之特效药独占令誉。爰在医案中辑此一章，以资倡遵，不知世之贤哲，亦有同情余之主张者乎。

（见《中国医学院院刊》1932）

30. 医学参考书目

民二十一之秋，仲圭执教鞭于中国医学院，诸同学求学心切，以参考善本见询者甚多，爰就管见所及，胪列若干种于后，初学得此，不致误入歧途，是亦“识途老马”应尽之责也。

（甲）基础医学

1. 生理学（蔡翘）
2. 公众卫生言论集（胡定安）
3. 生命之花（丁惠康）
4. 病理发挥（祝味菊）
5. 新本草纲目（小泉荣次郎）
6. 中药浅说（丁福保）
7. 药征（吉益东洞）

（乙）应用医学

1. 诊断提纲（祝味菊）
2. 处方学津梁（沈石顽）
3. 汉法医典（野精猛男）
4. 汉药神效方（石原保秀）
5. 伤寒今释（陆渊雷）
6. 疡科纲要（张山雷）
7. 女科辑要疏笺（张山雷）
8. 钱氏儿科案疏（张山雷）
9. 通俗喉科学（张山雷）
10. 喉痧证治要略（曹炳章）

（丙）各病专论

1. 理虚元鉴（绮石）
2. 十药神书（葛乾孙）
3. 血症论（唐容川）

4. 温热经纬（王孟英）
5. 痢证汇参（齐氏医书之一）
6. 霍乱论（王孟英）
7. 中风觐诠（张山雷）
8. 脚气刍言（曾超然）
9. 脑膜炎家庭自疗法（严苍山）

圭按：吾国医学，因鲜专科之研究，故专论一病之书，殊不多见，本款所列各书，容有令人不能满意者，然各书发表个人之心得，堪作他山之借助，其研究学术之苦心，不可殁也。

（丁）课外读物

1. 古今医案按（俞东扶）
2. 洄溪医案（徐灵胎）
3. 冷庐医话（陆定圃）
4. 重庆堂随笔（王学权）
5. 中医新论汇编（王慎轩）

（见《医药卫生月刊》1933）

31. 淞沪卫生局公布医士登记并开业试验章程一案之详情汇录

医师医士登记开业试验章程

商埠卫生局所拟之商埠医师医士登记并开业试验章程一

案，业已由卫生委员会修正通过。预定本年十二月一日实行。日来胡副局长等已将调查手续办竣，事关全埠医师医士营业。本报特将两项章程刊录如下。

★淞沪商埠医师登记并开业试验章程（一）医师开业试验委员会，由卫生委员会推举本埠医界若干人请卫生局延聘组织之。（二）试验次数，每年举行两次，第一次在四月第二星期一。第二次在十月第二星期一举行。（三）试验费及登记执照费，试验费十元，第一次试验不及格者，在一年内再试时可免再缴，登记及执照费两元，于试验及格后领照时缴纳。（四）试验手续，欲与开业试验者须于试验前一月内，向卫生局领取志愿书，及履历书，填写明白，并将本人四寸半照片一张，连试验旨一并交到卫生局，换取试验证。（五）试验科目，分解剖生理（医化学）、病理（法医）、诊断、产妇科、内科、（精神病小儿科）、外科（皮肤花柳）、眼耳鼻咽喉科卫生（微生物）、药物学等十科，皆用笔试（答案限华、英、法、日、德五国文字中任用其一），平均得七十分为及格。笔试及格者，再行口试一次，以定去取。（六）登记。（甲）凡经本国及外国各家认可之医学校毕业呈验文凭者，准其免试登记。（乙）已经认领有内务部医师开业执照者，准其免试登记。（丙）凡在淞沪区内行医满五年以上，并于民国十五年阳历十一月三十日以前报告卫生局经调查确实者，仅行口试，免行笔试，并免缴试验费，及格者准其登记。（丁）除上述（甲）（乙）（丙）三款外，须行全部试验，及格者准其登记，附登记时须该医亲缴五寸半身照片一张存局，照甲、乙两款登记者，给予医师执照。照丙、丁两款登记者，给予医生执照。（七）登记执照之呈验，每年一月中须呈验执照一次，由卫生局盖印发还。(八)迁移报告，其迁移地址时须在两星期内报告卫生局，违者罚金两元。(九)登记者之义务，凡登记者遇有病人患传染病者，(病名另定)当即报告卫生局，遇有死亡者，当即填写死亡诊断书，遇出生者，当即填写出生证书，均由该医直接报告卫生局。(十)登记者之权利，凡登记者准其在淞沪区业行医，并可将病人大小便、血液、痰吐分泌物、脓汁等，送到卫生局试验所代为检查，其诊断之结果，由试验所赶速报告该医。(十一)惩罚，无开业执照而私与病人施行处方或注射等行为以营利者，由局交法庭依法处罚。(十二)本章程如有应行修改及未尽事宜，得提议修正，呈准施行。(十三)本章程自公布三十日后施行。

医士开业试验章程之商榷

淞沪商埠卫生局，定于十二月一日施行医士登记开业试验，其章程已志本报。兹悉该局昨接江湾医士蒋文芳函，对于该项章程有所商榷，兹录原函如下。报载贵局于淞沪区域内举办医士登记并开业试验，足证慎重民命，注意卫生，不胜钦佩，惟恭绎医士登记开业试验章程，就管见所及，有应行商榷之点，谨为局长缕陈。(一)试验委员应由卫生委员会与本埠各医会共同推出，分别延聘也。我国医学学说漫无统系，即先贤遗著，亦见解各别，互相党伐，各自成家，故甲认为名医者，乙或认为庸。盖其所谓经验学识，初无正确之标准也。故与其由卫生委员会少数人所推出，不如由曾经政府立案之学术团体，如神州医学会、中医联合会、卫生委员会各推三人，由局延聘，庶与试者得相当之信任，失意者枉蜚声之流传。（二）试验科目不宜注意《内》、《难》概要也，《内》、《难》二经，其性质有类哲学，其文字断非皇帝之代之作品，曲引比附，果觉尊如医宗鼻祖，然考其实际，不适用者殆已过半，淞沪医士读此已者，恐不及半数。行业既久，大半遗忘，试验只可及于有效部分之大概，不能寻章摘句，若科举之对经书，如北方某警厅于试验时，有默经一段，致社会疑为别有作用。（三）试验各科当先宣布学说标准也。中医学说之庞杂，既如上述，则受试者所引用之学说，或为试验委员素所反对，岂非埋没真才，故应于试验二月前，先行宣布。各科应采某人或某书之说，不妨罗列多种，庶与试者有所预备，而僻典怪说可就淘汰。（四）试验应注意临症测验也。医士经验重于学识，见十月三十一日新闻报新评，可见舆论一斑，故学术试验外，更宜注重临症经验，择其易行，得如开列详细之症态，令受试者，处一药方并列举其理由等是。（五）中医须概称医士也。在我国成立法文上西医称医师，中医称医士，至为便利。今以医校毕业生及内部认可者称医士，试验及格者称医生，适足以增淆混。若谓以分轩轾乎，则医校教师生多于士，而毕业生反称为士，师生而生士，似近颠倒。（六）章程第十条登记者之权利应改为如有疑难杂症得请局诊断也。原条所列对于中医不甚适用，不如由局组织医士诊断所，办理各医士之管案。文芳九世业医，见闻较切，深知中医应行整顿，更深知中医应行保存。去年全国教育行政会议在山西开会，议决中医一科加入学系，深望局长一面开办登记，取缔现有之医士，一面呈冷督办，开办大规模之中医学院，培养未来之人才。要寓整顿提倡，勿以取缔为摧残，病家幸甚，医界幸甚，是否有当还候明教云云。

商榷修改医士登记章程之复函

江湾医士蒋文芳，前致函商埠卫生局，对于医士登记并开业试验章程，有所商榷，原函已志本报，昨日卫生局特复蒋医士函云，顷披来牍，就悉对于本局所颁医士登记并开业试验章程尚多疑义。爰即所问按条剖答如下（一）关于第一款，现在政府立案之中医学术团体，尚付缺如。神州医药会、中医联合会，均未经政府立案。（二）考试中医之科目，系四著名中医专门草订后，复经卫生委员会审定，表决通过，内虽一科之应试与否，不能以难易为标准。（三）中医试验各科早经载明章程之中，至每科之试题，谅必为切于实用，决无事前宣布之理，将来中医开业试验委员会，亦必以淞沪区内资望素著之中医组织之。（四）现在之中医，其学识经验，俱臻淹博者固多，而半途出身不学无术者，亦复不少。当卫生委员会通过是项章程时，亦经几许讨论，现在办法尚为暂时的，将来章程容有修正。（五）登记者之权利，亦系指该医可将一切病理的材料，送由试验所代为检查，不取分文。中医如不愿将此种材料送所检查者，系自己放弃权利，且诊断仅凭理论之问答，是毫无益处。因医学会全凭实验，若照来示所言，由局组织医士诊所办理医士之答案，是无异医学之函授耳。总之卫生局居执行之地位，执行卫生委员会通过之章程。固无从增损于其间也，既荷询及，聊布区区，复日颂祺不一。

商榷医士登记章程续闻

请卫生局交委员会讨论

江湾医士蒋文芳对于医士登记，并开业试验章程，致函卫生局，有所商榷。并经卫生局逐款剖答，已志本报。兹悉卫生局昨日复接蒋君来函，抄录如下：顷颂复书。敬悉先生虚怀若谷，对于文芳所列商榷之点，不辞烦琐，详为指示，荣幸奚如。窃念我国医学经数千年之历史，其性质既近哲学，虽代有闻人，未尝整理。清乾隆时有《御纂医宗金鉴》之颁行，而语焉不详。今一旦以科学方式加以试验，困难之处，自所难免。淞沪文人荟萃，观瞻所系，试验章程之得失，实关我国医之兴衰，是以文芳敢以一得之愚，上渎清听。与芳个人固无若何重大之特殊影响也，恭读来示疑窦倍多，谨仍分别陈之。（一）芳之主张试验委员会加入学术团体者，一以示人以大公，一以杜未来之流弊耳。若谓现在尚无政府立案之中医学术团体，就芳所知，神州医药会似乎曾于民国二年呈准国务院，经由内务部立案。（二）医学全凭实验，不能仅凭理论，诚如卓见。《内》、《难》二经，完全空谈理论，且陈旧失效者多，所以主张不应偏重，而应加临症测验一科，并非以难易为标准也。（三）中医各家学说，不能尽同，有如杨之与墨，故芳所主张者为先宣布采用学说之标准，并非要求事前宣布试题，来示云云，似近误会。（四）苟遇窒碍纷更于后，不如慎重考虑于前。（五）法贵实践，第十条所载权利，中医得之无甚用处。若明知其不全应用百赋予之，似有口惠之嫌，文芳谨知贵局立于执行地位，而先生又政务纷繁，敬乞加同前书交由卫生委员会详为核议，以臻完善，是所至祷。

又神州医药总会昨发通告云，淞沪卫生局考试医士及登记章程，业已公布，一月后即须实行。此事关于吾医界前途者至为重大，除已迭经开会讨论，并推举代表进行外，兹订于夏历十月初一日下午七时开会，公决具体办法，以便力争，务希准时到会，各抒高见为幸。

卫生局解释医士登记章程

淞沪商埠卫生局，昨以医士登记并开业试验章程公布后，医界尚多不明瞭之处，特详为解释，以免误会，兹将该局解释各点录下。（一）开业试验委员会，届时定当多聘本埠医士之有学术经验并资望较深者组织之，但事实上本埠所有之医士，决不能全数加入试验委员会。（二）试验次数，每年两次，所以便利陆续欲在淞沪区内开业者，并非已经登记之医士医生，须每年考试两次。凡已经合谋者，以后自无庸再试。（三）试验费及登记执照费按试验费八元，登记执照费两元，并不为多。国内已经实行医士登记之地，如北京、广州、汕头等，其实用并不较淞沪为少，且所征收之试验费及登记费，仍用诸开业试验委员会，如印刷试卷执照印花，以委员车马杂支，藉以应付。考日本及欧美各国，其试验及登记费，数倍于此。即如现在国内之律师及会计师，均领执照，其费用亦数倍于此。况开业试验费及登记费，仅征收一次，不可谓苛。因医生亦一种执业，将来一生行医，收入匪细，即国家征收一次之捐，设在数十元亦在情理之中，现淞沪区所拟收之费，总计不过十元，并仍用诸考试之事，谅诸位医士决不以此为苛征也。（四）试验手续，凡现住淞沪区内及虽住租界而至华界诊病之医士欲登记者，须将本人之履历及照片在十一月三十日前送交卫生局，初开业者亦然。（五）试验各科已载明于章程中，将来考试题目，亦必为医者所应知之纲要，设或并此纲要诿为未喻，实无异自贬其为医之资格，吏不能怪人之取缔也。（六）登记分四款，已详载章程中，兹不多赘，现在所有之中医学术团体，经政府立案者，尚未有闻，某医误某中医学会谓为立案者，恐失于调查耳。（七）（八）两条为预防顶替及易于调查之故，与开业诸医不觉感何等之烦数。（九）此乃开业行医者对于地主上应负之义务。（十）医士为人治病，必求诊断之确实，而诊断上之补助，须用科学方法，检查病人之分泌物，大小便血液之类，例如梅毒伤寒之血清反应，卫生局一律免费代为检查，正所以对于医师、医士不诚轩轾之见也。（十一）（十二）（十三）各条文义明显，无待说明。

对于医士登记章程之意见

诸斗星，淞沪卫生局定十二月一日起，施行医士登记开业试验，其章程及地方医士向该局商榷等情，迭志本报，兹悉有浦东洋泾世医诸斗星者，昨亦上书该局，对于该项章程，有所商榷，兹录如下。（一）贵章程试验科目，除十二概要外，未审祝由科催眠术等医者，是否亦在受试之例。此外如挑痧推拿及江湖者流，往往目不识丁，但其操术之能，亦有足述者。盖针石挢引，案抗毒熨，扁鹊之术，能生死人，故每有疑难杂症，为彼等所治愈者，无学若彼，有术如此，欲就此等人而一一淘汰之，事既甚难，且近苛刻。又如神庙乩坛，一纸贩方，求者甚众，应否取缔，此不能不斟酌者一也。（二）贵章谓遇有传染各病，为医生者，当直接报告卫生局，并填写病者死亡及出生证书，此事太嫌周折，盖医生非医院可比，而传染病种类又多，医生如日诊数十以至百号者，将何暇一一调查其死生乎。盖生死必至病家方知，如是则竭全日之力，从事奔走，犹虞不能兼顾，何能兼顾诊务，此不能不为斟酌者二也。（三）贵章考验，列科十二，却不注重处方药量，设方对而量不合，轻则无效，重则伤身，故如大黄用一二钱为轻泻，三四钱为重泻，叵五分以下则反止泻。又如远志二钱以下为化痰，若三钱以上则为吐剂，诸如此类，不胜枚举，要从经验得来，非本草古方所能限制，可知用药如用兵，驱病如驱敌，胜则愈，不胜则殆，出奇制胜，原无定法，神而明之，存乎其人，今考试时，将用何术以定高下，此不能不为斟酌者三也。（四）贵章谓行医五年以上者，仅以口试，此则未免太混，且亦空泛不实。何则？至变者病，而至难者莫如随机应变，故医士贵有传授，尤贵有经验，若仅论年数，而不究来历，则滥竽充数，比比皆是。盖仅有目看方书，依样写药，不知变化，误投方剂者矣。以此甄别，虽对答如流，奚能彻底，此不能不为斟酌者四也。（五）贵章所列，但有惩罚，而不及奖励保护，实为遗漏。盖奖励一道，最足鼓人竞争之心，我国因向无奖励之法，致业医者虽有奇方妙术，秘不示人，苟奖励一行，则数年后医学之进步，必大有可观。又如保护一事，亦关重要。盖如西医治病不愈，人无间言，在中医则或有为难情形。是故业医者大抵苟且治病，平淡处方，以冀无事。而病家反暗蒙因循垂毙之害，则以后官厅之于医生，宜如何奖励，如何保护，此不能不斟酌者五也。按上情形，对于试验章程，实有审慎斟酌之必要。总之贵局既以整顿医学为怀，宜从大处着想，不必斤斤于取缔，如奖励保护等是。愚意先由贵局设一医院，办一医报，为医生研究医学之总机关，其医报学术兼采中西，令中西医士人定一份，如是则中医界互相得益，而中西医学，且从此融会贯通，良医自多，庸医自少，岂不愈于取缔万万哉，愚直之言，伏维公鉴。

王佐丞　闸北商会文牍王佐丞君，昨为淞沪卫生局举行医士开业试验登记章程事，特申述意见，致函该局云：敬启者，连日报载贵局于举办医生登记并开业试验章程，详为解释，无非欲医学进行，造福众生，不胜钦佩。惟恭译医士登记开业试验章程及蒋医士之商榷，就管见所及，有应请讨论者，谨为局长略陈之。（一）试验科目，注意《内》、《难》二经，蒋医为淞沪医士读此书者不及半数，且大半遗忘。又谓《内》、《难》二经，完全空谈理论，失效者且多，佐亦为然。顾理论贵乎真确，有理论而无事实，则理论奚取，此读书者所以历久易忘也。然又确为中医之纲要，医者而不知此，诚如局长所谓，自贬其为医之资格。蒋医又谓应注意临症测验，即是贵局注重学术经验之意，既生经验，则虽神农之本草，仲圣之伤寒，当以投试医士能指摘概要内之误者为合格。试举一则言之，宣统二年，佐适在沪，有患伤寒者，十二日不解，身热腹胀痛，其人如狂，大便下血，知佐知医，邀为诊治，至则已有极有资望之名医某（隐其名）在。某医遂朗背《伤寒论》太阳篇曰：太阳病不解热结膀胱，其人如狂，血自下愈。今身热不退，太阳病不解也。腹胀而痛，其人如狂，热结膀胱也。好在下血，则热随血而下，现将愈矣，正合血自下愈也。谨以霍山石斛、银花等十余味与佐商酌，佐不願与辩。俟其去，告病家曰：速治后事，十三日而身热如炽，病邪亢进也。腹胀而痛，脾家肿胀，兼腹膜发炎作痛也。血自下，则肠穿孔矣，服药何益，病家固知医者，以佐言为不经弗信。翌日病者亡，此所以应请讨论，以有经验为标准者也。（二）宜加入取缔者，曰针灸科。自宋迄清代有专科，曰祝由科，推拿科（即按摩），一始于元，一始于宋，今营业则一，而针不消毒。有传挑痧者，亦营业之一。患霍乱瘪螺者，被其一挑，即有碍于注射，因之不救。以上四项，应如何取缔，请付讨论。（三）接生婆，毫无学识，一遇难产，多方敲诈，草菅人命，往往有保大不保小之声明。硬将胎儿碎割而出，卒之小因不保，大亦随之而亡，言之殊堪痛恨。然势难禁绝，应请讼行各区调查，传其登记，以该警区内有无产科医院暨本埠产科医院之名称及地址，如口试之题，能答者为合格，接生时限以破胞后，若干时胎儿不下，即须劝产家送入产科医院，如有延误产家及妄动手续草菅人命者，交法庭依法处治。夫医科学也，宜求进化，不宜墨守成法。中医固应保存，然尚未为世界所公认，则吾人不得狃于习惯，固步自封，应不分畛域，登其峰而造其极，为国家光，为社会福。佐年五十余矣，少读书尤喜医学，宦游南北，未尝悬壶，前于河南、广东，曾任官医之职，而为人治病，向不取钱，今职于沪北商会，以贫自守，开业试验，与佐无与也。惟既有所见，难安缄默，谨献刍荛，尚祈采择，医界幸甚。

（见《三三医报》1927）

临床性论文

32. 伏气春温之治法

余前草春温之病源，（见本报二卷三期）谓伏气之春温，与暴感之春温病源各别。盖伏气之春温，由冬受寒邪，蕴伏少阴，历久化热，值春阳上升之际，或随阳气外出，或由新邪引动，其病自内出外，暴感之春温，乃时令之邪，客于皮毛，传于太阳，其病自外入内，源即不侔，治乃迥异，暴感春温之症治。香严先生言之纂详，学者按法施治，已能得心应手。若夫伏气发为温病，见身热口渴，骨节烦疼，少汗不恶风之里症，无形寒头痛，咳嗽脉浮，苔白之表象，是故治法宜以清热益阴为旨，不得仍袭叶氏辛凉解表之套法。柳宝诒拟黄芩汤加元参、豆豉（黄芩汤清泄内热，元参滋补肾阴，豆豉宜发伏邪）。洵属药证相对，惟外感重者，宜加宣发之品，或先祛感邪，继清内热，阴分亏者，当佐滋肾之味，以托邪外出，此初步治法也。若欲详知病机，曲应变化，宜熟玩《温热逢源》下卷，盖本书详论伏气，与温热论治之发明暴感者，原属相为表里，不用偏废，然叶氏之书，经章虚谷、王孟英诸贤之表彰，久已不胫而走，柳氏之逢源，知者极鲜，设非裘君采入《三三医书》，不且成为广陵散耶，信夫，著作之流播，诚有幸与不幸也。

（见《三三医报》1925）

33. 春温之病源

春温有伏气、暴感之分，暴感之春温，叶氏论之详矣；伏气之春温，自来咸本《内经》冬伤于寒，春必病温，及冬不藏精，春必病温之数语。以为伏气之病源有二：一因劳动之辈，动作汗出，感受寒气，藏于肌腠；一因富贵之体，冬不藏精，肾阴先亏，寒邪以入。所谓邪之所凑，其气必虚耳。喻氏嘉言于二条之外，复增入既不藏精，又感于寒一条，三纲鼎立，分途施治。恰与《伤寒论》之风伤卫，寒伤营，风寒两伤营卫之三纲，遥遥相对，说理非不精当，而按之实际，全难吻合。盖仅不藏精，别无受寒之事，则其病为肾虚，为内伤，而非春温，非外感矣。若肌腠之间，有卫气流行，岂容外邪久伏耶，此理所不可通，而事所必无也。时贤曹尹甫释冬不藏精之精字，谓指大气而言，如恒旸不息，冬无水，桃李花实之类，人当其时，汗液外泄过甚，至春阳气发生，精液不足，遂生内热，非谓肾藏之精也。释冬伤于寒之寒字，谓应如孟子死伤勇予伤惠之伤字，作至而太过讲，盖物极必反，事理之常。冬三月，天气过寒，来春必然暴热，人在气交之中，必受温病，此正以阴阳愆伏言之耳。圭按此说，亦不尽然，盖春温为春日常有之症，据曹说则为数年仅见之病矣，此不符于事实者一也。《金匮真言论》曰，夫精者，身之本也。故藏于精者，春不病温。设依曹说，精字作大气解，何以通于此条。《生气通天论》曰，冬不藏精，冬伤于寒，春必病温。设依曹说，伤字作太过解，又何以通于此条，斯不合于经文者又一也。要知伏邪之蕴蓄，固由肾气之虚馁，然必外受寒气，始能内传少阴，观于“生气通天论”之文，不彰明较著乎。故冬伤于寒，为春温之源，而冬不藏精，又为伏气之源也。人必先不藏精，嗣感于寒，而伏温始成，若徒有其一，则一属纯虚，一系感寒，原若风马牛之不相及，又何至酿成可惧之春温耶。此蒙千虑之一得也。近读柳氏《温热逢源》，所言与圭不谋而合，爰草斯论，质诸博雅，然乎否耶，敬俟教言。

（见《三三医报》1924）

34. 湿温论治

湿土寄旺四季，长夏为甚，季夏为尤甚。湿为重浊之邪，热乃熏蒸之气，故湿中有热，热中有湿，治之须分别湿多热多。大抵湿温一症，或从口鼻吸入，或湿蕴久而从时令之感以化热。肺既感其邪，则肺气不得清化，胃气不得输运，而病作矣。湿多者无烦渴热象，惟午后身热。盖湿为阴邪，邪入阳明故也。肺气为湿所阻，不能外达肌腠，则必体重嗜卧，身疼不能屈伸，身重不能转侧，肢节肌肉，疼而且烦，腿足痛而且酸。胸痞者，湿阻清阳道路也。小便短涩黄热者，肺气不得通调水道，下输膀胱也。大便溏而不爽者，肺与大肠相表里，肺气病，肠胃腑气因而不调也，治法总宜轻开肺气。在气分宗桑菊饮、甘露消毒丹为主治，以肺一身之气，气化则湿亦化，即有兼邪，无不与之俱化。湿气弥漫，本无定质，是以宜用体轻而味辛淡者治之。辛如杏仁、蔻仁、半夏、川朴、藿梗，淡如米仁、茯苓、猪苓、泽泻之类。启上闸，开支河，导湿下行，以为出路。湿去气通，津布于外，自然微汗而解。热多者症见神烦口渴，法当清解（如连翘、青蒿、丹皮、竹茹，天水散、丝瓜络、石斛之类）。如病象日增，内陷心营，宜用叶氏神犀丹，或加清苦之品（如连翘、黑栀），要之湿温一病，治疗綦难。过用辛温，固足酿增热劫液，燎原莫遏之祸，恣投凉润，亦有以湿济湿，久病元虚之虑。全赖司令者，诊断精详，处方的当，有药到病除之功，无贻误病机之诮，庶不愧为良医矣。

（见《三三医报》1924）

35. 湿温治法一得论

仲夏霉雨霖霖，受湿不觉，迨季夏天气渐热，起居不谨，复感时邪，于是新温引动伏湿，而湿温成矣。温宜辛凉，湿当温化，顾此碍彼，用药相背，此昔人所以有如油入面之喻，而且为最淹缠之病也。

吾友某君，别创一法：以鲜青蒿一握，冬瓜半个，用大罐先煎半小时，再入连翘、桔梗、象贝、牛蒡、豆豉、紫苏、柴胡、葛根、川朴、广皮等，再煮一小时，徐徐饮之，尽剂为度（如一日不能尽，次日再饮），无不覆杯而愈。重症不过二剂，亦奏肤功。盖冬瓜淡寒清利，既通肺气，复调水道，有利湿之功，无壅滞之患，合青蒿之解暑清热，芬芳醒脾，诚为湿温善中之善药。复益连翘以透热，广朴以燥湿，桔蒡以宣肺（肺气宣通，则小便畅利，而湿自下泄）。柴葛以升阳（柴胡《本经》谓去肠胃中结气，葛根升脾中之清阳，以杜热迫之便溏）。豉苏以解肌，表里兼筹，寒温平均，有祛邪之路，无灼津之忧，宜乎一剂知，二剂已。王隘一隅（友人居镇海王隘），争呼生佛也。

若湿已化热，津液灼伤，舌焦或黄黑者，以连翘、西瓜（无西瓜时以梨代之）、川贝、元参、玉竹，清热存阴，仍以冬瓜、青蒿二味为主，斯方不唯为湿温专药，即夏日之暑温，秋令之伏暑，亦可化裁措治也。

论中之方，系吾友年来治湿温、暑温、伏暑屡试屡验之方，读者勿忽视之。

（见《绍兴医药月报》1925）

36. 湿温化热证治

【录医学体用】

湿为六淫之一，其有从温而化热者，其症最多，其变亦速。盖长夏湿土司气霉雨浸淫，暑邪逼受酝酿熏蒸，病以时作，名曰湿温。夫湿为重浊之邪，温乃化热之渐，其邪之来每多由于口鼻吸受，其病之应则必归于肺胃，以鼻为肺窍，咽为胃系，从鼻入者首先犯肺，从口入者必传阳明，必其人脾气，次运内湿，素盛复感时令暑湿之邪。热得湿则郁遏而不宣，湿得热则蒸腾而上逼，无形之热挟动有形之湿，两邪相合，其病遂发，其证治浅深约略举之，可分为四焉。

初起微寒发热，头痛胸痛，便泄溺赤，或渴或否，脉象或濡滑，或滑数，舌苔或白，或黄，乃太阴阳明受病也。夫太阴湿土之区，阳明温热之薮，缘肺经吸受暑邪，暑得湿则依附于期间而微寒，发热头疼，胸诸疾俱作，宜以连翘、薄荷、山栀、黄芩、郁金等辛凉以清膈热，藿香、豆豉、橘、蔻芳香以开泄中焦，滑石、通草淡以清湿，此即启上闸，开支河，治湿温在卫分不易之理也。燥火之邪之伤人也，亦得于此风邪中卫，寒邪伤营类推之也。

（见《三三医报》1924）

37. 头痛浅说

头痛有内伤外感之别，外感之头痛，当辨何经，太阳之头痛，头脑痛而连项脊，以太阳之脉，从巅入络脑，还出下项，循肩髆，挟脊，抵腰中也。阳明头痛而连面目，以阳明之脉，起于鼻，络于目，交额中也。少阳头痛，耳前后痛，而上连头角，以少阳之脉，起于目锐眦，下耳后也。且外感头痛，不过病状之一端，故太阳头痛，必兼恶寒脉浮，阳明头痛，必兼目痛鼻干唇焦，漱水不欲咽，脉尺寸俱长。少阳头痛，必兼耳聋胸满胁痛，目眩口苦，苔滑脉弦，治疗之法，当求其本，或发表，或清里，或和解，不必专治头痛，而头痛自愈。内伤头痛，有血虚者，脉象沉数，痛在日晚，惊惕善恐，宜四物汤加减（熟地、当归、芍药、川芎、玉竹、杞子）。虚者，脉大无力，痛在清晨，面黄肢倦，宜补中益气汤加减（人参、黄芪、白术、甘草、当归、升麻、柴胡，加玉竹、甘菊、川芎）。有胃火上冲者，脉象洪大，口渴饮冷，头筋扛起，宜加味升麻汤（升麻、葛根、赤芍、甘草、石膏、薄荷、灶心土）。有痰厥者，胸膈多痰，动则眩晕，宜半夏白术天麻汤（半夏、白术、天麻、陈皮、茯苓、炙草、生姜、大枣）。有肝气暴逆者，脉象弦数，口苦胁痛，耳鸣目眩，宜一贯煎（沙参、麦冬、生地、川楝子、归身、杞子）。更有偏头痛，左属血虚，右为气热，眉棱骨痛，多属阴虚血少。若阳气大虚，脑受邪侵，而成真头痛者，亟进附子理中汤加蔓荆子、川芎，或可挽回。

（见《幸福报》1929）

38. 头痛之治验

中怀郁结不舒，肝阳化风上窜，法去顶巅之风，兼清肝经之火。

邻居张镜潭先生，革命先辈也，近年息影圣湖，不问世事，栽花饮酒，意颇自得，不幸哲嗣平欧兄病肋膜炎不起，悲痛之余，悒悒寡欢，盖平欧年仅三十二，历充政界要职，一家负担，端赖贤子也。

本年六月下旬，张君忽患头痛，左颅顶骨之左下方，约如拳大，疼若针刺，彻夜呻吟，翌晨招余诊之，余痛犹未已也。当询其除头痛外，有无其他副症，则云一切如常，余寻思痛虽奇特，而致痛之源，实由中怀结不舒、肝阳化风上窜之故，为书桑叶、池菊、生打石决明、川芎、蔓荆、制胆星、炒姜蚕、明天麻。一方一以袪顶巅之风，一以清肝经之火，私念双管齐下，或有小效，不意药甫终剂，痛竟若失。

余记此案，非敢炫一己之长也。盖有二种感想：如骨硬在喉，非吐不快，今日社会人士，恒嫌中药性平，奏效迂缓，故一过痛症，辄注射醉神经之药液，以冀痛苦立止，不知中药虽属原料，但对症用之，恒有立竿见影之奇绩，观于张君之疾可为明证。又时下医工选药制剂，都喜随意凑集，经验成方未尝一试，此余所大惑不解。夫执方临病，固属不可，若药症相对，正宜采用，以确定其疗效。仲圭临症以来，无论经方、时方、单方、验案，苟与病情脗合，无不尽最取法，即如张君之方，亦抄自验方，《别录》而略为增损耳。

（见《上海医报》1929）

39. 水肿神方

芍药，米仁，木瓜，茯苓，橘皮，赤小豆，五加皮，水煎服。

按桑皮、赤豆皆善行水（赤小豆同鲤鱼煮饮，为消水肿之便方），橘皮利气，芍药行血，循环畅利，小便之排泄自增，木瓜、五加，去湿以消胀，米仁、茯苓，益脾以利湿，水湿既去，浮肿自退，惟此为行水平剂，虚人或病未甚者，颇为相宜。

（见《上海医报》1929）

40. 水肿便方

【主症】全身肿胀，脉象沉滑，目窠微肿，阴股间寒，以手按腹，随手而起。皮肤光亮如泡，或身半以下肿，身半以上不肿者。

【药品及制法】取活鳢鱼一尾，黄泥烧酒各若干，将酒调和，成黏土状，遍涂鱼身，约寸许厚，置鱼瓦上，于炭火上炙之。待泥干裂，乃去泥食鱼，是时鱼鳞黏附土上，肉质洁白，气香味美，鱼骨松脆，着齿如粒，须将全鱼淡食尽净。连啖数尾，水去肿平而愈。

【传方来历】余近服务于杭州祥林医局中医疗养室，兼为护士补充医药常识，三月二十三日余授饮食学至鸭条，谓老鸭、陈蒜有治单腹胀之功。陈娄英女士因述此方，并谓曾目击其效云。

【方义】鳢鱼俗名乌鱼，即七星鱼，缘其头有七星也。功能下水，利大小肠，治疗妊娠有水气。吴仪洛《本草从新》引“心镜”之言曰：“鳢鱼一斤以上，和冬瓜、葱白作羹，治十种水气。”《药性字典》引《括要》云：“合小豆白煮疗肿满最效。”可见鳢鱼治肿，本为良药。酒能兴奋心脏，流通血脉（烧酒含酒精较多，效亦更大），乃协助主药，共奏去水之功者。梅氏《验方新编》水肿门载一方，用“乌鱼一个，去鳞甲肠杂，洗净，入大蒜于内，一岁一瓣，用湿纸包裹，火煨熟为度，取出食之，屁下即愈”。此方不用酒而用蒜，蒜有利水作用，盖与陈女士所传方，有异曲同工之妙也。

【附记】鳢鱼亦利小便，疗水肿。古方有鳢鱼汤、鲤鱼粥。兹录《梅氏验方》于次，以供参考，“赤尾鲤鱼一个，破开，不见水，不用盐醋酱。以生矾五钱，研末，入腹内，用纸包裹，外又以黄泥包裹，放火内煨熟，去纸泥，连粥食之。先食头，上肿消；后食尾，下肿消；一日食尽，屡试皆验。”此方制法与陈女士传方同。惟易鳢为鲤，并加明矾耳。此外如茯苓、赤豆、冬瓜，皆堪消肿，而蝼蛄尤捷。用法将蝼蛄煅灰酒调服，惟性甚猛急。虚症忌之。

（见《中医新生命》1935）

41. 治水肿之良药

清医吴仪络曰：《斗门方》治水气肿胀，用千金子一两，去壳，研压去油，重研，分作七服，每治一人用一服，五更酒服。当下利，至晓肿胀顿消。忌盐醋一百日。今走方者，俱用此加百草霜等在内，使人不能认识，狂言秘传，庸俗信而服之，一泻而肿胀立消，索谢而去，未几再作，无药可救。间有气体壮者，愈后竟不复发，然暗损真气，不过数年之内，患他病不起。数十年来，洛之目击心伤者不可枚举。愿卫生者，勿蹈其术，以促生也。

圭按：《圣惠》摘元，本品合大黄，治阳水。所谓阳水者，肾脏发炎，小便不利之肿胀也。故以大黄、续随利水，苦脾虚土不制水之症，固不得妄投。吴氏目击铃医以本品治肿贻祸，乃诊断不确，误将阳水之药用于虚肿之故，其咎在人不在药，而续随为利水良品，转达因复原吴氏之记载，而获一铁证，讵可因性猛而置之不用耶。至吾人治医，遇有经验方剂，尤应起为丸散，以佐汤液之不逮，而免病家之疑惧。如疔疮丸之治疔痈，菩提丹之治痢疾，半目散之治疟疾（半夏须生研，临服以姜汁调匀，其效与药肆制成之半贝丸不可同日而语），芪、归、艾之治不孕，芫花、朱砂之治疟母，设不制为丸剂，粗知医理之病家，非嫌药力过猛，即病药品简单，决不肯照服也。

（见《幸福杂志》1934）

42. 癫狂痫浅说

癫者，颠倒错乱之谓，语言不分次序，处境不辨秽洁，时如醉人，常作叹息，或歌或笑，或悲或哭，或不语，或不食。此因志愿不遂，或因惊恐所致，积年难愈。虽有痰有火，乃心家不足之症，宜清火（如犀角、麦冬、钩藤）、安神（如丹参、远志）、豁痰（如贝母、竹沥），因郁者开之（前药加郁金），因惊者平之（前药加珍珠、琥珀、辰砂）。

狂者，狂妄不禁之谓，妄言骂詈，不避亲疏，甚则弃衣而走，登高而呼，逾垣上屋，此属阳明痰热内实之症，宜吐尽胸中之热痰，下尽肠胃之积垢。遂心丸（甘遂焙研末二钱，猪心血为丸，白汤送下，分作四日服，或吐或下而愈）、郁金丸（郁金四两，白矾一两，研末泛丸，朱砂作衣）、橄榄膏（橄榄五斤敲碎，明矾四钱收膏）皆可选用。

更有痫症，忽然发作，眩仆倒地，不省高下，甚则瘛疭抽掣，目斜口㖞，痰涎直流，叫喊作畜声（医家听其五声，分为五脏。如犬吠者，肺也；羊嘶者，肝也；马鸣者，心也；牛吼者，脾也；猪叫者，肾也）。此系痰涎上涌，堵塞心窍，发久正虚，渐成痼疾，故初病祗须豁痰安神（方同癫症）。延久宜兼滋肾壮水，六味加车前、牛膝。

（见《如皋医学报》1930）

43. 呃逆论

寒

寒凉太过，胃中虚冷，浊阴上逆，以致呃逆，治宜人参、附子、丁香、柿蒂、茯苓、干姜、吴萸主之。肝木犯胃，厥逆寒战舌白，用镇肝安胃法，主以人参、半夏、茯苓、干姜、丁香、柿蒂、代赭石、炒川椒。

脾胃虚寒，寒气格逆，以致呃者，舌嫩不渴，中焦寒也，理中汤加丁香温之。

热

呃逆而渴，舌苔微黄，胃火上逆也，宜橘皮竹茹汤或温胆汤加枇杷叶。

呃逆舌黄而渴，左脉弦数，肝火上逆也，宜川连、吴萸、黑栀、代赭石、枇杷叶、茯苓之类降之。

虚

呃逆起自下焦，浑身震者，乃下焦阴寒也。宜理阴煎加丁香、五味、胡桃肉以纳之（酸收逆气，温纳肾气），或都气饮加熟附、桃肉、丁香。

高年命门火衰，虚阳上逆而致呃者，必面赤戴阳，足冷下利，六脉微弱，此命火衰微，阴寒内，阻隔虚阳，逆而作呃，阴盛格阳也。

有发汗太过，胃液涸，以致呃逆，呕吐，宜金水六君煎：当归、熟地、陈皮、半夏、茯苓、甘草，加北沙参、麦冬、丁香、柿蒂。

实

呃逆脘痛，胸中胀满者，食滞为呃也。宜二陈汤加厚朴、枳实、麦芽、木香汁、来服子疏和之。

伤寒表解之后，大小便不能，呃逆作呕，此糟粕未化，与邪结于幽门，幽门之气不化，则州都闭，传道失，二便不行，恶气冲胃，宜利幽门。利幽汤：当归、麦冬、杏仁、桃仁、殭蚕、赤小豆、穿山甲、丹参、槟榔、瓜蒌仁、赤茯苓主之。

胃呃与肾呃

呃在中焦，谷气不运，其声短小，得食即发，为胃呃。呃在下焦，真气不足，其声长大，不食亦然，为肾呃，久呃则胃肾俱寒者为多。

呃之辨别

此病有因痰阻气滞者，面冷频呃，咽中不爽，宜开气分之闭，以豁痰涎发。姜汁、炙枇杷叶、川贝、郁金、香豉、桔梗、通草、竹茹。有因瘀血者，有因火郁者，有因胃实失下者，此皆属实。有因中气大虚者，有因大下胃虚，阴火上逆者，此皆属虚。

（见《三三医报》1924）

44. 胃欲寒饮说

西人谓苦寒之品，有开胃之效，如黄连、大黄、龙胆草之属。佥入消化剂，以其能刺激胃机能，而使分泌液增多也。仆初阅药物学，虽韪其言，但衡以中说，则上举诸品，大苦大寒，非有实热，讵容轻试，终不得其会通。嗣读《灵枢》，见“师传篇”有胃欲寒饮之训，于是畴昔疑团，涣然冰释。盖胃为阳土，受盛水谷，而主消化（昔贤谓胃司纳谷，脾主消化，殊不尽然。惟消化不专属胃，肝、脾、小肠，与有力也），其性喜寒恶热，与脾土（即西人所谓脺）之喜温恶凉者，迥然不同，故补胃之药以寒降，培脾之味以温升。视其人之胃弱或脾虚，而分途用药，庶合治疗之正轨。故肉桂、姜根、丁香等类，西人亦列入消化剂者，正为脾虚而设也。不然，寒热天渊之品，庸可以治一症乎。特当郑重声明者，施用此类药品，其分量宜极微耳。

（见《三三医报》1924）

45. 补宜注重脾胃

能食能消　气血自足　云雨既旋　脏腑安和

尝读《普明论子补法》一篇，未尝不叹其议论精凿，措词清显，庸流阅之，当可了然于补之宜忌，而不致滥旋，裨益医林，讵浅鲜耶。惟仆谓运用补剂，尤应注重脾胃。盖脾胃为生化之源，胃为水谷之海，一则统以运液，一则酿液以化血，为一生荣养之路，各脏腑皆赖以资生，设脾胃健全，多纳能消，则饮食以化之精微，胥为脏腑无上之补品。初无待于无情之草木，而厥疾治瘳也。故裴兆期先生曰："补虚之最切要者，在扶胃气，胃气强，则饮食进，饮食进，则血气生。补何如之，所谓得谷者生，失谷者死，理甚易明耳。今之不善补虚者，概用当归、地黄、人参、白术、甘草、黄芪等类（按参、术平补，中州无甚流弊，未可厚非），以为补虚之法，莫此若矣。胃之弱者，其可当乎，不胀则泻，不泻则呕吐，而不能食矣。有谓病不转加，谁其信之。”斯真见道之言，而先获我心矣，至于虚损劳瘵，亦以健脾强胃为要务。俞东扶先贤曰：“阳虚易治，阴竭难复，譬之盆花，泥干根槁，日以一匙之水浇之，岂复望活，惟灵雨霢霂，庶可复生。夫雨从何来，惟地气上而为云，斯天气降而为雨，但能脾胃健旺，嗜食善化，则水谷之精华，上供于肺，可拟诸云，而肺以其精华，下溉百脉，可专诸雨。此虽老生常谈，实系养阴要旨也”，乃昧者非惑于修园之说，动手桂、附，即泥于彦修之论，恣投阴腻，以致轻病转重，重病告危者。盖比比也，进以建中培脾之言，反谓土能克水，嗟夫，苍生何辜？蒙此浩劫。爰述往哲名论，敬告同道，不知阅此篇者，或有憬然悟而翻然改乎。

（见《医学杂志》1924）

46. 神经性胃痛方

【原因】此病通俗称为肝胃气痛，中医方书谓之胃脘痛。其原因多为神经衰弱或慢性胃病延久不愈。其在女子，多由郁怒及月经不调而起。

【病状】有发作性，发时初觉胃脘胀满，头目眩晕，继而心窝部突发剧痛，颜面苍白，四肢厥冷，甚或不省人事。隔数分钟或数小时之后，发嗳气呕吐，或放矢气而渐复原。

【治法】乌辣草二钱，白蒺藜二钱，煅瓦楞四钱，棕榈子钱半，甘松一钱，九香虫三钱，炒白芍二钱，原粒杵春砂仁一钱，绿萼梅二钱，包煎北秫米四钱，木蝴蝶十对，佛手片一钱。

【加减】血虚加归身、丹参、女贞子，腰酸带下加桑寄生、清炙桑螵蛸，头晕且痛加巨胜子、明天麻，肝阳上亢加珍珠母、龙齿、生牡蛎，心荡少加玳瑁片、黄花菜、远志、枣仁，经超前加生地、清炙乌贼骨，经落后加香附、乌药。

【方解】此方以平肝（如蒺藜、绿萼梅、木蝴蝶）止痛（如白芍、棕榈子、九香虫、甘松）为主。他如砂仁、佛手之健胃调气，瓦楞之制酸消炎，秫米之和胃安神，皆为副药。

主按：此方系陈道隆君录示，谓膏粱妇女肝胃气痛，投以此方，颇有捷效，惜不能刈根耳。按本病治法有二：（一）为疏气止痛，如本方及裘吉生之疏肝和胃散（制香附三钱，甘松钱半炒，猬皮三钱，九香虫一钱，沉香曲二钱，降香片一钱，瓦楞子六钱，蜜炙延胡一钱，左金丸一钱<分吞>，甘蔗汁一杯，和姜汁下滴冲入）。潘兰坪之心痛方：（丹参三钱，川楝子钱半，砂拌原麦冬二钱，香附一钱，延胡钱半，乌药一钱，佛手二钱，原粒杵春砂仁三粒，或加磨冲檀香汁少许，或加百合）。用于发病时，往往覆杯而愈，但愈后仍欲复作。（二）为滋水涵木，如高鼓峰滋水清肝饮，魏玉横一贯煎。平时长饵，加以戒恚怒，除悒郁，调饮食，慎寒燠，自堪徐复健康。若频发胃痛，阴亏脉虚，得食稍缓，按之则差。虽当发病，亦忌过于疎泄，宜高魏等方稍加行气止痛之品。此病胃脏器质初无变化，其病源多属神经衰弱或贫血，故以养神经，补血液之药徐徐调治。俾血充神畅，百体安宁。自无“胃脘当心而痛”（见内经）之病矣。

又按：胃溃疡、胃癌、胃酸过多、慢性胃炎亦发痛。但

(1) 胃溃疡之痛发于食后俄倾间，且兼有呕血，大便中混有血迹。(2) 胃癌兼见呕吐，吐出物呈暗褐色粉汁样，或为咖啡色，全身贫血衰弱。(3) 胃酸过多之痛，弥漫而不严酷，朝晨常呕吐。吐出物中含有胶性黏液。(4) 慢性胃炎之痛，多发于多食脂肪或胃部感受寒冷之后，且消化不良，滋养料之输入欠缺，渐成身心弱羸之象。

丁甘仁有定痛丸治一切肝胃气痛，颇著奇效。乳没、血竭各三钱，鸦片少许，或加麝香少许，研末，糯米饭和药同捣为丸如豌豆大，朱砂为衣，《梅氏验方新编》载一方，用诃子壳三钱，焙毕澄茄三钱，真沉香二钱，共研细末，每服三钱，滚水冲服。圭按：以二方一主活血，一主温散，止痛之力固较上述陈道隆、裘吉生二医士之方为大。但惟痛势凶猛时，用代西药之麻醉剂，以收一时之效耳。又金陵神学院李汉铎牧师所传之胃气疼方：用糯米酒半斤，蒲公英三钱，将酒烧滚，冲药服（煎服亦可）。据云重者日服三次，轻者日服一次，数日即愈。查本草未言蒲公英治胃疼，不知其义何取，惟此物嫩时本可供肴馔，有养阴凉血之效，患者姑一试之，亦属有益无损。

（见《中医新生命》1935）

47. 胃不和则卧不安解

“胃不和则卧不安”一语，读《素》、《灵》者，莫不赞其深契病情，顾能知其原理者甚鲜。愚不辞谫陋，解之于次。考由脑出发之神经，凡十二对，其第十对起于延髓，终于胃府，而司心肺胃诸内脏之运动及感觉者，曰迷走神经。胃若有热或停食，而失生理之常态，则神经受其影响，遂难酣睡，经谓“胃不和则卧不安”，其理盖如是耳。窃谓《内经》一书，文词古奥，说理简约，学者不易领悟。苟取西人之新说，作古经之注脚，恒有得其片言，用之无穷者。宇内博士，其有意乎，企予望之。

（见《绍兴医药月报》1924）

48. 消化不良之自然疗法

消化不良者，胃肠之动作迟缓，分泌不足，所啖饮食，不克迅速消化之胃也。其症食欲减少，大便艰难，舌苔白腻，嗳气频频，全身倦怠，多愁善怒，食后胃脘饱胀。晨起口中觉苦，其因多由运动不足，饮食无度，都属勤苦之学生，工心计之商家、律师，及日撰万言之著作家。若仆仆街头小贩，昕出夕归之农夫，从不知消化不良为何病焉。余以饮食不调，尝得是病，乃定摄生法十条，用资遵守，今复重加注释，录投本报，聊备同病者之参考云尔。

（甲）自然疗法　本病重在调养，不宜滥用消化药品。以致酿成习惯，爰将简单易行之自然疗法，胪列如次。

（一）废止早餐　废止早食之适合卫生。蒋氏竹庄曾述专书，详晰言之，惟于本病，尤有卓效。盖消化之所以不良，实缘平日胃家负担消化之责过于繁重，驯致机能衰弱，纳减运迟，自必与以充分之休息时间，方克逐渐恢复其健康。

（二）练习运动　运动能使构成身体之物质，容易消耗，而弥补是项耗消者，厥惟饮食，故胃肠之于饮食物，常因运动而增加其消化力。试观劳工及运动家，莫不健饭加餐，体魄雄伟。足为是言之明证，患本病者，宜于清晨傍晚，散步旷野，练习拳术，休沐之日，约二三同志，或探幽山冈，或荡桨湖心，不但运动躯体，亦怡悦性情之一端也。

（三）戒除快餐　食物消化，各有专司，口中之唾液，化淀粉为糖质，胃中之胃液，化蛋白质为百布顿，输入十二指肠之胆汁，化脂肪为乳剂（惟膵液能兼化以上三种物质）。倘咀嚼不细，囫囵吞下，则胃肠必出余力，以代齿牙之劳，初虽不觉，久则致病。以故快餐之习最不卫生，消化不良，此其一因。务须极力改良也。

（四）热罨胃脘　每次饭后，以热面巾罨其胃脘，功能招集血液，辅助消化。事简功宏，盍尝试之。

（五）愉快精神　脑之第十对迷走神经，下达肺心胃，而司三脏之知觉与运动。精神愉快，则胃之运动活泼，消化因以迅速，精神抑郁，则胃之运动迟缓，消化乃生障碍。丁福保曰：欢笑能消食滞。莎士比亚曰：饭时吵闹，胃口必倒。故患者平时固宜姿为笑乐，进餐尤戒忧怒思虑也。

（六）注意食料　消化不良之病人，其消化吸收机能，迥不如常人之健全。凡生硬、炙煿、辛辣、变味诸物，均不宜食，烟酒最损胃脏，尤妄沾唇。

（七）食时前后不得用脑　饮食之时，血液集于胃，思考之际，血液聚于脑，故每次进膳之前后，宜于办事或读书时间，有一小时之间隔，方不致阻碍消化。

（八）饭后之徐行与按摩　孙思邈曰：食了行百步，数以手摩肚。曾国藩曰：饭后数千步，是养生家第一秘诀。民间治小儿停食，以手徐摩其腹。盖徐行与按摩，能增加胃之活动，俾食物易于消化焉。

（乙）饮食疗法　查动植物中，尽多治病补虚之食品。如大蒜、米仁之治肺痨，鲤鱼、赤小豆之消水肿，猪脑之补脑弱，桂元之疗贫血，诸如此类，不胜枚举。兹录适应本病之食品如下。

（九）山药粥　生山药（去果店购）去皮切片，和粳米煮，至粥将成时，调入打匀之鸡卵二枚，每晚食之，有滋补健脾之效。

（十）莲心肚　猪肚一枚治净，内装已去心衣之莲子，慢火煮，酌加秋油，用以佐膳，大能补胃培脾。

（见《幸福报》1930）

49. 铁之种种

【问】血之色素，由于赤血球，考赤血球本系黄色，何以血液是红色？

【答】此乃浓淡之关系也，浓则红，淡则黄矣。一个血球在显微镜下视之，是黄色，若无数万个堆积起来，即成红色。

【问】赤血球何故为黄色呢？

【答】因其中含有铁质故也。如将血液蒸干，用分析化学分之，知其中约有二十分之一为铁。大凡人身有病，则血中铁质减少，而体中各动机，遂倦而无力，必令服含铁之药以补之，方能复元。市上所售自来血等之药品，亦不过含一种铁质之药，即用柠檬酸铁亚及大分之糖浆，调和而成。若自制之，可价廉数倍也。吾国之熟地黄，中医恒用为补血之品，常服颇为效验。近经化学家研究，知熟地黄中含有铁质，足征其补血之功不虚。

仲圭按：太医支法存方　治妇人百病，诸虚不足者。当归四两，地黄二两，为末蜜丸，此以地黄补血，当归调经，治妇人因血虚经乱而不育者，良。又清医张路玉，凡用熟地，必以砂仁捣拌，此以熟地腻滞，故佐辛香行气之砂仁，以开胃消食也。

【问】铁在血中，有何功用？

【答】铁在血中，能摄取肺中所吸之养气，运行于周身各处。

仲圭按：养气为发生体温之原料，体温即身中之燃烧作用，其燃烧时所生之碳气，端赖肺脏之呼吸，排泄体外，同时复摄取外界之养气，以供继续应用，故练习深呼吸，其最要之目的，在增加清气、浊气之交换，旺盛新陈代谢之机能耳。

【问】血中之铁质如何能吸收肺中之养气呢？

【答】在化学上铁之原子价有二，即二价、三价是也。二价与养化合者，谓之寡养之铁。三价与养化合者，谓之多养之铁。寡养之铁最易吸养，而变为多养之铁，回归之血，流到肺经，血中缺乏养气，成为寡养之铁，故易吸收肺中之养气。

【问】多养之铁与寡养之铁，其颜色有何不同？

【答】多养之铁，系黄紫色，寡养之铁系青色。平常土中所含之铁，大半是寡养之铁，与土色相混，不易显见。若将土干而烧之，久则变为红色，即因烧后则养气增加，寡养之铁，一变而为多养之铁也。市上所售之红砖、红瓦，即本此理制成，铁在地上之分布，无处不有，不过有多寡之分耳。

【问】铁质对于动物固然重要，不知可为植物所必须否？

【答】铁质为造成植物绿色所必须，叶色之绿，日光固为其主因，而土中铁质，亦不可缺也。管理花园者，往往以皂矾水浇花。据云，可扶叶绿而茂，即因皂矾为铁之化合物故也。

仲圭按：宝威药行之伯劳丸，即以皂矾制成。由此可知植物叶色之绿，颇似动物血色之红，故多食青绿色鲜菜，实有利于血分也。

【问】食自来血，何以不准吃茶呢？

【答】铁之化合物，遇见了单宁酸，则变为深蓝色之新物质，而铁性完全消失。洋墨水即本此理制成。茶中含有多量单宁酸，故不可用。此外乌倍子、儿茶、石榴皮、生柿子、鲜藕、乌柏树叶及臭椿树皮等，均有单宁酸，服铁剂者均宜忌之。

仲圭按：石榴皮之治久痢，臭椿皮之治崩带滑精，藕肉之治失血症，方书原有明文。若生柿子之疗便血，家母曾一度试验，成绩颇佳。友人胡常瑛之如夫人患痔血，召余治之。不愈，时方秋初，家母令常食柿子，果庆不药，盖单宁酸收缩肠壁血管之效也。

【问】单宁酸之性质及其对于疗病上之功用。

【答】单宁酸味苦涩，内服能治大小肠出血及痢疾、腹泻等症，外用可止各种流血。（仲圭按：吾友王心原医生常告余曰：生半夏研末，治刀伤出血甚佳。）惟内服稍多，可使消化不良，大便不利，此又不可不知也。中医治吐血，好用鲜藕节，治痢疾，好用茶叶，此与科学原理暗合矣。

【问】服铁剂者何以粪便为黑色呢？

【答】此因少许未用完之铁质，与食物中之硫黄质相化合，变为硫化铁，又因饮食中复有少许单宁酸，与铁质相化合故也。

仲圭按：鳖甲养阴，载于本草，鳖肉补血，人多未悉。试观常啖甲鱼之人，其大便常呈黑色，即可证此物含有铁质，为营养上品矣。

（见《幸福报》1931）

50. 青年遗精病之治疗

遗精一症，患者至夥，吾友尤学周充某医报编辑，尝草回首可怕之十年遗精一文，诸刊该报，投函询问治法者，达二百余起，亦可见吾国青年罹是病之众矣。遗精之原因，有由伤寒愈后而起者，有由神经衰弱而起者，有由白浊、痔疮、肺结核、糖尿病而起者，种种不一，然其最大之病原，不外意淫、手淫、房劳过度之三端，而引诱青年犯此三种恶习者，实由描写肉感之戏剧、小说、图书等物，为其厉阶，故欲弭此病，提倡高尚娱乐，整顿社会风化，实为急不容缓之图。盖本病虽乏传染性，若一调查患者之人数，恐不亚于传染病之滋蔓也。本病初起，仅于梦中泄出少量精液，初无病状可言，但迁延日久，则头晕腰酸，体瘦胃呆，记忆不佳，做事易倦。阴茎不易勃起，交媾辄致早泄，种种虚象，纷至沓来，非唯生育无望，抑且身心日弱，壮志尽消，是诚青年之大敌，不可不加意防范也，兹将经验有效之治疗卫生方法，分条列下，以供患是病者之采择焉。（甲）治疗：初病镇静神经，久病收敛精管，体弱者补血健胃，此治遗精之不二法门也。今本斯旨，选录中西效方如下。

中 方

封髓丹　治梦遗初起

川柏酒炒，三两，砂仁一两，甘草炙，七钱。

面糊丸，梧子大，每服一钱，盐汤下，日二次。

金锁固精丸　治遗精日久。

潼蒺藜四两，牡蛎四两，龙骨二两，莲子四两，芡实二两，莲须二两。

蜜丸，每服三钱，淡盐汤下，日二次。

西 方

一、治梦遗初起

臭化钾每服一克，温水送下，日服三次。

二、治遗精日久

枸橼酸铁规尼涅制成含量十分之二克之丸剂，每饭后服二粒，温水送下。

（乙）卫生：谚有之曰：（七分调养三分药）言凡百病

症，不能专恃药饵，忽略卫生也。矧遗精本是心病，尤当禁房事，绝妄想，方克收桴鼓之效。兹将东西医家公认之摄生法。撮要列下：

（一）正心修身，使欲念无发生之机会，性史为造成遗精之利器，青年宜悬为万禁。

（二）寝具宜硬，下部勿使过于温暖。

（三）能洗冷水浴最佳，如或不能，以冷水摩探脊柱，洗涤阴部，日一二次。

（四）卧宜侧身屈膝，不可中夜改变姿势。

（五）晚餐勿饱啖，睡前毋饮茶汤，中夜倘有尿，务须起而排泄。

（六）醒即兴起，切勿恋衾，如嫌睡眠不足，不妨午睡以补充之。

（七）禁食助阳之食品（如鳗鲤，贝类，葱，蒜，姜，椒，葵，芥，浓茶，醇酒之属）。

（见《幸福报》1929）

51. 答友人问遗精症

【案语】古称精、气、神为三宝，精液频泄，肾阴暗耗，病延五载，虚象丛生（如精神萎靡，做事易倦，头眩善忘，怯寒畏热，骨蒸失聪，皆属虚象）。为今之计，务须一面断欲，一面培养，急起直追，方克驱彼二竖，复君健康，仅拟一方，即希酌服。

【药方】大熟地（阳春砂仁五分拌）生山药各五分，制首乌、女贞子（盐水炒）、甘杞子、地骨皮、白茯神各三钱，金樱子、粉丹皮各二钱。

照方十剂，或为丸，或熬膏均可。

【说明】上为加减地黄丸去山茱萸，加地骨皮。方中熟地、首乌、杞子，皆为补肾要药。女贞滋阴，兼能清火，所以助丹皮、地骨，以除骨蒸。山药培脾，兼能固摄，所以助金樱子以敛精管。茯神功专安神，神安则梦不生，梦不生则遗自止矣。

【摄生】（一）卧宜侧睡屈膝。（二）勿存淫念。（三）避身心之过劳。（四）被褥不得过暖。（五）禁食一切助阳之食物。

（见《幸福报》1930）

52. 遗精者何故腰痛

乙丑夏仲，暑假旋杭，访裘君吉生，藉悉大病初愈，不胜操劳，而《三三医书》第三集会将毁版，提要之撰刻不容缓。因嘱不佞承乏，圭以事属振兴中医，不克以才疏辞，只得勉力从事。晨往夕返，兼旬而完其事。一日，社友周君毅然亦在座，谈及“肾脏中说藏精，西说滤血”，立言迥异，周君固笃信古说者。因曰：“若肾不司藏精，何以遗精者，辄苦腰痛乎。”斯一问题，确属疑义。愚亦无从措答，至今思之，有理可绎，盖遗精有生理、病理之分，生理的遗精，因精满而溢，乃生理之现象。强壮青年，每多患此。病理的遗精，或以心肾之亏，或缘相火之强，或由湿热之伤肾，证因不一，要于病理之变化，久久不瘳，精液亏耗，神经衰弱，而起体疲腰痛，记忆不佳诸病状。其腰痛者，非内肾痛也，不过痛当其位耳。是因坐骨神经陷于衰弱，故坐立稍久，腰即觉痛。凡高年虚体莫不如是，不独遗精者为然。若订正其名，应曰“局部神经痛”方为得当。至古圣言肾，有指精囊者，如“肾者主蛰，封藏之本，精之处也”是。亦有指内肾者，如“肾合膀胱”及“膀胱者，肾之府”是（肾与膀胱相合，必有输尿管为之交通）。读古书者，宜分别观之，庶不混淆矣。

（见《卫生报》1928）

53. 预防遗精法

仆前草遗精表解，刊于本报，篇中只列治疗方剂，未及摄生之道，继思是病服药调养，二者并重，方能迅奏肤功，且世风不古，人欲横流而繁华之春申，引动性欲之物事尤夥。故病遗精者，往往十人而九，兹将东西医家公认之卫生法，条次于下。已病者足辅药石之不逮，未病者可预防其发生，倘亦读者所愿闻乎。

（一）正心修身，使欲念无发生之机会（性史为造成遗精之利器，青年宜悬为厉禁）。

（二）寝具宜硬，下部勿使过于暖温。

（三）能行冷水浴者更佳，如或不能，以冷水摩擦脊柱，洗涤阴部，日一二次。

（四）卧时宜侧身屈膝，不可中夜改变姿势。

（五）夜睡勿饱食，睡前勿饮茶汤，中夜倘有尿意，务宜起而排泄。

（六）醒即兴起，切勿恋衾，如嫌睡眠不足，不妨午以补充之。

（七）禁食助阳之食物（如鳗鲡、贝类、葱、姜、椒、葵、芥、浓茶、酒类等是）。

（见《卫生报》1928）

54. 遗精效方

有梦无梦并宜。

遗精一症，最为难治。丁福保尝谓泰西医学，虽月异日新，但遗精之特效药，尚付缺如。中药如大补阴丸、水陆二仙丹，方书言之凿凿，试服皆鲜效果，兹于刘潜江《本草述》觅得效方一纸，亟为披露，以告同病。

樗白皮一两，黄柏三两，青黛三钱，蛤粉五钱，神曲五钱，知母三两，牡蛎五钱，为末，神曲糊丸，空心白汤下。

圭按：有梦而遗者，属心火之炽；无梦而遗者，属真阴之虚。故其治疗，一以清火为主，一以滋补为君，唯泄脱之病，总宜固涩。牡蛎、蛤粉、樗白皮，皆以收涩精管（遗精一久，精管扩大）。又恐收涩之品，不宜初起之梦遗，复以知柏清相火，青黛泻肝火，火靖不妄泄，精固则阴可渐复，且蛎蛤、樗皮，虽能固精，而性俱寒凉，比五味子之温酸，潼蒺藜之腻补，而为梦遗之忌也。稍佐神曲者，恐苦寒之物，不利脾胃耳。

（见《上海医报》1929）

55. 千虑一得

杨君孝绪，患遗精脑弱。其脑症状为不能多阅艰深之科学书，及微受刺激，下部即有似欲遗精之感觉。求治于余，余以滋阴平脑固精之药进退为方。服二月，遗精虽减而未痊，余嘱其长服桂枝加龙牡汤，先除脑弱之根源（遗精）。病根既刈，再注意睡眠、饮食、空气运动等卫生疗法，自可渐复康，此乙亥春月余在祥林医局中医疗养室时为渠治疗之情形也。后杨君游嘉善，月余始返，适余脱离祥林医局，余与杨君，因诊病而成良友，六桥徐步，湖心荡桨，几于无日不见。今相距较远，过从遂疏。一昨杨君来访，谓遗精服桂枝龙牡汤顿瘥，脑弱吞兔脑丸亦効。所谓兔脑丸者，即上海博济书药局登报赠送之肾脑再造丸也。方为人参一钱，土炒于术钱半，云茯神二钱，天麦冬各钱半，远志一钱，石菖蒲一钱，取汁，清炙甘草一钱（按此即定志丸，治思虑伤神，遗精脑弱之病），淡苁蓉二钱，獭肝一具，净枣仁二钱，归身二钱，泡益智仁钱半，牡狗精一钱二，杭芍钱半，熟地五钱，兔脑一具，上药研末，炼蜜为丸，血珀为衣，再被极薄青黛一层，每服六粒，日服三次，饭后开水下。去腊杨君合此丸时，曾询余可否服用，余为之删去苁蓉、牡狗精二味，及今思之，以雄鼠睪丸一二对代替牡狗精，易熟地为生地，并将獭肝、兔脑、鼠肾三物，取鲜者捣烂，和药末加蜜为丸，似尤妥善。因獭肝含维他命甲，兔脑含燐，鼠肾含内分泌，皆神经衰弱之要药。余如菖蒲、远志、枣仁，古人认为健忘不眠等症之专药，近世亦延用之。地、芍、归、参、术、茯、甘，即八珍汤去川芎。八珍对此病，据金正愚君之经验亦有效。故余认此方可为神经衰弱者服食之资，惟一日量只十八粒，抑何少耶。

（见《中医新生命》1935）

56. 阳痿之原因及疗法

【名称】一名阴痿。亦名阴茎勃起障碍，即当交媾时，阴茎之扩大不足，硬度减低，或全无奋力，因之不能插入女子膣中之谓也。

精神过劳　饮酒逾量　睡眠不足

【一时性阳痿】机能久废（如独身主义佛教信徒，因生殖器官久废不用，致勃起力减弱或缺如）。

精神感应（如老人与少女交媾，自虑持久力不足）。

【由于生殖器之畸形者】如阴茎弯曲、阴茎短小、包皮狭小等。

【原因】由于药物饮料中毒者……如常服臭素，及烟癖、酒癖过深之人。

【持续性阳痿】因于他种疾患而发者……如糖尿病、肥胖病、脊髓劳、肾脏炎、慢性淋疾、摄护腺炎等。

【因脑或性神经弱者】如房事过度，脑力过用，或手淫、遗精等。

【症状】局部为阳物软弱无力，全身则现虚弱症状。

【疗法】赤脚大仙种子丸，全当归、肉苁蓉、莲蕊须、杜仲、菟丝子、淫羊藿、潼蒺藜、茯苓、破故纸、牛膝各八两，枸杞四两，淫桂心二两，线鱼膘二斤，大天雄每枚重一两四五钱者二枚，蜜丸。

傅青主方　熟地一两，山萸四钱，远志、巴戟天、肉苁蓉、杜仲各一钱，肉桂、茯神各二钱，白术五钱，人参三钱，煎服，治阳痿不举。

右归丸　熟地八两、杜仲、山药、萸肉、杞子、菟丝子各四两，鹿角胶、全当归各三钱，附子、肉桂各二两，蜜丸，治阳衰无子。

龟鹿二仙胶　龟板五斤，鹿角十斤，杞子一斤十四两，人参十五两，熬胶，大补精髓。

食滋养之食料　如鸡肉汁、牛肉汁、鸡卵、鱼肉，而以羊肾或羊肉和米煮粥食尤佳。

为规律之运动　如球术、拳术、郊行、乘马皆可，惟须有一定之时间，持续之恒心，及勿使太过为要。

行局部之冷浴　以冷水灌注生殖器及脊柱，复以毛巾拭干。

保精神之安静。

杜淫猥之言行。

【预后】苟非重笃之症，皆有治愈希望。

附记一　上列四方，概括言之。以补阳（附子、天雄）滋阴（山萸、熟地、杞子、巴戟天、菟丝子、杜仲、龟板、潼蒺藜、鱼鳔胶）、补命门（淫羊藿、苁蓉、破故纸、肉桂、鹿胶），兼以固精（莲须、山药、山萸、潼蒺藜）、补脾（白术、山药、党参），养心（远志、茯神）为目的。对于神经衰弱之阳痿（惟阳痿兼有遗精者，宜慎用），阴茎短小之阳痿，皆可选用。

附记二　患阳痿者，每焦灼忧悒，若樱沉疴，此大误也。考阳痿非死证，充其量，不过丧失床第之欢耳。夫床第之欢，为使神经感觉愉快之一种方式，并非舍此方式，即无愉快可得。如伴爱人，小语于绿荫之下，徜徉于山水之间。如与娇妻，歌唱于明月之夜，舞蹈于氍毹之上，此种精神之恋爱，实人生无上之福，且床第之欢，为时至促。苟旦旦伐之，将自戕其身，奉劝阳痿之病人，宜达观，毋忧悒，须知达观则精神怡悦，病亦易愈，忧悒则气血郁结，药物将不能为力也。

（见《大众医药月刊》1933）

57. 白浊初起秘方

畴昔之夕，山西中医改进研究会理事陈宾卿先生来杭考察医学，敝处中医界公宴陈氏于新庆园，仆亦与焉。席次或谈学理，或道经验，大都精当翔实，足资研究。仆以记忆薄弱，未克悉储脑府。仅忆裘吉生先生所述治急性白浊一方，爰录如下，以咨公开。

方用杜牛膝一两，煎浓（用鲜者一两，捣汁尤佳），入麝香末少许，数服即愈，屡试不爽。按杜牛膝即天名精之根，因其形类牛膝而短，故有此名，味甘寒，性下达善利溲。麝香性降而通窍，相合为剂。盖藉其行水之力，以排除盘踞尿道之双球菌耳（西医治疗本病，就洗涤尿道，盖亦冲刷病菌之法）。且牛膝之寒，足消黏膜之炎。麝香之辛，堪止溺管之痛，本标兼顾，用意至善，惟盖宜于病初。若经年老浊，当侧重杀菌，继以收敛，非仅仅通利，所能奏功也。

振声按：初集所载白浊方，仅可施诸久浊而下元亏损者。若白浊初起，断难奏效，本方用于初起之急性者最宜，读者可互相参考。

（见《幸福杂志》1934）

58. 急性白浊效方——八正散

日下上海最多之病厥惟花柳，花柳中最多之症，莫如白浊，白浊乃花柳病之轻浅小恙，但不知摄生，或治不得法，亦易成为痼疾或变为下疳疝气（即睾丸火）、遗精（即精囊炎）、痛风（即关节炎）。不可因其小恙，而漫不加察也。本病之潜伏期仅三四日，自觉症状，初则尿道微痒，龟头觉热，时有淡黄色之黏液徐徐排出，封闭阴茎，而溲时作奇痛，继则尿道痛若针刺。龟头发赤而痛黏，液之分泌增加，汁浓厚而色黄绿，尿意频数，夜间尤甚。阴茎易于勃起，食欲致每减退，是因白浊菌盘踞尿道，而起急性炎症也。

吾只既知白浊之病灶在尿道，则治疗之法自以通利小便为第一义。盖尿道之病毒，得藉尿液之冲洗，而排除尽净也。查《卫生宝鉴》有八正散一方，用瞿麦、萹蓄、车前、滑石、木通、山栀、甘草、大黄群队利水之品，刺激肾脏，使尿量加多，毒不能留，则疾自愈矣。张隐庵谓："小便不利者，用麻黄、杏子配八正散，内加二味，其应如响。"则本方不仅为白浊专方，即癃闭水肿，亦易收覆极之效。至其所以加麻黄、杏子者，取上窍（肺）开而下窍（膀胱）自利之义也。

（见《幸福报》1929 年）

59. 与苏任谈性神经衰弱疗养法

鄙人曾在《中医新生命》第十期征求性神经衰弱效方，（原问附录篇末）阅载半，承苏任君来函讨论。函云：

窃以为神经衰弱之证，中西俱未有特效之方，而现在青年患此者甚众，病之历程既非一朝一夕所酿成，病之状态又复杂，非片言所能尽。所谓三年之病，求七年之艾，今欲一汤液之方，疗斯痼疾，恐非计日所能奏效。比较可采者，如冷水浴、国术等。内服药以补而不燥，滋而不腻者为宜，曾经试用者，如何首乌、黑皮青豆、黑枣，等分可随证加入其他药物浸酒，于食前饮一小杯，不宜过饮，因遗精忌酒之刺激常饮数月之后。一面又能注重卫生、体育两途，则必有少效。此不过略陈大要而已。若临床实施，更预视其病之深浅，兼证之多寡，方能定其疗法，西药育亨宾之类，虽可收效于一时，非正本清原之治也

按苏君谓，“欲以一汤液之方，疗斯痼疾，恐非计日所能奏效。”诚为至理名言。盖神经衰弱等慢性衰弱证，除用膏丸缓缓调补，兼以注重摄生外，实无速愈之方。惟冷水浴身体太弱者，不宜试行，不如呼吸，静坐，及念佛养性，为有利无弊。惟此病来源，既系损失多量之精液（遗精）所致。如不亟止其遗，所进滋养药品，无异注水漏卮，自上入者，自下出矣。对于衰羸病体，果有何益？然酸敛止涩之品，又嫌碍胃，而羌活营养之来源，亦不甚妥。愚意莫如外治，兹录“巽风倒吹法”于下。

当入睡时，先盘膝静坐，收视返听，一志凝神，乃行呼吸，使所吸之气，下行归根，当其气下行之时，即以意默运真气，转过尾闾，循脊而上贯脑部，略停一停，又乘气外出之机，以意送此气下归丹田，真气之升降，借助于呼吸之外气，而实与呼吸外气之升降，息息逆行，《丹经》所谓“巽风倒吹”也，如此呼吸如环，督任流通，气化团结，梦遗自除。(《衷中参西录》卷八)

至于苏君所示之方，盖出入于坎离丸，黑豆不拘多少，用桑椹汁浸透蒸熟，再蒸共五次，为末，另用等量之红枣蒸熟，去皮核，捣如泥，和豆末为丸。补益大豆方：大黑豆三升，何首乌四两，茯苓三两，青盐八钱，甘草一两，各药共为一包，和豆煮至水干去药，取豆略晒收贮，两古方俱见

《梅氏验方新编》者，三药二为食物，首乌又补而不腻，确为合理良方。又邓松坡所传之曰用仙酥丹莲肉半斤，柏子仁半斤，杏仁六两，捣胡桃四两，去皮捣枣肉半斤，煮去皮，捣砂仁末二两，酥油半斤，白蜜半斤，上文火炼蜜，次入酥油搅匀，再数沸入莲柏末，又数沸入桃杏枣膏，慢熬半炷香，入砂仁末搅匀，每服三匙，空心卧时，温酒一二杯送之，及莲肉粥、山药粥、桂元膏等，皆可用为日常滋补品也。

（见《神州国医学报》1937）

60. 神经衰弱疗养法书后

本书系日本井上正贺原著，卢寿钱译述，中华书局出版。论神经衰弱之疗法，以睡眠、食饵为二大要件，固属至理名言，对症良剂。患者按法行之，未有不厥，疾霍然也。但谓眠、食二者，可以统治万病，斯未免言之失当，矫枉过正矣。盖病之进退，变幻莫测，人之体质，万有不齐，讵有执一方，持一方，而可统治诸病之理哉。此西人之特效药，所以见拙于中医也，且病有不能眠食者，亦可强之令眠令食乎。更有忌食者（如霍乱），饭肴入口，命且立殒，尚无愈之足云。即本篇所举之自然疗法，亦有可商之处，如二十六条谓神经衰弱之人，不必抑止色欲。按神经衰弱有二种：曰脑神经衰弱，曰生殖性神经衰弱。然无论其为脑或生殖性，既患神经衰弱矣，其肾精之亏耗，已可想见。盖精宫之精液，循督脉上输于脑，以养脑髓，本病之原因，良由脑筋缺乏之养分所致，脑筋缺乏养分，又由精液亏损之故，夫精既损矣，岂可更纵色欲而重损其业乎。译者不察，贸然立论，吾恐读者信其说而贻害也，爰草此篇。以正其卢氏见之，或亦许为诤友乎。

（见《卫生报》1928）

61. 血证零话

缪仲淳曰，治吐血有三诀，宜行血不宜止血。行血则血循经络，不止自止，止之则血凝。宜养肝不宜伐肝，养肝则肝气平，而血有所归，伐肝则肝虚不能藏血，血愈不止矣。宜降气不宜降火，气有余便是火气，气降则火降，而气不上升，血随气行，无溢出之患矣。

吐血咯血，以葛可久十灰散为最佳。盖方中以栀子、侧柏、荷叶、茅根、大黄，清血之热，大蓟、小蓟、茜根、丹皮破血之瘀，棕榈止血之溢，故虽烧灰，而无兜涩留瘀之弊。

先便后血为远血，由脾气虚弱，血失统摄，阴络之血，离经下溢，宜黄土汤（灶心土、甘草、白术、熟地、黄芩、附子、阿胶），健脾补血。先血后便为近血，由湿热蕴结大肠，荣血受伤所致，宜以黄连、黄柏、生地、芍药、丹皮、侧柏、槐花、地榆，清热存阴。

大便下血，清而色鲜，腹不痛者，为肠风。以槐角丸

（槐角、地榆、黄芩、黄连、黄柏、生地、当归、川芎、防风、荆芥、侧柏、枳壳、乌梅、生姜）为主方。大便下血，浊而色暗，腹作痛者为脏毒，以赤豆当归散为主方。

暴吐血以祛瘀为主，而兼降火，久吐血以养阴为主，而兼理脾。盖失血火症居多，延久则血亏也。

血证身热口渴脉大者，火邪胜也，其治难，身凉不渴脉静者，正气复也，其治易。

吐血证，血色鲜红属火，紫黑火极，晦淡无光，阳虚不能摄阴。

先咳痰，后见血者，为积痰生热，其病轻。先见红，后咳痰者，为阴虚火动，其病重。

古人谓血证多以胃药善后，盖营出于中焦，使胃强脾健，则饮食之精微，皆化生气血之原料，故培养中宫，即所以补血也。

吐血之时，脉多洪大，吐血之后，乃见芤脉。若吐血后脉仍洪大者，往往不起。

鳖甲乃养阴良药，鳖肉亦补血圣品。凡面色㿠白，神疲肢软者可常食之。

（见《如皋医学报》1930）

62. 吐血特效药

棕榈乃乔木，其皮中丝毛错纵，恍若马之骏鬣，故名棕榈，盖骏榈之谐音也。川广最多，江南亦产，树高一二丈，无枝条，叶大而圆，皮中之丝，可作衣帽褥垫，其于医药上之功用，厥为止吐血、崩带、赤痢肠风（即大便下血，惟血色清鲜，系大肠血热生风所致）之血，故血证延久，瘀滞已净，用此治之，最为合拍。兹将特效单方，开列于下，以供病血症者采用也。

（一）痰中夹血，本品半斤，栝蒌一个，烧存性（烧者，烧至黑色也，存性者，言不可烧至太过，致失药物之功用也）。每服二钱，米饮送下。（按）栝蒌清肺火，降痰气，为因热而嗽之妙品，妙香末服，亦能止血，合棕榈皮之苦平固涩，则痰血兼顾，清止并施，推为咳血良方，洵无愧色。

（二）吐血衄血，胎发、棕榈等分（等分者同等之分量也）烧灰，温汤调服二三钱。（按）胎发止血补阴，棕榈泻火止血，二味并用，则止血无留瘀之弊，不论新病久恙，均可照服收效。

（见《幸福杂志》1934）

63. 发明血炭粉者为数百年前之汉医

血炭粉（系用动物血液，候凝为块，入炉鳌中，焙成灰烬，碾作细粉），为德医所发明。初由动物试验，继经临床实验，乃知此粉能杀一切细菌，善与一切毒质结合，而消失其毒性。凡中毒、霍乱、赤白痢等症，佥为要药。此稍习西医药物学者，固夫人而知之矣。然最初发明是物者，实为我国明朝医士吴球，兹录清儒陆定圃《冷庐医话》之记载于次。

吴球治一少年吐血，来如泉涌，诸药不效，灵羸病危。乃取病者吐出之血，瓦器盛之，候凝入锅，炒血黑色，以纸盛放地上出火毒，细研为末，每服五分，麦门冬汤下。二三服其血遂止，此盖血导血归法也。余（陆氏自称）案近人传治暴起吐血方，以丝棉蘸吐出之血，火焙存性，研末服之，甚效。今观吴案，则不独初起者，可用此法矣。

圭按：吴球所治之吐血，乃胃出血。何以言之？胃出血之症，多俄然发生，血量甚多，色呈暗黑，非若肺出血之多兼咳嗽，血色鲜艳，分量不多也。今据陆氏所记，有“吐血来如泉涌”、“灵羸病危”二语，可知其为胃出血。盖人身骤耗多量血液，组织失却营养，遂现虚弱羸瘦之态，血炭粉入胃，将胃膜伤处密密盖住，并促血纤维素之凝结，血溢既止，即进滋养药品，培补血气，衰弱之象，不难渐复。此少年之病，所以前服诸药如石投水，一进血炭，霍然而起也。陆氏又谓近传暴起吐血方，以吐出之血，火焙末服甚效，则知血炭之疗吐血。清咸丰间，已为民间习用矣。

时医治吐血、下血，又任血余炭。血余炭者，系取人发，以火煅之，研为细末也。此物止血之功，略与血炭等，而制法甚简，爰附记之，以备采择。

血炭粉之能减菌解毒，吴球虽未明言，然古人早明斯理。陈藏器《本草拾遗》曰：“诸血解诸药毒、菌毒。”吴瑞云：“豕血解诸毒。”《圣惠方》云：“羊血解硫黄毒发”。惟其用法，或生饮，或晒干，或蒸或煮，不知烧为炭，碾成粉，其之奏效尤大耳。

（见《医界春秋》1929）

64. 附：失眠之心理疗法

常人每谓睡眠非常重要，未尽然也。盖生活所不可缺省，惟休息耳。顾所谓休息者，亦非必如在睡眠状态中之绝对无知觉也。动物之睡眠，异于人类，彼等睡时，每启一眼，或半露两眼，两耳高耸，触声而动，在人则无所闻也，故睡眠之于动物，不过一种休息状态耳。

患失眠者之最要自觉，即失眠为不足忧虑，此种“睡眠非绝对重要”之自觉，适足为睡眠之助。盖不能安睡之原因，十九生于不能安睡之恐惧心。而失眠之恶影响，十九非失眠之结果，乃无谓忧虑所致也。吾为此言，非欲以安睡之心理欺人，在心理固然，在生理亦莫不然也。常人颇多崇拜睡眠者，以为欲保身体之健康，须有至少限度之睡眠，乃从而规定之，每夜则测量其睡眠之量，如有所短，则忧虑之念，恐惧之心生焉、惑矣。

然则奈何？曰：心毋急于睡，一任睡眠来，当醒卧床榻，切勿自念“刻钟鸣已二下，明朝须七时起，今如不获寐者，将不足五小时矣，而余当有八小时之睡眠也”。反之，当自语曰：“余已得数小时之休息矣，尚有五小时足供安憩，休息八小时宁有不足，人静夜阑，安神蓄力，不亦乐乎。”人能遵此行者，睡眠之秘诀得矣。

（见《绍兴医药学报》1924）

65. 杜痨秘方

本方专治骨蒸劳热，羸弱神疲，腰脊酸痛，四肢软萎，咳逆嗽痰，一切阴虚火动之症。轻得二三料痊愈，重者四五料痊愈。若先天不足之人，不论男女，未病先服，渐可壮强，常服更妙。以其性味中和，久服亦无偏胜之弊，屡收奇效，勿以平淡而忽之。

枇杷叶五大片（刷去毛，鲜者尤良，咳甚者加多），红莲子四两（不去皮心），梨二枚（大而味甘者良，去心皮切片），大枣八两（同煮熟后去皮），炼白蜜一两（便燥者加多，溏泄者勿用）。制法：先将枇杷叶放砂锅内，甜水煎极透，去渣，以绢沥清汁，后将果枣同拌，入锅铺平，以枇杷叶汁淹之，盖好，煮半柱香，翻面再半炷香，收瓷罐内，每日随意，温热连汁食之。冬月可多制，夏须逐日制。

【加减法】咳嗽多痰，加真川贝一两，研极细，起锅时加入，滚一二沸即收。吐血者，加藕节捣汁同煮。

（见《幸福杂志》1934）

66. 急救中风秘方

中风猝倒，昏糊不醒，用大皂荚（肥实不蛀者）中挺，去黑皮，白矾（光明者）一两为末，每用半钱，重者三钱，温水调灌，吐出稀涎一二升，当苏。

振声按：中风一症，西人谓之脑出血。脑中血管破裂，压迫知觉神经，则卒然昏倒，神事不省。压迫运动神经，则四肢不遂，言语謇塞，种种见症，无非神经为病。神经之所以病，由于血管。之所以裂，由于血充脑。血之所以充脑，由于气火上升，血液随之。是以本病治法，以潜阳滋阴为第一义，阳潜则血可复返，阴滋则阳不致上潜。然当牙关紧闭，两手固握，一发千钧之际，及进良方，犹嫌不及，此则有赖于开关通窍，搜风吐涎之皂角矣。且本方以辛温而咸之皂角，伍以酸寒而咸之明矾，有济急之功，无增热之弊，古人配合之妙，洵足令人拜倒。

（见《幸福杂志》1934）

67. 腰痛秘方

腰痛一症，原因复杂，制方服药，鲜有效果，惟此药外治，确有药到病除之功，非虚语也。法取黄牛腿骨一付，弃骨取髓，熬炼成膏，置瓷器中，用时，取膏少许，置火上化烊，以洁净棉花，蘸敷患处，日凡数次。

振声按：时珍云，牛骨髓能理折伤，擦损痛，甚妙。宏晨云，能续绝伤，据实验所得，本品不仅治跌仆致伤之损痛，并可治诸般腰疼也。

（见《幸福杂志》1934）

68. 冷罨与热病

西医治疗热病，除内服解热药外，并用水囊罨病者之身，设备完美之医院，更有空气甚寒之室，使病者居其中以蠲胸膈之烦热，而助药物之不逮，此正符吾国医经“热者寒之，寒者热之”之古训，原为热病正当之物理疗法。乃浅识之士，辄诋毁之，不敢轻试，不知是法吾华四千年早已发明。《素问·五常政大论》曰：“行水渍之，和其中外，可使必已”。渍浸也，言患热病之人，当浸其身于冷水中，以除其热，则病可立愈。《本草纲目》曰：“伤寒阳毒，热盛昏迷者，以冰一块，置膻中良。”膻中，在两乳中，以冰罨病人之膻中，犹西医用冰帽，覆病人之额上，则其法较诸古昔，更为进步矣。今且述一故事，以证冷对于热病，确有伟效也。昔有程元章者，家本富有，仆婢甚众，一婢曰梅香，忽病伤寒，医治不愈，越数日，大热如焚，口渴喜冷，胸次烦热，手足躁动，粥饮不进，神志昏愦。元章谓不可治，舁人屋旁茅亭，以待绝命。明日天未晓，闻叩扉声。群谓鬼物，莫敢启。婢曰，我梅香也，病已无事，乞即归家。众辨其声，果然，乃启门。惊问其病何以亟愈。婢曰，昨日午夜，方弗见一黑物，将湿泥草偏罨我身，环绕三四匝，便觉心下开豁，四肢清凉，全无所苦，始知身在茅亭中也，盖茅亭旁池，池中多鱼鳖，梅香于上年浴佛日，尝购一大鳖放池中，含湿泥草罨其身者，即曩所放之鳖也。圭按梅香所患，乃阳明热盛之症。阳明者，胃也，胃之神经，上通于脑，脑被热灼，故现神志昏迷、手足躁动之象，按症论治，自以清热为第一义，外罨湿泥，亦退热一法也，事虽奇突，理实可信，泚笔记之，告我同志。

（见《上海医报》1929）

69. 神经衰弱之症状与疗法

目下肄业中大学或专门学校之青年，有二种最普遍之学生病，一为遗精，一为神经衰弱。遗精都由意淫手淫而来，其人平素喜阅淫词，思慕少艾，而于一己学业，恝置脑后，神经衰弱都由用心过度而来。其人平素埋首芸窗，孜孜不倦，而于娱乐场所，罕见足迹，故前者之病，多属不良青年。后者之病，则系优秀分子。特是两者病名虽异，而患之日久，则遗精者必记忆锐减，思想迟钝，而现神经衰弱之病态。神经衰弱者，因龟头感觉过于敏捷，每致幻为绮梦，泄漏精液，待二病并发，则身心日弱，壮志消沉，或感慨身世，书空咄咄，而萌厌世之念。或神志昏愦，办事无能，致成分利之人，直接危害于家庭，间接影响于国家，世间可痛可怕之病，孰有过于是乎。

本病之症状，关于精神者，为注意力、记忆力、思考力逐渐减退，而精神易于感动，如小有成就，即欣然自得，稍受挫折，又焦然大戚，杂念频兴，莫能自制，多愁善怒，多疑多虑，关于肉体者，为头晕目倦，耳鸣失眠，心悸亢进，食欲不振，小便频数，梦遗早泄，体疲腰酸，便闭足冷。综合诸症，无非脑及脊髓之神经衰弱，而循环器（心）、消化器（胃肠）皆起障碍之故耳。

本病之病理的原因，乃脑中缺乏养分所致。故治疗之法，以磷质与铁质为最佳。盖磷为构成脑髓之主要成分，铁则血液乃其养料也（血中含铁，铁能补血）。执斯义以选对症之药，则强慧米菲亭磷米倍元铁林擒铁酒皆可购服。他如糙米、麦鱼子、苹果、鸡卵之、黄牛、豕之脑均富磷质，甲鱼、葡萄、猪血佥含铁质，而为神经衰弱者，重要食品也。

患本病者，对于眠食，尤宜注意。以睡眠充足，则脑经休息，方能充分，胃力不衰，则滋养物品，吸收靡遗，征诸经验，本病见失眠胃呆之症者，恒重而难愈，否则多轻而易瘳也。

中药黑归脾丸，治本病最灵（系友人周子叙告我）。盖其方中诸药，有健胃补血安神诸效也，惟丸药不易消化，不如煎膏为妥。

（见《三三医报》1929）

70. 镇咳祛痰之药剂

（一）咳嗽之种类：

（1）湿咳，痰多之咳嗽。

（2）干咳，无痰之咳嗽。

（3）轻咳，声轻而短咳嗽。

(4) 痉咳，咳声连续而急迫，咳时气管支作痉挛状。

(5) 声咳，咳出咽喉头气管上部之痰时之咳嗽。

(二) 咯痰之种类：

(1) 浆液痰，有透明黄色泡沫。

(2) 黏液痰，混有黏液。

(3) 脓液痰，浓厚黄绿色之分泌物。

(4) 血性痰，混有血液。

(5) 有臭性痰，有腐败之恶臭气。

(三) 镇咳祛痰之药

(1) 远志：科名，远志科。产地，陕西及河南。形态，大七耗，长十厘，外面淡灰褐色，有纵皱与深横裂，处处有瘤状突起。

(2) 麻黄：科名，麻黄科。产地，福建。形态，全草长一至二厘，用淡黄色有节之茎。

(3) 茴香：科名，散形科。产地，广西与云南。形态，长二分许圆柱状，色灰黄，尖端有圆锥形之柱头，易分裂。

(4) 桔梗：科名，桔梗科。产地，滁州。形态，为纺锥形，长十至十五厘，大五厘，外面呈黄褐色之深纵皱。

(5) 杏仁：科名，蔷薇科。产地，四川、广东、浙江。形态，采集本品种子，使干燥后，子壳呈赤褐色，有菲薄多数之纵皱之衣，容易剥离，内露白色之芽胎。

附方

(1) 鸬鹚涎丸：麻黄、杏仁、石膏、桔梗、天花粉、细辛、射干、甘草，上等分为丸，白汤送服，治百日咳。

(2) 琼玉膏：生地、白茯苓、人参蜜熬膏共和白汤调下，治肺病干咳无痰。

（3）三子养亲汤：白芥子、莱菔子、荔子、南星、半夏、黄芩、茯苓、陈皮、枳实、甘草、生姜，共和煎服，治恶臭黏性液性气管支炎。

（4）杏酪汤：杏仁、麦冬、冰糖共水煎服，治干性气管支炎。

（5）葶苈大枣泻肺汤：葶苈、大枣，先煎大枣，次入葶苈再煎而服之，治黏液性气管支炎及颜面浮肿，呼吸困难。

（见《复兴中医》1940）

71. 咳证二方

寄自杭州

尝读余云岫我药局内之秘药及暗号（载社会医报国药转号），有下列一段。

此毛达可咳嗽方，余用之时年。惟感冒性咳嗽有效，其余无效。其药味如下：

桔梗钱半，荆芥钱半，甘草五分，陈皮七分，紫菀钱半，白前钱半，百部钱半（仲圭按原方未注分量，兹从心悟补入）。

余因素钦余君之学验并富，当将此方录入简册，以备试用。岁月不居，忽忽载余矣。顷自首都归来，闲居多暇，偶忆前方。检阅《毛达可济世养生集》，果有是方，方后并有附识云。

予制此药普送服者多效，或问药极轻微而取效甚广，何也？予曰：药不贵险峻，惟期中病而已，此方系予苦心揣摩而得之。盖肺属金，畏火者也，遇热则咳。金性刚燥，恶冷著也，遇寒亦咳。且肺为娇脏，攻击之剂，既不任受，而外主皮毛，最易受邪，不行表散，则邪气留连而不解。经云，微寒微咳，寒之感也。若小寇然，启门逐之即愈矣。医者不审，妄用清凉酸涩之剂，未免闭门留寇矣。寇欲出而无门，必致穿窬而走，则咳而见血。肺有二窍，一在鼻，一在喉，鼻窍贵开而不闭，喉窍宜闭而不开，今鼻窍不开，则喉窍将启，能无虑乎？此方温润和平，不寒不热，既无攻击过当之虞，大有启门驱贼之势，是以客邪易散，肺气安宁，宜其投之有效也。

观此，可知毛氏曾经制药施送，历验多人，宜乎余君用之辄效，但此方初非毛氏自拟，早见于《医学心悟》。方后似亦有制送多年，获效甚溥之语，则此方之治风寒咳嗽初起，宜乎表散者，堪云首屈一指矣。

咳嗽之原因，虽甚复杂，但临床上最习见者，厥为外感风寒之咳与内伤痨瘵之咳，前者之方，已如上述，后者之方，选录如下。

月华丸　滋阴保肺平肝，为治痨之圣药。

二冬、二地、山药、百部、沙参、川贝、阿胶各一两，茯苓、獭肝、广三七各五钱，用菊花二两，桑叶二两，熬膏，将阿胶化入，和药，炼蜜为丸。

二十三年七月作于吴山寓庐

（见《神州国医学报》1934）

72. 说瘢

瘢者，肌肤发现红色斑点也，乃伤寒温热之一种症状，不能自成一病。其因都由血分热盛，其状或稠如锦文，或稀如蚊迹，或饰于胸腹，或见于四肢，然见之有形，扪之无物，方是确据。方论瘢，以鲜红为吉，紫黑为凶，发热一二日即出，六七日乃退为重，发热四五日方出，一二日即退为轻。瘢出后脉洪数，手足温者易治，脉沉小四肢冷者难治，是皆古人经验之言，所以测热毒之微甚，元气之虚实也。

治瘢之法，当分三步：（一）凡见胸闷呕恶，足冷耳聋，脉象沉伏，或寸关躁动等症，为瘢将出之候。宜加葛根、薄荷、牛蒡、荆芥等辛散药于清凉剂中，助其外达。（二）红瘢外达，身热仍炽，宜用清解法。如化瘢汤（石膏、知母、生甘草、人参）、黄连解毒汤（黄连、黄芩、知母、山栀）最为得当。（三）红瘢已退，余热未清，可用仲景竹叶石膏汤清热存阴（原方为竹叶、石膏、人参、麦冬、半夏、甘草、粳米。愚意宜除半夏以生山药代粳米，参则用西洋参）。

治瘢有二禁：一为发汗，一为攻下，汗则瘢烂，下则邪陷，皆足使病势转剧也，故即有腹满便坚之症，亦唯猪胆汁导之（即以猪胆汁加于微温水中灌肠）而已。

以上所言，乃瘢之实症，亦有误进凉药太过，或体本伏寒，以致阴寒下盛，虚阳外散，淡红瘢点，隐约肌肤，脉微肢冷，舌苔白滑者，此则宜理中（人参、干姜、白术、甘草）之温补，不得拘泥上述清解之方矣。

（见《幸福报》1930）

73. 疟块之病源及治法

疟块者，疟疾愈后，脾脏肿大也。脾脏何以肿大，则以当疟作发热时，必充血也，充血一二度，脾尚有运血使出，恢复原状之力，久而久之，调节力衰减，脾内毛细管，悉皆瘀血，以手按之，形同癥结，其块恒在左肋，正脾之所在地也。中医对于此病病理，亦有谓瘀血者，惟不知血所以瘀之理，及误为肝病耳（因疟块结在左肋，肋属肝之故）。言夫治法，自以破瘀通络为第一义。查杨士瀛《仁斋直指》治久疟结癖，用芫花一两，朱砂五钱，为末蜜丸，梧子大，每服十丸，枣汤下。盖芫花通则利血脉，为破癖要药，朱砂功亦类似，而性重坠，二药配合，能搜括毛脉瘀滞，由大便而下。惟愈后宜以糜粥自养，恐芫花峻利之性，有损胃气耳。

（见《幸福杂志》1933）

74. 天阉秘方

赞皇陵敬之，父曾为某省县令，庶民德之，称循吏焉，父殁，敬之方五岁，未几而母夫人又逝。老仆陈三者，义仆也，为陆氏持门户，一切家产，皆其经理，岁有赢余。敬之稍长，老仆常以陆氏家世，先工学行政绩，为之称述，故敬之读书，颇能勉励，敬之年十六，身体长成，颇魁伟。顾下体犹似四五岁儿童，殆天阉也。老仆忧之，属令秘密。敬之爽直，凡姻党朋旧来议婚者，一概谢绝。人问其故，以天阉对。姻党之长者，请验之，则弛亵衣以示，于是宣传各处，凡于敬之之父相知者，恒谓天道无知，善人而生天阉之儿，等于无后矣。敬之年二十，游学东瀛，与河间纪女士次淑相知，学问性情，两相钦服，次淑知敬之未偶，有与缔婚意，乃久而敬之绝不及此事，次淑亦英爽，问之，敬之慨然曰，勿谈此，而命存焉。问何谓有命，则以天阉告，谓是岂非命乎。次淑曰，天阉何害，与君性情相结合，岂在肉体之爱乎。敬之曰，君诚可感，然余决不为此。盖良心自责，不容宽也。次淑曰，古来夫妇不终，乖离痛苦者多矣，我与君以真性情结合，必无中道相弃之患，此余深顾，君何反不能见及我心，敬之仍以缓图为辞，将归国。次淑再三要求，敬之不得已，始允之。明年行结婚礼两人年皆二十三，敦好愉快，居家出游，无一日不相偕，唱随之药，人咸称之。敬之有同祖兄，生三子而逝。嫂俞氏素娇贵，携三子居母家，相连百里，敬之乞其幼子为嗣，嫂氏谓须待他年，不欲使远离膝下也，时敬之与次淑，结婚已十年矣。一日同游山左，偶闻某处战仙灵异，偕往参观，未至。乩先示曰，今夕有循吏陆某之子，来此参观，宜极诚招待，余有所指示焉。既而陆敬之夫妇至，坛中人以乩早有示，延坐致敬礼，并问其家世，知乩示不虚，即语以预知客来参观之故，敬之深以为异，即焚香叩首请求。乩隋示一诗曰，“可惜平原天阉郎，十年琴瑟误红妆，首乌取汁和人乳，良药回春曷试尝。”敬之得诗，与次淑相视而笑，坛中人问知其隐疾，则曰，此方殆可挽回造化，乩示云循吏之子，倘天使君有后乎。敬之归，向贫家定购人乳，取首乌之汁，日和而饮之，服三四月，无他异，惟觉少腹下常有热气。又一二月，下体渐渐壮大，服年余，居然伟丈夫矣，既而，次淑怀孕，十月期满孪生两男。嫂俞氏闻之不信，携幼子来，为家产问题也。顾视两男，容貌酷类敬之，敬之因此乩示良方告之，且仍愿抚嫂幼子为子，以实前言云。

（见《幸福杂志》1934）

75. 产后最要之卫生

产后腹痛惟一之原因，厥为血块积留子宫，此种血块稽留之故，都由旧式产婆造成之。盖伊等不明生理，处置乖方，在胎儿分娩之后，既不知手术压迫子宫之法，又不用消毒药水（来苏水）洗涤宫腔，余不尽之血，乌得不积滞而作祟耶。此症多发于产后数日间，中医谓之儿枕痛，治以生化汤（当归八钱，川芎三钱，黑姜五分，桃仁四粒，甘草五分，黄酒、童便各半，煎服）。收效良确，缘方中诸药，于去瘀之中，寓生新之意，对于气血衰羸之产妇，洵为合拍也。

若普通产妇，并无腹痛之症者，则宜服麦角，以助子宫之收缩，伊思登糖浆（功能补血、益脑、强心）以补体质之亏损。食品宜取滋养易化者，如牛肉汁、鸡肉汁、山药、鸡卵、软饭、稠粥之类。食后只宜手掌徐摩胃脘，以助消化，切勿自疑停食，妄事运动。如嫌终日偃卧，寂寞无聊，可与二三知己，闲话家常，或倩弟妹，演说故事，藉消永昼。又分娩未及百日，宜守同房之戒。此皆产妇摄生之要着。凡吾女界，幸勿忽诸。

（见《大众医药月刊》1933）

76. 醋治产后血晕之原理

妇人生产以后，常有血晕之症，急救之法：铁锤烧红，淬以米醋，取烟熏鼻，须臾即苏。此法方书载之，老媪习之，几同民间疗法矣。惟世人仅赞其奏效之神，莫明其用意所在，则稍解科学之士，必目为幸中，而未敢一试，爰本所知，略释如左。

所谓产后血晕者，并非恶血上冲，乃分娩之际，血液麕集腹部，脑中起急性贫血所致。故晕厥之时，口张手撒，面白脉微，虚脱症状，颤露于外也。醋之主要成分为乙酸，CH_3COOH 遇骤热，则分解而生猛烈之酸臭，取此气刺激产妇之嗅觉神经，使能下部多量之血，复返于上（嗅觉神经受乙酸刺激而传达于中枢神经，由中枢神经之兴奋而诱起末稍神经之感应，使四肢肌肤之微血管收缩，则管内之血液因受迫而回注于脑矣），则厥逆顿止，神经自清。惟当注意者，熏鼻时间不得过长，以二分钟为限。否则有崩坏赤血球而成中毒之虞，又此法不但治产妇血晕，其他因失血太多，（如吐血、血崩）而虚脱者，亦可用之以救急也。

四种最普通的通便药

（一）元明粉（即卤磺养）属盐类泻药，盐类内肠，其作用有二：1. 妨碍全肠吸收管之吸收。2. 盐之本身本含水分，故能稀释坚粪，亢进肠动，而达泻下之目的。古人谓“盐能软坚”者，盖以此也。

元明粉系用朴硝（即镁磺养）同莱菔煮，再用甘草煎。莱菔为消化药，甘草为和缓药，朴硝经此制炼，猛烈之性化为和平，有通便之效，无伤正之弊，且朴硝之性，原属咸寒，消凉攻下，兼而有之，故仲景于身热便鞕腹满谵语之阳明里症用为君药也。每用四钱至八钱，空腹化水服之，治目赤、停食、温病便秘、常习便秘、热性黄疸等。

（二）郁李仁《本草经》治大腹消肿，面目四肢浮肿，利小便水道，《和汉药考》列于利尿药，云有利水之效，适应于消肿病。其言盖与《本经》同，通便之说，始于金之李杲，后人宗之。凡遇老人便难，病后便秘，辄于方剂中加本品二三钱，以润燥通肠，而利水消肿之作用，反湮没不彰明矣。

（三）蓖麻子油　自蓖麻子压榨而得，乃油类泻药，味颇恶劣，宜和浓茶咔咖服之。其泻下之药理，半属蓖麻酸之刺激，半属油质之滑利。合山道年治小儿蛔虫，同薄荷油疗赤痢初起。《张氏药物讲义》曰：“愚治多日大便不通，遍服他药，皆无效者，恒重用蓖麻子油两许，便遂通下，其人并不瞑眩。”观此，可知本品实为最优之缓下剂，而《本草备要》“气颇近巴豆，内服不可轻率”之言，实难轻信矣。

仲圭按：巴豆油峻下，每服只能一滴，蓖麻油缓下，每服可至八钱，二药性质，适成反比。

（四）泻（即旃那叶） 状如小淡竹叶，色绿而微黄，沸水泡之。状若浓厚之绿茶，功能兴奋肠运动神经节，增加蠕行运动，每用五分。六小时后，即得调匀之软便，其力较大于大黄也（大黄少用健胃，多用泻下）。

（见《自强医学月刊》1930）

77. 产后多服生化汤之危险

生化汤为治活血行瘀之剂，产后不宜轻服，仆尝为文辩之矣（见《中医杂志》廿三期，《德华医学杂志》一卷一号，《广济医刊》四卷六号）。然无症不信，犹恐社会人士未敢毅然革除，兹特举一因服生化汤几濒于死之事实，俾读者触目惊心，不至为瞽说所惑焉。

仪征十二圩巡警总局局长陈式如之室，年三十一岁，体本健强，胎前亦鲜疾病。只以其夫略娴医理，误信生化汤有升清降浊之效，为产后必服之药，竟于一昼夜间，迭进五剂，于是阴血亏竭，孤阳上冒，面热如燎，口渴引饮，头晕目鸣，自汗淋漓，崩漏不止，间或神昏，时作喘逆，势且脱矣。式如自知药误，急延张谷樵诊视，以三甲复脉（龟板、牡蛎、鳖甲、炙草、桂枝、生姜、人参、阿胶、大枣、麻仁、麦冬、生地）加减立方，再服而平。此已未年事，而时君逸人为余言也。

考生化汤为桃仁、益母、川芎、炮姜、当归、甘草六味，以黄酒、童便、各半煎服。细察方义，除归草稍具补力外，余皆破血助火之品，以生产大脱血之后，而连进五剂之多，能毋变生不测乎。盖人身之中，阴阳二气而已，阴平阳秘则体强，阴阳偏胜则为害，产后阴虚阳旺，正宜多服养血之药，以制亢阳也。

虽然生化汤非绝对不可服也，若恶露不尽，积于少腹，疼痛拒按者，照方配服，收效良确。惟本无瘀滞，而贸然饮之，殊有攻伐无辜之弊耳。爰据学理，作一分际语，以便病家。

（一）生化汤乃行瘀之剂，非补血之方。

（二）产后腹痛拒按者可服，腹不痛，或虽痛而以手按之觉痛稍瘥者，不可服。

（见《中医世界》1929）

78. 读妊娠劳损辨感言

本报十一期，何君志仁著妊娠劳损辨，大旨谓二病最易误认，设非富于学验之老医，鲜不致认驴为马，诚哉斯言。然蒙谓辨孕非难，所难者世人狃于男女嫌疑之俗，吾人无由尽诊断之能事耳。盖妇人一结珠胎，阴户即生变化，不难检查而知（如第一月，阴户浸湿，少腹温暖，子宫大如鸠卵。

第二月，乳房增，色呈茶褐，子宫大如中等之橙。第三月，阴户呈深褐色，子宫大如婴儿之头，乳房更大，乳首作暗色)。初无待于大腹膨脝而始知为娠也，今舍此特征而不察，惟据目不能见，手莫能触，惝恍迷离之脉，以为诊断宜乎。妊娠与劳损不能确指也。

夫生殖器为肉体之一部，妊娠乃生理之状态，既非不可示人之物，亦非可耻之事，故泰西士女有患生殖器病而受治于医生者，莫不袒裼裸裎，羌无羞态，盖以区区之局部与可畏之病魔相较，孰重孰轻不待智者而判矣。

然医界之品，不齐良莠，互见其中藉诊察之美名而蓄意不正者不敢云无。于是一般孕妇更裹足不前，畏若蛇蝎矣。诚欲弥此缺陷，惟有设立女子医学专门学校，造就女医人才，俾生殖器病一科，咸隶女医疗治，庶乎有利无弊也。

矧乎女子思想缜密，性情温柔，医学一事，本至相宜，苟有仁人君子解囊，输将成斯伟业，固作者所馨香祝祷也。

（见《三三医报》1924）

79. 天癸非月经辨

今世之人类以天癸为月经，考诸《内经》，则知其非。《素问·生气通天》曰："女子二七，而天癸至，任脉通，太冲脉盛，月事以时下，故有子"。又曰："男子二八肾气盛，天癸至，精气溢泻，阴阳和，故能有子。"经文天癸与月事并叙，且曰丈夫亦有天癸，则天癸与月事非一物也，明矣。

然则天癸果何物乎？薛生白曰："天癸者非精非血，乃天一之真，故男子亦称天癸。"薛氏释天癸非月经，颇有见地，但谓天癸为天一之真，殊欠明晰。尝读生理学，知女阴之内部，子宫之两侧，有物如囊，色作苍白，左右各一，为繁殖器最要之部分者，盖卵巢也，成巢之中有细胞无数，巨者曰格拉夫氏胞，女子一届妙龄，身体成熟，格拉夫氏胞遂不绝产生卵种，四周破裂一次，所有卵种由输卵管送于子宫，一遇精虫，结合而成胎。更查男子一至二八之年，睾丸中之细精管即源源制造精液，经输精管藏于精囊，以供交媾之用。

由此观之，男性之睾丸犹女性之卵巢也，男性之细精管犹女性之格拉夫氏胞也，睾丸酿造之精液犹卵巢酿造之卵种也。而精中之生元与卵中之胚同为构造胎儿之原素，两性生理纤微悉同，则《素问》所云之天癸，非即男性之精与女性之卵乎。盖古人文笔简老，往往言其当然不言所以然，而读《内经》者，又信口滑过，不加研究，遂致误天癸为月经耳。

（见《三三医报》1924）

80. 种子要方

我国人士，家庭观念最深，有伯道忧者，秉孟子"不孝有三，无后为大"之训，就广蓄姬妾，资服药饵，以求妊娠，而结果适得其反，此无他，不究无子原因，背道而驰之故也。考男子不育有由肾亏精薄，有由火衰精冷，前者宜厚味填补，后者宜温补命门，而寡欲异寝，尤为首要。盖受孕之理，由男精女卵，交融而成，体壮精浓则易孕，体弱精薄则难妊。若不知节欲，徒事补益，无异渗漏之卮，不弥其孔，惟添其水，则随加随泄，其有裨于事乎。曩有询种子方于予者，信手书加减地黄丸与之，照服数，果庆弄璋。缘药性中和，不寒不热，有生精之效，无壮阳之弊也。兹将原方及方义，披露于次，求子者其鉴诸。

大熟地一斤，白茯苓、生山药、丹皮酒浸一宿晒干，山茱萸、何首乌同黑豆九蒸九晒，金樱子去刺蒸，女贞子酒浸蒸，杞子蒸各八两，配地黄炼蜜为丸，梧子大，每日空心，白汤下八九十丸。（圭按）此方即六味地黄丸，去泽泻，加首乌、金樱、女贞、枸杞四味，六味丸原为三阴亏损之良方，今加首乌、枸杞、女贞，以补肝肾，金樱子以涩精管，则于种子遗精，尤有卓效，且山芋、首乌、杞子之性皆温，女贞、丹皮之性俱凉，合而用之，性臻平和，乃可久服而无流弊矣。

【附记】戊辰之夏，医专学生请顾惕生先生来校演说，云其家传种子秘方，系黄芪当归艾三味，试用多人，效如桴鼓，附志篇末，以广其传。

（见《上海医报》1929）

81. 急 惊

【原因】小儿或感风寒，或积乳食，或受暑热，皆能生痰化火，火升痰涌，清窍闭塞而病作。

【症状】牙关紧急，壮热搐搦。窜视反张，唇口眉眼牵引。口中气热，颊赤唇红，二便秘结，昏闷不省。

【治疗】宣窍泄热化痰熄风法

陈胆星五分，天竺黄一钱，鲜石菖八分，石决明一两打，光杏仁三钱打，制天虫三钱，广郁金钱半，朱茯神三钱，煅龙齿三钱，嫩钩钩四钱后入，甘菊花三钱，大连翘三钱，抱龙丸一粒去壳化冲。

【方义】石决、天虫、茯神、龙齿、钩钩、滁菊平肝熄风，抱龙、石菖之宣窍，杏仁、胆星、竺黄、郁金之豁痰，连翘以泄热。如肝旺火盛，加磨羚尖（二分），先冲服，挟食便阻，加磨槟榔，江枳实各一钱（时贤朱仁康方）。

真琥珀，天竺黄，檀香，人参，白茯苓，生粉草，枳壳，枳实，山药，南星，朱砂，金箔。

【方义】琥珀、朱砂、金箔镇心神，竺黄、南星、枳壳、枳实利气化痰，参、苓，药草为调脾和中而设。若邪盛热炽者，此方不宜滥施，可改用抱龙丸，以钩藤、菊花、连翘，竹叶煎汤化下。

利惊丸

天竺黄二钱，轻粉五分，青黛一钱，黑牵牛炒五钱。

上为末，蜜丸，如豌豆大，每岁服一丸，薄荷汤化下。

【方义】轻粉合竺黄以去痰，佐牵牛以通腑，使痰开火降，亦治惊之法。惟方极峻烈，用宜审慎。

舒缓神经法

全蝎四只，殭蚕四钱，朱砂一钱，地龙三钱，皂荚一钱。

为散，每服五分至一钱，白开水送下。

全蝎、殭蚕、地龙，熄风清火，治惊要药。此方及后方皆折拙稿临症备忘录选出，原无方名，兹姑僭定名称，以资整齐。

清肝养阴法

当归，生地汁，麦冬，辰砂，天竺黄，龙胆草。

【方义】龙胆泻汁，辰砂宁神，竺黄豁痰，归地麦冬养阴，盖宜于火重于痰之症。

【附记】江笔花作非惊论。区惊风为三。（一）曰痰闭症（急惊）。（二）曰木侮土症（慢惊）。（三）曰大惊猝恐（真惊）。谓世俗竟有以一粒丹丸，名之曰治急慢惊风，欺人乎，欺天乎。按木侮土症，说有牙关紧急，项强反张，昏睡痉挛候，而与痰火闭症类似。但此神经（风）症状一由脾虚，病原已不相侔，且除此共有之神经症状外，其他尚有因痰火而发之实症，与因脾虚而发之虚症，临床鉴别甚易，病因病状既异，治疗岂能同轨，故笔花非惊之论，剖悉详明，实有切医道不浅。癸未清明作于北碚中医院

态状调均

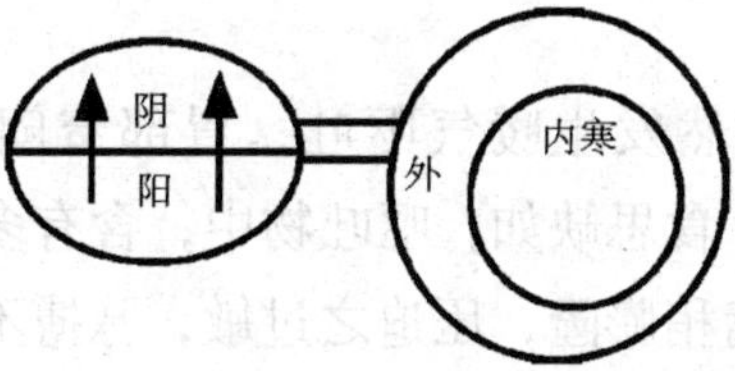

盛阴虚阳

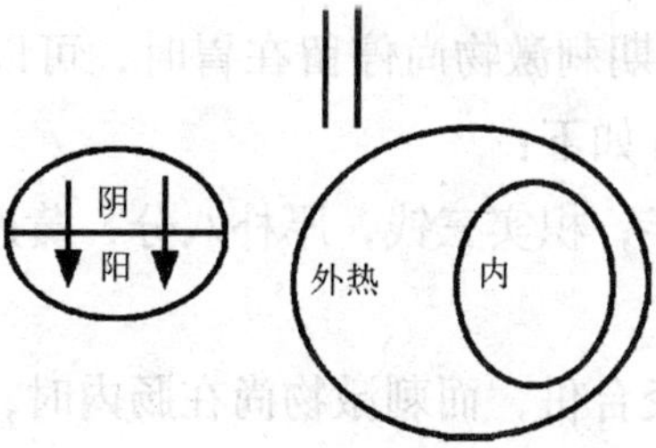

盛阳虚阴

按《内经》作者以阴为寒，阳为热，仲景之意与之相同。《伤寒论》云："病有发热恶寒者，发于阳也，无热恶寒者，发于阴也。"又云："病发于阳，而反下之，皆为热为阳，寒为阴也"。

（见《广东医药旬刊》1943）

82. 小儿习见之胃肠病

（一）急性胃炎

【原因】小儿急性胃炎之原因，几全为食伤。如嗜食未熟之果实、将近腐败之饼饵、过冷过热之食品、摄取脂肪性食物或饮食过量，皆能刺激胃黏膜而惹发本病，尤以空腹为易。

【症状】突然发生嗳气呕吐，胃部窒闷而疼，头痛高热，全身倦怠，食思缺如，呕吐物中，含有多量黏液，及食物之残片，心窝稍膨隆，压迫之过敏，脉搏不整，此外尚有肠症状。如下痢，有时便秘，追炎症消失，则高热即退。

【治法】初期刺激物尚停留在胃时，可以淡盐汤控吐而排除之。内服方如下：

柴胡一钱半，枳实三钱，厚朴八分，黄连七分，橘皮一钱半。

本病与肠炎合併，而刺激物尚在肠内时，内服方如下：

制大黄一钱半，黄芩一钱半，枳实三钱，厚朴一钱，姜半夏三钱，橘皮一钱。

【摄生】胃部宜绝对安静，食欲缺乏时，可断食，炎症渐轻，食欲复原时，先进无刺激性食物。例如：开水、淡茶、牛乳、粥汤等品，以少为宜，俟体力恢复，逐渐增加。

（二）慢性胃炎

【原因】本病之原因，有原发性、续发性两种。原发性慢性胃炎，时有从急性变成者，急性胃炎一切原因，持续作用于胃黏膜，即成慢性。续发性者，多见于神经素质之小儿，其原因由于血液异常等。

【症候】自觉的症候，除头痛眩晕，精神沉郁，睡眠不良等神经症状之外，並诉口臭嗳气，胃部重感，食欲不振等。屡现嗜异症，呕吐下痢，便秘时时发生。而不一定他觉的症候，有贫血羸瘦，不整脉，微热，胃部膨满而有压痛，舌常带灰色苔。

【治法】原发性者服下方。

白术三钱，茯苓三钱，姜竹茹八分，黄连六分，木香一钱，陈皮一钱。

续发性者服下方：

党参三钱，怀山药三钱，白芍三钱，白术三钱，薏仁三钱，姜半夏三钱，砂仁八分（研后下），炒黄连六分，橘皮一钱半。

便秘者用下方：

玉竹三钱，沙参三钱，麦冬二钱，郁李仁一钱，麻仁一钱

【摄生】本病以饮食卫生为最重要，蛋白质不易消化，宜忌食。应与以少含脂肪及淀粉之淡泊食饵，酒类刺激性香料，冷流动物等，均宜禁忌（以上谢诵穆作）。

（三）急性肠炎

【原因】食已腐败之果物及饮食物，或过食，或腹部受寒，皆为本病之重要原因。小儿肠胃脆弱，为父母者，又喜奖励多食，故本病虽无传染性，而乡村城市间，播布甚广。

【症状】腹痛下痢，发热，粪便或为水状，或为粥状，混多量之黏液，有腐败之臭气（屁之臭气亦然）。排便次数，自二三次至二十次不等。惟次数多者，体液之损失亦多，时觉口渴尿少，四肢厥冷，又常伴发干呕、呕吐等胃症状。

【治法】葛粉十两，黄柏、党参各二钱半，胡椒五钱。

上为粉末，混和，每次一食匙。如发热者，则用葛根三钱，黄芩一钱半，生黄连、甘草各一钱。

【摄生】病者安静平卧，腹部施温等（如以热面巾交换熨贴，或置热水袋于腹部）。病中最好断食，如其不能，只可体外食米汤、葛粉、藕粉，病愈后，亦宜禁食脂肪过多及坚韧难消之物。

（四）慢性肠炎

【原因】有原发性、续发性两种：原发性因营养不良而起，续发性由急性大肠炎酿成。

【症状】自觉病为一日数回乃至十数回之下痢，便中混有黏液，呈粥状，或流动性，腹鸣而痛，里急后重，食欲减退，他觉症为舌苔，腹部膨满，羸血贫瘦等。

【治法】原发性用党参、白茯苓、白术、陈皮、山药、炙甘草各一斤，炒扁豆十二两，莲肉、砂仁、米仁各半斤，共为末，每服三钱，红枣汤送下。

续发性用：猪肚一枚，入蒜煮糜，杵烂为丸，如梧子大，每服二十丸，米饮送下。

【摄生】宜食滋养又易消化之食物，多其次数，少其分量，至于安卧静养，转地疗养，亦颇重要。

（五）蛔虫病

【传染】不洁之青菜果物，多附着蛔虫之卵子，苟不煮熟，或消毒，则未死之成熟卵，径入胃肠，孵化成仔虫，循静脉，经肝入肺，经一定之发育，由气管出喉转咽，复至小肠，长大成蛔。

【症状】蛔虫栖息于小肠，偶然游行于胃及大肠，其病状除腹痛呕吐下痢（或便秘），嗜好变更，食欲不振，异常饥饿，唾液分泌过多等消化器症状外，並现贫血症。在神经质之小儿，则惹起痉挛。舞蹈病状运动，睡眠不良，瞳孔散大等。若蛔虫入于输胆管，则为黄疸，穿过肠壁，则发腹膜炎。上入胃部，则成吐蛔。

【治法】鹤虱、苦楝根、槟榔、炒胡粉各一两，枯矾一钱五分，使君子、芜荑各五钱，面糊为丸，亦可末服。一岁之婴儿，可服五分，年大者酌加。或用闽产使君子，去硬壳，火炒。如炒落花生然，至生香气为度，研末，每服一

钱。（仲圭按：宜与大黄粉拌和空腹时服）

【预防】预防法之最重要者：（一）令儿童养成“饭前洗手”之习惯，並禁止其咬啮指甲。（二）肉类及菜类食物，宜煮透，青菜宜加洗涤。（三）水果可去皮者，去皮食之，不能去皮者，先以开水冲过，然后入口。（以上沈仲圭作）

附方解

急性胃炎

第一方　功用：消宿食而消炎制酵。

【方解】方中以柴胡退热，枳实消食，厚朴制酵，黄连消炎止呕，橘皮则为调味药。

第二方　功用：排除肠内之刺激物。

【方解】本方以大黄、枳实导滞。黄芩消炎，厚朴制酵，姜半夏镇呕。橘皮调味。

慢性胃炎

第一方　功用：健胃消炎。

【方解】方中以白术、茯苓健胃利小便，竹茹、黄连消炎止呕吐，木香制酵。陈皮调味。

第二方　功用：补胃

【方解】方中以党参、山药、白术、薏苡健胃，姜半夏止呕，砂仁制酵，黄连消炎，橘皮调味。

第三方　功用：润便通肠。

【方解】方中玉竹、沙参、麦冬，富于黏液，有润肠之力，郁李仁、麻仁含有多量之脂肪，亦能润滑肠部，以奏通便之效。（以上谢诵穆作）

急性肠炎

第一方　功用：健胃止痢。

【方解】胡椒、党参皆健胃剂，葛粉含淀粉，为包摄药。对于肠部，有避免刺激，减少蠕动之功。黄柏在胃，促进其食欲，在肠，消退其炎症，与葛粉共奏止痢之效。

第二方　功用：退热消炎。

【方解】黄连消肠部之炎，葛根黄芩除全身之热，盖为下痢发热者而设者也。

慢性肠炎

第一方　功用：滋养补胃止痢。

【方解】山药、莲肉为滋养药，对于身体衰弱者之下痢，最为相宜。米仁、茯苓为利尿药，有间接促进大肠吸收水分之功。扁豆治吐泻，党参、白术健胃，砂仁制酵，陈皮、甘草，甘芳可口，所以矫诸药之苦味，使儿童易于服食也。

第二方　功用：补胃止痢。

【方解】猪肚有补之功用，大蒜治不消化性之泻痢，此方对于瘦弱贫血之顽固性肠炎，诚为极佳良之食饵疗法。

蛔虫

第一方　功用：方中如鹤虱、苦楝皮、使君子皆驱蛔药，槟榔、芜荑亦具杀灭肠寄生虫之力。胡粉即铅粉，枯矾乃煅过之明矾，二药性皆收敛，盖治蛔虫病之下痢者。（以上沈仲圭作）

去疾按：沈先生邮寄此文，询余有何意见，嘱为补充。余对于沈、谢两先生之才学，素所钦仰，何能复赞一辞。然窃有感者，小儿之病，每多由于食积，其大者能自取食。父母无暇防范，姑不具论，即在襁褓者，亦有停滞之病。此则由于为父母者（或乳媪），常以乳乳儿之故。夫小儿啼哭，各有原因，非尽欲求食也。庸俗不知，一见儿啼，即以乳头塞儿口中，任其吮吸。小儿肠胃薄弱，能饮乳无度而不病者乎，迨其已病，然后惶惶然求医服药。而小儿已不胜其困顿矣。语云，若要小儿安，带三分饥与寒，此虽俚言，却有至理。奈世人多不置信何。余不专儿科，因承沈先生谆嘱，略附所见于此，尚祈阅者诸君有以教之。

（见《神州国医学报》1933）

83. 小儿肠寄生虫驱虫药

槟榔不但消食下滞，为痢疾要药，又能杀肠寄生虫（蛔虫、绦虫、蛲虫）。法于服药之前夜，断食一餐，使虫困惫。明晨亟煮槟榔红枣汤食之，服后一小时，再继以下剂，则死虫随粪而出矣。《医药评论》六十二期有灭蛕一方，云系上海仁济医院所经验。用使君子、槟榔子、苦楝皮、白丑四味，按前三味皆灭蛕药，后一味乃泄下药，配合颇有法度，其效当在前方之上也。

越医何廉臣先生云：“积热生虫，为小儿成疳之原因，当以去积杀虫为首要，安虫散最有捷效。安虫散为胡粉、槟榔、川楝皮、鹤虱各三钱，白米粉钱半，铁器内火熬，砧杵，其为细末，每服三分，重则半钱，米饮汤送服。”主按疳即肠寄生虫病，方中槟榔、楝皮能杀绦、蛔、蛲诸虫。鹤虱，本草谓杀蛔虫。胡粉，《医学大辞典》云即铅粉，治小儿疳痢、疳气。

（见《大众医药月刊》1934）

84. 美容之根本法

人无中外，世无古今，莫不喜妍病媸，而以妇女为尤甚，盖天性也。但造物弄人，或艳如西施，或丑若嫫母，相形之下，能毋怅然，于是美容法尚矣，特涂脂抹粉，已非时尚。市肆出售之美容诸膏，虽无铅粉掺入，然敷之日久，汗腺堵塞，废物排泄不畅，血质因以变浊，大非卫生之道也。爰本所知，胪列根本美容法于后（青年士女，盖尝试之）。

（一）每日晨夕，于洁净之空气中，行深呼吸法二次。每次十余息，习以为恒，能使血液清洁，肌肤雪白。

（二）蔬果能使血液变清，余食多取植物，饭余佐以水果，不惟美容，其于康健经济，均有莫大之裨益。

（三）暇时以两手摩拭面部，令有光泽，斑皱不生，行之五年，色如少女，此法载孙思邈摄养枕中方。盖按摩则血脉流通，而肌肤自觉红润矣。

（四）用生鸡卵打匀，搽于面上，移时洗去，绢帕细拭。是法行之一久，肌肤便白如雪，此因蛋黄有吸收尘埃之性质，蛋白又略含脂肪，能使皮肤润泽故也。

考容之不美，多系血液不清、循环不畅所致。上列四法，都从根本着想，用克转媸为妍，巧夺天工。且其效不仅及面部，强身却病。可操左券，世人何乐而不为耶。

（见《广济医刊》1927）

85. 乌须黑发方

熟地四钱，何首乌三钱，人参二钱，麦门冬一钱，旱莲草三钱，南烛子三钱，牛膝二钱半，枸杞子三钱，山药四钱，没食子五钱，桑叶四钱，黄柏五钱，川椒五钱，莲须五钱，女贞子三钱，煎服，照方十剂，亦可熬膏。

圭按：发乃血之余，血充则发秀，血衰则发素，此定理也。《内经》云："人年四十，阴气自半。"言人至四旬以后，渐入衰老之境，气虚血亏，无以上荣须发，遂枯萎斑白，而呈颓唐之态，此自然之老象也。世界愈文明，人事愈繁剧，身膺要职，日处万几，神机之操劳过度，气血之供给不敷，发无血养，渐化为白，此人造之老象也。老象之成因虽不侔，其为血枯则一，皆可以本方治之。熟地、首乌、杞子、山药、麦冬、南烛、旱莲、女贞、桑叶诸味，质润补血，填下焦之真阴。莲须、没食性涩能收，固肾家之元气。经云："阴平阳秘其人寿。"复何患发之不黑，髯之不美哉。惟滋阴之品，类多滞腻呆胃，故以人参、牛膝运气活血，川椒暖胃消食，又阴虚者火必旺，故稍佐黄柏，以清相火，细察全方，面面俱到。不仅乌发之要药，亦属滋阴之良方，若去牛膝之达下，并可治无梦之遗精也。

（见《三三医报》1929）

86. 痢疾浅说

痢疾古名肠澼（犹言肠病），言其病灶在肠也，又名滞下，言细菌留滞肠部，因而作病也。定名之当，含义之深，可谓无出其上。后人改称痢疾，即觉欠妥，考古无痢字，乃利加疒而成，仍是通利之义。今病源既属积滞，病状又非暴注，而反以痢字为名，讵非自相矛盾哉。

本病原因，为植物性之赤痢菌与动物性之阿米巴原虫窜入大肠，以致肠膜发炎红肿，驯至腐烂成脓，而呈里急后重，欲便不爽，腹部作痛，排泄少量之黏液或胶状血液，一日十数次至数十次，其由赤痢菌所致者，除上述症外，并有高热口渴、头痛烦躁、胃闭呕吐之象。剧者一三日即致不救，老幼患此尤为棘手。所幸此种赤痢，临床上尚不多见，否则人类生命之危险，殊堪惊骇也。由阿米巴原虫所致者，病势虽无如是之凶，然经久不治，或治不得法，辄经年不已，延成慢性，体羸神疲，血薄面黄，若更不知调，能将壮健之勇士，变成怯弱之病夫焉。

治疗之法，初宜木香槟榔丸，攻逐肠中之原虫，原虫尽除，乃用血炭粉护肠止痢，痢止元虚，又当强壮剂以调补之。

木香槟榔丸载于《卫生宝鉴》，系木香、槟榔、枳壳、青皮、陈皮、蓬莪术、黄连各一两，黄柏、香附、大黄各三两，黑牵牛四两，朴硝泡水为丸，此方不唯用大黄、牵牛、朴硝，扫除原虫，并有槟榔（槟榔不但泄气，且能杀虫）、枳壳以调气，气调则后重除，莪术、青皮以行血，血行则便脓愈，二黄（黄连、黄柏）以消肠炎，陈皮以健胃脏，面面周到之复方，固与单纯之下剂有别也。

民国十二年秋，余主笔政于上海大亚周报，偶以饮食不慎，为变形虫所侵袭，余一方断食，一方吞服此丸，旋即霍然。客夏在新闸路福康路为裘吉生医士代理诊务，渠家庸妇之子，患痢甚重，因僻居乡下，未能亲来诊察，请为拟方。余书木香槟榔丸与之，并嘱病中只宜米仁汤以代茶，藕粉羹以充饥，切勿滥食坚硬难化之物，亦数日而瘳。观此二例，可见本方对于初痢，确有伟效，不仅理论圆满而已。

血炭粉系用动物之血焙制而成，有灭菌止血之功。用于泻剂之后，殊胜于其他收敛剂万万也。

病后服强壮剂，所以弥气血之消耗促体力之恢复，其适用于本病者，一为两仪膏。方用党参健胃，地黄补血，且属流膏，吸收最易。一为山药粥，以生山药去皮切块，和米煮成稀粥，或咸或甜，各从所好。山药富含蛋白质，为食补之上品，惟病后胃力薄弱，宜守少食多顿之训也。

上所述者，概指阿米巴赤痢而言，若细菌性赤痢，莫妙于张仲景之白头翁汤，以清热凉血也（按白头翁汤为白头翁三钱，秦皮三钱，黄柏一钱，黄连五分，水煎服）。

俗谓饿不煞伤寒，吃不煞痢疾。世人恪守此语，对于本病，互不忌口，肥腥生冷，健啖如常。不知伤寒、痢疾同为肠病，肠病则消化力微，食物难于吸收，徒为病菌之培养料耳。故断食节饮，为本病最要之摄生，他如粪便之消毒，空气之流通，衣被之清洁，身心之安静（病人排便，宜在床上行之），为看护者，亦宜十分注意也。

（见《幸福报》1929）

87. 治久痢及休息痢

人参一两，樗白皮一两为末，每服两钱，空心米饮调服。

主按：痢疾初起宜攻下，延久宜补涩，此大法也。休息痢有由止涩太早，积滞未清，而后者有由肾气不固，中阳下陷而致者。前者仍当清化，后者则宜补涩。本方以人参补脾气，樗皮固涩大肠，药只两味，效甚显著。寇宗奭谓“洛阳一女子，年四十余，耽饮无度，多食鱼蟹，积毒在脏，日夜二三十泻，便与脓血杂下，大肠连肛门甚痛，用血痢药不效，用肠风药更甚，服热药腹愈痛、血愈下，服冷药泻住食减，服温平药则若不知，年余垂毙，或教服是方，一剂知，二剂减，三剂瘳”。是症病经一周，正衰邪微，不事补涩，安望生理，而垂绝重疴，竟以二药愈之，此尤足证药贵对症，不在多寡也。

（见《上海医报》1929）

88. 疟后宜补血说

痎疟之疾，据西国学者之病理检查，系麻拉利原虫，侵入血中之红血球，生殖发育，待小环长成（原虫长成，形如小环），毁此血球入彼血球之际，人体遂发热寒，如此生生不息。乃显寒热往来之象，此项原虫，约分为三，生长之期，各不相侔。故有一日疟、间日疟、三日疟之别。原虫在血中繁殖，既须消耗红血球，是以病疟之人，无不面黄唇白，肌瘦体疲。缘血液为红血球血浆所合成，红血球为淡黄色之无核细胞，其多于白血球之量，为七二与一之比，故血色鲜红。若红血球一减，血即变淡，此疟后之所以宜补血也。昧者不察，见其面黄肢软，以为余淫逗留，恣用渗泄，致血愈利愈亏，而体更不支，岂不悖哉。善后方药，在西法厥为铁剂，中药如四物汤、当归养血丸，佥可加减措治。苟于补血之中，参以行气之品，如陈皮、蔻仁、砂仁之类（此三物西说能开胃，助消化，与补药相伍最妙）。俾滋补之物，不失呆滞，则尤善矣（凡用补剂宜视脾胃之强弱，而定其轻重，不然，食而不化，有何益处）。

（见《上海医报》1929）

89. 肺病漫谈

（一）结核菌之可畏

肺病者，结核杆菌侵入肺部而营其破坏工作也。该菌为极小之植物性微生物，非人目所能窥见，其耐冷热之力甚强，在百度表百度之干热中能生存至一小时之久，在百度表六十度湿热中，能生存至二十分钟之久。在冻冷中，不能灭其生活，其为害于人类至大。如教育普及卫生完善之美利坚，据其死亡统计，死于肺结核者，占全死亡数九分之一。在吾国则更多，竟有四分之一。其侵入人体，初不自觉，待诸症毕现，而病根已牢不可拔矣。且结核之祟人，不限于肺部。若胃、肠、咽、喉、鼻、舌、骨、肾、膀胱、睾丸、淋巴、皮肤、关节等处，皆可发生结核病，不过临床所见，以肺结核较多焉耳。

（二）简便治法之专药，国医治疗肺结核之有效单方，以吾所知，有二方焉：一为《肘后》獭肝散，獭肝一具，炙研为末，每服方寸匕，日三次。按《和汉药物学》云：獭肝治肺结核患者之咳嗽。吾友王润民尝以獭肝及童便为主，佐以他方，治愈重笃之肺病，因赞此二物为治肺结核之专药。一为骨炭，用猪、羊、鸡、或大口鱼之骨，炙酥研末，混于食品中啖之。此因骨炭含有钙盐，对于肺部之炎症，能消弭之，肺部之溃烂，能干萎之，肺部空洞之四周，能硬化之。故久久服用，不论何期肺病，皆有裨益。

（三）食饵疗养

肺结核欲望痊愈，重在疗养，单恃药物，殊难为力。所谓疗养者，即鲜洁之空气，滋养之饮食，充分之休息也。欲得鲜洁之空气，非转地高山或海滨不可。若食饵疗养，可得言者。如鲥鱼、鳖肉之富脂肪，牛乳、鸡卵之易吸收，莱菔助消化，胃弱当餐。胡桃含单宁，遗精宜饵。藕汤治吐血，可代茶饮。菠薐疗贫血，堪供肴馔。其尤善者，莫如《寿亲养老新书》之黄雌饭，与价廉物美之豆浆耳。惟投滋养品，当发病人之好恶为标准，苟病从不喜此物而强进之，固属无谓，或滋养虽富而消化困难者，亦当权衡病人之胃力能否胜任，以定弃取也。

（见《大众医药月刊》1934）

90. 肺病患者之饮食问题

一、此文之动机

近数月来，因专门诊治肺病、肾病，就诊病人，辄刺刺问何物宜食，何物宜忌？在知识阶级，虽可告以“肺病应注重营养，以谋身体之渐强，而增抵抗之本能。凡富滋养易消化之新鲜时馐，佥堪佐馔，不必过于忌口，致碍食欲，但辛辣刺激诸物，在所不宜耳”。若缺乏之普通常识之人，不得不列举菜蔬名称，详为申说，既感麻烦，爰特参考 Hermannsdarfer 氏所指定者，及顾惕生之肺劳病之食养疗法，王慈航之吐血肺劳指南，斟酌损益，益以经验所得，将最重要者，分条录之。

二、宜食之物

A. 动物类　新鲜肉类及内脏。如脑、脊髓、肝、肺、肾、胃等；新鲜鱼类，尤以鲫鱼、甲鱼、鳗鲡为佳。乳类，如人乳、牛乳及奶粉、羊乳。脂肪类，如无盐牛油、花生油、橄榄油。蛋类如鸡蛋、鸭蛋等。其他海参、淡菜、吐铁、蛤蜊，亦可常食。

B. 植物类　黄豆及其制品：绿豆、青豆、扁豆、小麦、米仁、苋菜、萝卜、海带、发菜、波菜、小白菜、青菜、芹菜、蕈菜、瓜、葛、蒜、韭。（剥取蒜瓣，放馒头内蒸食，味甘不辣。）胡葱、山药、百合、金针、木耳、石耳。

C. 水果类　柠檬、干葡萄、胡桃、椰子、落花生、叭哒杏仁（二物研烂，加糖冲服，治肺病咳嗽。）藕及藕粉、橘、梨、莲实、芡实、大枣、龙眼。

D. 滋养品　燕窝、银耳、豆汁、牛肉汁、鸡汁、鱼肝油、麦乳精、葡萄汁、散拿吐瑾、肝膏。

三、忌食之物

A. 各种罐头食品。B. 腌或盐渍之肉类鱼类。C. 酒类及咖啡、绿茶（红茶含有消化酵素，且鲜刺激性，不妨少饮）。D. 辛辣刺激之物。此外谷粉、糖类、食盐，均须加以限制。

四、如何促进食欲

患肺病者，多数食欲减退，纳谷不香。此其原因虽有多端（如结核毒素之影响，神经性消化不良，咳嗽便秘，口及咽黏膜炎）。但空气恶浊，睡眠欠缺，精神不快，亦足致之。故病者终日生活于鲜洁之大气中，同时充足其睡眠，愉快其精神，虽终日安卧不动，食量仍能进步，然如何可使病人生趣盎然，不觉岁月之悠长乎，则惟有宗教之信仰（如念佛），良友之谈笑，美妙之音乐，佳良之图书，以调剂枯寂之环境耳。

五、营养疗法之意义

治疗肺病之法，不外亢进其组织之防御机能，使病灶被包于结缔组织，而自然治愈而已。但欲达此目的，不得不先使其营养佳良，所谓营养疗法者，即使病人摄取多量富于滋养之食物，以养成其组织之活泼力也。但于摄取营养之际，不可漫无限制，宜以其食欲为标准。否则胃肠一时输入多量食品，非特不克营完全之消化，且将有损其机能焉。至于每日所进食品宜采混食主义（即使肉类、油类、谷类、三者之分量调匀），不可偏于一面，而病人之嗜好尤应注意。盖嗜好之食物，即其体中缺乏之营养成分也，惟久食一物，亦易生厌。故烹饪之变换，原料之选择，实占营养疗法上重要之位置。大抵早膳稠粥，中膳、夜膳软饭，上午九十时，下午三四时，如病人消化佳良，可少与点心、牛乳、鸡卵、肝油三者，诚为滋养妙品，然病人苟不喜此，不宜强与，可以豆汁、燕窝、银耳等代之。乙亥仲夏上旬作于杭州吴山

（见《中医新生命》1935）

91. 藕治肺病之探讨

顷见二十五年十二月十五日浙江新闻同情版载汪剑嵩劝肺病患者天天吃藕。略云："吾国最效之方法，就是吃藕。无论如何重症，可以天天吃藕，渐渐病愈，屡试屡验。"大哉，藕之功用，有如是之神乎。至其服法，亦颇奇妙。"每日上下午各吃一次，每次四两，将藕去节去皮，切成薄片，放在饭碗中，用开水冲三次。至半生半熟程度，随意食之，不可放糖放盐。"此种食法，颇似暾半熟鸡卵法（将卵置盆中，注以沸水，约数分钟取出服之，是时卵白呈半凝状，消化甚易）。岂藕之性质与鸡卵近似，生食既不宜，煮熟又太过耶。考藕中富含鞣酸，性颇收敛，内服虽能止血，但作用并不十分强大。清王孟英谓："阴虚肝旺，内热血少，及诸失血症，但日熬浓藕汤饮之。久久自愈，不服他药可也。"王秉衡曰："藕以仁和产者良，熬浓汁服，既能补血，亦能通气，故无腻滞之偏。"合王氏祖孙（孟英为秉衡之曾孙）之说观之，藕有

止血、补血之功用，但补血之说，于今无证，吾人未便深信耳。查有益于肺病之食物，如独囊蒜（有除痰减咳，止盗汗，增食欲诸效）、落花生（含维他命甲乙甚多）、羊乳（含钙质甚多）、菠菜（含铁质甚多）等皆是。惟此种药用食物，平时常服，固有裨益。若恃为特效剂，而忽视其他一切正当疗法，则坐令病势进行，错过疗养时期，智者不取也。

（见《中医新生命》1936）

92. 肺结核要方

仲圭费一日之光阴，录此十五方，本供个人临床选方之助，继念肺病号称难治，是篇所辑，是否已臻完备妥适，非经当世贤哲之品评，安敢自信。爰假神州尺寸之篇幅，以祈读者之诲正。（如承直接赐函讨论，请寄杭州里西湖卫生试验所后面祥林医局，当以医书一册，奉酬云谊藉助兴趣。）

（甲） 诸证俱备之方

一、保阴煎 汪鹤舟

熟地，生地，麦冬，天冬，牛膝，茯苓，山药，玉竹，桂圆，人乳（圭按：《顾松园医镜》有龟、鳖二甲，无人乳）

【加减法】内热有汗加地骨皮，无汗加丹皮，腰痛加枸杞、杜仲、猪脊髓，盗汗加枣仁、五味子，咳嗽加桑白皮、枇杷叶、百合。痰加贝母，血加童便、藕汁，泄泻去生地、天冬，加萸肉、大枣，脉弱无力加人参。

二、秦艽扶羸汤　《直指》

柴胡一钱，秦艽、鳖甲、地骨皮、当归、人参各半钱，紫菀、半夏、炙草各一钱，加姜枣煎（圭按：丁福保译《汉法医典》有乌梅）。

三、顾惕生方

制首乌一斤，白茯苓半斤，五味子半斤，为丸（圭按：顾氏云，曰人于食前辄用淡盐汤下六味地黄丸。或早晚啖何首乌，谓不特肺病可治，即膏粱之人，合宜长饵。虽上下山冈，不觉疲惫）。

（乙）　咳嗽之方

四、清金丸　　《顾氏医镜》

桑皮，地骨皮，甘草，麦冬，鲜百合，款冬花，贝母，米仁　枇杷叶

【加减法】有血加茅根、藕汁、童便。（圭按：如系干咳，瞿仙琼玉膏亦妙。）

五、止嗽验方　《衷中参西录》

御米壳四两，北五味三钱，杏仁去皮炒熟，五钱，枯矾二钱，共为细末，炼蜜为丸，梧桐子大。每服二十丸，白糖汤送下。（圭按：此方原书云崔氏母咳嗽，百药不效。严冬卧不安枕，服此咳止体健，后以此方传之同病，悉获奇效。虽无治肺病咳嗽之明文，然核其药，即肺痛用之，亦属有利无弊，为识数言，用者审之。）

六、冷庐医话方

整玉竹，川石斛，甜杏仁，生扁豆，北沙参，云茯神（圭按：原书略谓虚火咳嗽。惟有壮水一法，但如生脉六君汤、金水六君煎，亦不尽善。陆氏定圃仿此法治久嗽阴伤，无不获效）。

七、犀黄丸　王洪绪

犀黄三分，麝香钱半，乳香、没药各一两，共研末，取黄米饭一两，捣烂，入药再捣，为丸莱菔子大，晒干，每服三钱，热陈酒送下（圭按：用本方之标准，为痰气腥臭）

（丙）　吐血之方

八、咯血良方

代赭石，乱发霜，为末水送（圭按：张锡纯用生赭石六钱，大黄、肉桂各一钱，均为细末，和匀，开水分三次送服，名秘红丹）。

九、补络补管汤　张锡纯

生龙骨、生牡蛎、净萸肉各一两，煎汤送服三七细末二钱。

十、吐血验方　缪仲淳

生地四钱，白芍三钱，麦冬五钱，天冬、川贝、桑皮各二钱，米仁、炒苏子各三钱，橘红二钱，枇杷叶三大片，茅根三四两，牛膝、鳖甲各四钱，降香一钱，藕汁、童便各一杯（圭按：本方养阴降气，清肺化痰，不仅为吐血验方，即痰中夹血似可借治）。

十一、验方

黑山栀（鲜者尤佳）一两煎服（主按：百草霜研细一两，童便一碗，调匀顿服。止血亦灵）。

（丁） 潮热之方

十二、秦艽鳖甲散 罗谦甫

鳖甲，地骨皮，柴胡各五两，青蒿五叶，秦艽、当归、知母各五钱，乌梅五个（主按：肺痨本属难治，肺痨中之潮热一候，尤不易急切收效，计惟久服养阴之剂，如知、柏、地黄之类，冀其阴复则热自除耳）。

（戊） 盗汗之方

十三、当归六黄汤 《证治准绳》

当归，黄柏，黄连，黄芩，生地，熟地，以上各等分，黄芪加倍（主按：或于滋阴方中加生龙骨、生牡蛎、净萸肉各数钱，此张锡纯法也。如系轻症，可以地骨皮四钱，穞豆衣三钱，红枣五枚，煎服）。

（己）遗精之方

十四、八仙长寿丸

即六味加五味麦冬。

（庚）失眠之方

十五、《冷庐医话》方

北沙参，生地，麦冬，当归，远志，炙草，白芍，茯神，以上分量由用方者酌定。川连二分，肉桂一分，以甘澜水先煮秫米一两，去渣，将汤煎药（圭按：治失眠之方，中不如西，患者可采用西药）。

（辛）补养之方

圭按：病者营养不良，全身衰弱者，宜注重食补，如鸡汁、牛肉汁、牛乳、羊乳、鸡卵、豆浆、桂圆、百合、淡菜、菠菜、豆腐、木耳、鳗鲡、米仁、莱菔、鲥鱼、山药、甲鱼、落花生、鲜藕、藕粉、红枣、黑豆等，不胜枚举。可各就所好而长啖之。若言药物，则西药如鱼肝油、利凡命、康福多。中药如坤髓膏、霞天膏、韭汁牛乳饮，皆可选用。

（见《神州国医学报》1935）

93. 肝火冲肺治法说

夫肝内寄有余之相火，肾常缺不足之真阴。盖肝为乙木位居东方，应春日而为火之母也。苟七情不节，郁怒伤肝，则肝火上冲，肺金受戕，清肃不行，一身之气失其顺降之机，而咳嗽咯血之症成矣。盖肺为五脏之华盖，又为娇脏。畏热畏寒，今为火扰，焉得不病。且火能尅金，为肺所畏，是以肝火射肺，或病咳嗽，或患失血，诸恙蜂起矣。

咳嗽　夫咳嗽之因亦多端矣。有缘外邪者，有缘风伤者，有缘内外合邪者。内邪肝火冲肺，肺金被烁，以咳嗽不宁者，宜肃肺平肝以为治。如沙参、苏子、燕根、川贝、杏仁、橘白、冬瓜子、枇杷叶、旋覆花、冬桑叶、池菊、蛤壳之尖。如咳甚痰中夹红，或火升鼻衄者，佐以茅根、藕节、竹茹等味。如声嘶不扬者，益以马兜铃、凤凰衣之属。凡有兼症，以平木清金为主，而随症加减可也。脉象必现浮弦，盖弦为肝强之征，浮乃肺病之脉耳。

咯血　血藏于肝，生于心，统于脾，宣侑于肺，根于肾，以灌溉一身者也。今为木火所冲，肺络伤而血外溢矣，治宜丹参、小蓟炭、茜根炭、旱莲草、川贝、蛤壳、茅根、藕节、生地、竹茹之类，以清肺平肝，理络为妥。又宜禁食辛辣炙煿烟酒诸物，而节怒尤为首要，盖怒则动肝，为木旺之人所切忌也。至脉象必弦而芤，以肝强则脉弦，血溢则现芤，设脉与症违病更深矣。

（见《三三医报》1923）

94. 鸡卵治咯血（即结核性咳血）之特效

鸡卵富含蛋白脂肪，易于消化吸收，为营养之要素，病后之补品。此吾人所习知也。若能根治吐血，实未前闻。同居张公镜谭尝为余言：“友人项仲霖，初患痰中夹血，继则吐血盈碗，诸药罔效，体日羸弱。嗣得一方，每晨用鲜鸡卵二枚至四枚，置沸水中，泡至半熟，微碎其壳，稍加食盐，以箸搅匀，徐徐吸食。未有不血止体壮者，项以此物有益无损，乃日啖三枚，用代早点，果然才及旬日，血症全除，继服年余，面色红润，肌肉丰盛云云。”圭按：王孟英《饮食谱》云：“鸡卵甘平，补血安胎，镇心清热，开音止渴，濡燥除烦，解毒息风，润下止逆，新下者良，并宜打散。以白汤或米饮或豆腐浆搅热服。”其疗失血，殆取清热止逆之功乎。鄙意最好晨进鸡卵以养血，夕服阿胶以止血，奏效当尤溥也。

（见《幸福报》1930）

95. 霍乱浅说

（甲）原因　为可买菌侵入小肠所致，其侵入之媒介物，为水、鱼类、蔬菜，而苍蝇尤为利器。可买菌入胃，胃液中之盐酸，本能杀灭之，其所以为病者，多因胃液分泌减少之故。胃液分泌何以减少，则以饮食过量，恣啖生冷，机能发生障碍耳。昔美国医师，尔立乏司氏，于天气晴明之日，谓学生曰：“余今日身体甚健，可饮霍乱菌，以行实验。”乃饮培养液一小杯，翌日仅泻三次，健旺如常。观此，可知身心健全，抵抗力充足，时虽有可买菌潜入胃肠，不能为病也。

（乙）症状　前驱症为轻度泄泻，腹鸣口渴，食欲不进，倦怠疲劳。一二日后，乃发霍乱症状，每日数十回之上厕，并剧烈之呕吐、腹痛，大便始呈肝汁色，继如米泔，同时疲劳眩晕，心悸亢进，又因血液失去多量之水分，循环不良，致口渴尿少，眼凹脉微，四肢厥冷，皮肤干瘪，体温下降，腓筋挛缩。

（丙）诊断　本病初起，与急性胃肠炎，无甚差别，此时欲辨真伪，极为困难，惟吐泻稍久，则真性霍乱之粪便，形如米泔，以显微镜视之，可见其中有无数之可买菌，及肠之上皮，又真性霍乱至此程度，腹反不痛，亦足为诊察上有力之证据也。

（丁）治疗　霍乱为急性传染病之一，死亡之速（发病后约一昼夜即死），传染之广，言之令人色变，惟治之中肯，则病来虽暴，病去亦速，爰将有效中方介绍于次。

（一）圣济附子丸　治霍乱初起，上吐下泻，泻如米泔。

生附子一钱（预防心脏衰弱），干姜、黄连各钱半（二味止吐利），乌梅二钱（杀菌）水煎服。

（二）仲景四逆汤　治霍乱危症，脉搏微细，四肢厥冷，汗出如浆。

生附子三钱（强心复脉），干姜三钱（平呕止利），炙甘草二钱（协和诸药），水煎服。

（三）仲景理中汤　治霍乱愈后，体疲胃呆。

西洋参三钱（养胃津），白术二钱（利小溲），生姜三片（助消化），炙甘草一钱（补气血），水煎服。

（戊）摄生　霍乱病中，宜绝对断食，虽饭滞稀粥，亦不许入腹，盖胃肠消化吸收两种机能，此时完全停止。所食之物，不但无补于身体，反为病菌良好之培养料也。惟恢复时期，轻软流动之物，不妨稍稍与之，而薏米粥尤佳。以薏米为禾本科中最滋养而易消化之谷类植物，并有利尿之效，可免霍乱后肾脏炎之发生耳。

（己）预防　霍乱流行时。（一）宜化验饮料水，有无可买菌存在。（二）努力扑灭苍蝇，以杜传染之途径。（三）清洁公厕，毋使蝇之幼虫发生。（三）注射霍乱浆菌，增加人体抵抗力，然此属国家卫生行政范围，非一般人所能举办，至个人卫生，可得言者，约有四端如下。

（1）五谷蔬菜，清轻易化，在肠胃机能比较衰灭之夏日，尤宜素食。

（2）凡未经煮沸之饮料食品，切勿入口。

（3）夜卧宜以绒毯加身，勿使胸腹受寒（恐感冒风寒，引起肠炎也）。

（4）霍乱病人用过之食品，未经消毒，不得再用。

昔葛稚川曰："凡所以得霍乱者，多起于饮食，多食生冷杂物，肥腻酒脍，或当风履湿，温凉不调。"是言简明切要，吾人遵此以行，彼可买菌自无侵袭之机会矣。

（见《医界春秋》1932）

96. 真性霍乱要方

民国廿年之夏，在春申国医学院滥竽教职。课暇尝草《霍乱浅说》一篇，刊于《广济医刊》。翌年夏，《医界春秋》复重载之，该篇分原因、病状、诊断、治疗、摄生、预防六小节。于霍乱一病，只粗论梗概，选方亦仅三首，殊未能泛应临床所见错杂之证状，爰再将时贤历验之方，汇为一篇，并赘按语，稍申其义云。

一、通脉四逆汤

川附子七钱，干姜七钱半，甘草五钱，分温再服。

【按】余杭章太炎先生于民国十五年夏，发表《劝中医审霍乱之治》于沪报，略谓此证乃少阴伤寒之属，宜以四逆汤及通脉四逆汤为治，二方以生附子为君，强其心脏，以干姜为臣，止其吐利，二者相合，脉自得道，又"分温再服"者，谓此药煎成，取汁弃渣，分二次温服也。

二、真武合小半夏汤　治下利甚多，呕吐腹鸣，或稍有腹痛，四肢冷，或拘挛而痛，小便不利。

附子，茯苓，白术，白芍，半夏，生姜。

三、四逆汤　治下利不止，厥冷烦躁，四肢挛痛，腹肌亦挛，肉脱面青，眼凹声暗。

生附子，干姜，炙草。

【加减法】A. 前证下利挛痛益甚，手足冷过肘膝，神气萎靡，黏冷之汗，流出不绝，脉微细，或至不见者，宜通脉四逆汤。(见前)

B. 前证胸口闷塞，干呕甚，或呃逆者，多不可救，宜通脉四逆加猪胆汁汤（即四逆倍二姜加猪胆汁）。

C. 若吐利渐止，惟余厥冷烦躁，挛痛汗出，呃逆小便不利者，仍极危险，宜茯苓四逆汤（即四逆加人参、茯苓）。

【按】上二方录自陆渊雷《流行病须知》，陆君治此证，亦用四逆剂，惟辨证处方，较太炎先生尤为细密，爰为备录于此。

四、解毒活血汤　治霍乱初起。

连翘二钱，葛根二钱，柴胡三钱，当归二钱，生地五钱，赤芍三钱，桃仁研八钱，红花五钱，枳壳一钱，甘草二钱。

五、急救回阳汤　治霍乱转筋，身冷汗多，非此方不可，莫畏病人大渴饮冷。

党参八钱，附子八钱，干姜四钱，白术四钱，甘草三钱，桃仁研，二钱，红花二钱。

【按】上二方皆王清任所制。王氏谓：“此症乃瘟毒自气管达于血管，将气血凝结，壅塞津门，水不得出，故上吐下泻。”此论虽不能尽合科学，但其方用之颇效，吾人治医，志在愈病。苟有特效方药，自当乐为采用，立论如何，可不问也。王氏又谓：“岁次辛巳，瘟毒流行，病吐泻转筋者数省，京都尤甚，伤人过多，贫不能葬埋者，国家发币施棺。月余之间，费数十万金。”观此，可知王氏鉴于霍乱流行，广播数省，乃苦思焦虑。

拟此二方，以救民命，其经验当不在少数也。

六、圣济附子方　治霍乱初起，腹不作痛，利如米汁，厥逆未见。

生附子二钱，干姜、黄连各钱半，乌梅二钱。

【按】此方见章太炎答鄞县范文虎书，用意与四逆汤略同，惟多乌梅以杀菌，黄连佐干姜以止吐利耳。

七、当归四逆加吴茱萸生姜汤

当归二钱，炒白芍钱半，桂枝钱半，炙草一钱，通草一钱，吴萸钱半，细辛八分，生姜三片，黑枣三枚，水煎冷服。

【加减法】A. 呕者，加姜半夏三钱，淡干姜一钱。

B. 口渴恣饮，舌黄者，加姜炒川连五分。

C. 腹中绞痛者，加酒炒木瓜三钱。

D. 手足冷过肘膝，色现青紫者，加制附子三钱。

【按】此方见《冷庐医话》，陆氏采录田雪帆之方，并引其说曰：“此证种种，皆肝经现证，亦寒邪为病。可疑者，口渴舌黄喜冷饮，及不欲衣被两证耳。缘坎中真阳，为寒邪所迫，因之飞越，所谓内真寒而外假热，但以脉辨之，自无游移矣。”田氏对此假热症状，不为所惑，毅然选用经方，其真知灼见，胜于梦隐多多矣，惟“呕者加半夏、干姜”，岂忘方中本有生姜乎，又真性霍乱，有腹鸣而无腹痛，“腹中绞痛”一句，恐系误暑月吐泻之症状为霍乱症状耳。

八、吴茱萸汤 治肢冷脉伏，汗流如水，眼胞塌陷。

吴茱萸，人参，生姜，大枣。

【按】此方以吴萸、生姜止吐泻，人参强心脏，盖与四逆汤有异曲同工之妙也。

九、恽铁樵方 治大汗淋漓，面青唇白，爪甲泛紫，手足麻甚而冷，气则渐急，此为极危险之候，可先服十滴水一瓶，辟瘟丹一粒，然后继服下方。

生附子八分，姜半夏、鲜藿香各钱半，吴萸四分，枳实八分，干姜四分，川连三分，炒厚朴三分，上药煎浓，一次顿服。

【按】此方以附子强心，萸、夏平呕，姜、连止利，藿香解暑，厚朴、枳实健胃消食。盖促进血行，整理胃肠之剂也。

十、五苓合理中汤 治霍乱瘥后，小便不通，脉搏加速，呼吸急促，手足抽搐，人事不省。

人参，炙草，白术，干姜，猪苓，泽泻，茯苓，桂枝。

【按】霍乱菌产生之毒素，首先侵犯肾脏。故霍乱瘥后，多发尿中毒之病。注射生理盐水者，血中水分陡增，肾脏排泄无权，患此尤易。理中为健胃剂，五苓为利尿剂，健胃剂与利尿剂合用，则药物易于吸收，而迅达病所，故此方不唯为尿中毒良方。在曾经注射盐水者服之，尤有预防此病之效。

附灸法　脉微汗多，手足麻冷时用之。

用附子捣烂，捏作饼，如钱大（或用生姜片亦可），安关元穴上（在脐下三寸，量寸法，以病人中指中节之长度为一寸）。以龙眼大艾炷加其上灸之，至病人呼痛为止。

【按】霍乱用灸法，古今医家，都称道其效之神。惟愈病之原理若何，在科学上，难得圆满之解释耳。

【附记】一、有列之方，皆治真性霍乱，即西名印度虎列拉，中名寒霍乱。此病腹不痛，吐泻物如米泔汁，且病至中末二期，多显虚寒症状也。

二、上列各方，有示注明药量者，乃原文失记，读者可按照大论，酌量减轻，自行添入。

（见《神州国医学报》1934）

97. 传染病的潜伏和隔离

第一章　由口鼻喉的排泄物传染的

一、麻疹

潜伏　到初发热时，八天至十二天。

隔离　至少十八天。

二、百日咳

潜伏　七天至十四天。

隔离　六星期。

三、喉

潜伏　最多一星期，平均两天。

隔离　三星期，以喉部检查二次没有白喉菌为止。

四、猩红热

潜伏　一天至七天，平常三四天。

隔离　五星期，如耳朵流液，须更久。

五、流行性感冒

潜伏　一天至五天。

隔离　愈后五天。

六、肺炎

潜伏　平均两天至五天，有时很短。

隔离　痊愈后三星期。

七、结核病

潜伏　不明。

隔离　肺结核以痰中不见结核菌为止。

八、流行性脑脊髓膜炎

潜伏　少则三天，迟则两星期，平均七天。

隔离　两星期。

九、流行性耳下腺炎

潜伏　少则十四天，多则二十五天。

隔离　二十五天。

第二章　由粪尿传染的

一、霍乱

潜伏　数小时至五天。

隔离　五天。

二、痢疾

潜伏　捍菌痢疾不过四十八小时，阿米巴痢疾不知。

隔离　患病时当全行隔离。

三、伤寒

潜伏　少则七天，多则三星期。

隔离　愈后二十三天。

四、钩虫病

潜伏　很短，顶多不过几小时。

隔离　禁止随地大便。

五、姜片虫病

潜伏　三十一天。

隔离　不必特别隔离。

第三章　由虫蚤、臭虫类传染的

一、疟疾

潜伏　六天至二十天。

隔离　须睡在蚊帐内。

二、丝虫病

潜伏　大约十五天至二十天。

隔离　和疟疾同。

三、登革热

潜伏　两天至十天。

隔离　不必。

四、鼠疫

潜伏　从三天至七天，有时延至八天或十四天。

隔离　即时隔离，和病人接触的人，也要隔离七天。

五、回归热

潜伏　快则十二小时，平常五天或七天。

隔离　不必。

六、斑疹伤寒

潜伏　从五天到二十天，平常十二天。

隔离　凡和病人接触的，须隔离十三天。

七、黑热病

潜伏　六星期至四个月。

隔离　不必。

第四章　特原病

一、天花

潜伏　十四天。

隔离　至痂尽脱落为止。

二、水痘

潜伏　二星期或三星期。

隔离　和病人接触后，须隔离十九日。

三、狂犬病

潜伏　二星期至八星期。

隔离　静卧，严重监护。

四、梅毒

潜伏　大约三星期。

隔离　不必。

五、淋病

潜伏　一天到八天，普通三天或五天。

隔离　不必。

六、癞病

潜伏　很长。

隔离　隔离在麻风病院内。

七、急性脊髓灰白质炎（小儿瘫痪症）

潜伏　三天到十天。

隔离　普通接触者须隔离十四天。

（见《医学导报》1947）

98. 临床小纪

鄙人近治一樊姓男子，病肺痨近二载。寄居杭州云居山之紫霄宫，宫外荒草丛生，蚊虫甚多，因得疟疾，先寒后热，继之以汗，寒时筋络抽痛，热时头疼呕吐，自发寒迄身凉约须六小时，固正规疟形也。余思虚劳患疟，利于早截，若以清解湿热之剂敷衍塞责，必至发疟之次数愈多，红血球之消耗益甚，而体将不支矣。乃以柴平汤去甘草、生姜，加太子参、鲜首乌、炙鳖甲、常山（酒炒研末分吞），三剂而病如失。惟余头晕，四肢酸软，寐不安神，盖元气因发疟而衰惫矣。

余遇疟形完备之麻拉利亚，向用“小柴胡汤”。今治此病，所以易为柴平汤者，因见谢诵穆《疟疾浅说》主用“柴平汤”。细校二方药品，柴平汤无人参，有青蒿、苍术、陈皮、赤苓，要亦主药雷同。余更加常山一钱，以助柴胡发挥截疟之效，首乌三钱，鳖甲四钱，以养阴清热，去生姜者，以其人曾咯血，去甘草者，以甘草、常山同用，有呕吐之副作用也。

此病本一寻常小恙，人人能治，原无刊载之价值。今所以不惜笔墨，记之简册者，亦自有故。（一）西医之治疟疾，恒能十全其九。因有特效药如奎宁、扑疟母星故也。然吾人苟能不惑邪说，施用柴胡剂及常山剂，收效亦甚迅速。（二）肺痨咳嗽痰红，为木火刑金之象，柴胡有劫肝阴、升肝阳之弊，故肺痨患疟，柴胡碍难浪投。又疟疾初起，或宜清热，或宜化痰湿，截疟如常山者，不可早用，恐贻后患。然余竟用柴常二味，而疟止病去，抑又何耶。讵非柴胡“劫阴升阳”之说为不确，而“早截贻患”之言为无稽耶。

去疾按：治病之法，首贵辨证。辨证既明，而后用药始无差误。如沈仲圭先生此案是也。夫以久病虚痨之人，而忽患疟疾，此在他人，鲜有不用叶、王之法者。乃沈先生胆大心细，于标本先后之间，轻重缓急之际，权衡至审，故能一击而中，病去而人不伤也。乃犹不自满假，嘱余为加按语，余他无可说。试就柴胡、常山二物论之，夫柴胡为少阳经药，疟疾亦在少阳经，故古人治疟，无有不用之者。自叶、王之说盛行，而柴胡遂蹇于遇矣。其实此物在性平，余尝亲自试之，未见有何种反应，间或为人处方亦未见其有碍。然余犹以为未足，复求教于同道中之经验丰富者，皆云柴胡用之得当，并无流弊，余心始释然。不知叶、王一派，何以畏之如蛇蝎也。以意度之，吾国医用药，君臣佐使各有法度，一或失当，害即随之，柴胡之不为、王一派所欢迎，殆由用药不能对症所致，非是物之不可用也。昔喻嘉言作《寓意草》，首以先议病后议药为言，岂无所见而云然哉。至常山一物，截疟致良，吾少年时，常以此物与草果同用，以治疟疾，一服而效。今者阅历日多。深知医家负责之不易。此类瞑眩之药，轻易不敢尝试。想医界与余同感者，常不乏人，社会之情形如此，而欲望医学之进步，谈何容易。吾书至此，感不绝于余心矣。

（见《神州国医学报》1935）

99. 一个喜吞壁虎几成痼疾之农夫

日来无事，偶阅《幸福报》以消遣，见怪病奇治汤子士彦，点及贱名，仆虽习医，未尝以医为业，所谓怪病，愧未遭逢，惟曩年尝为《广济医刊》编纂《杏林谈薮》一卷，其中所载多有与本栏类似者，摘录一则聊以塞责。

浙西张某，业农，一日早起，见有壁虎伏于棂上，戏谓同伴陶某曰，汝本饕餮者流，盍取而啖之，陶亦年少好事，答谓与汝赌一东道，苟以阿堵物为寿，何不可食之，有张随出袁头一枚示之曰：我非妄言，第问汝敢食否，陶即捕壁虎，以豆腐衣裹而吞之，初亦了无他异，不旬日，面黄肌削，食量锐减，始司壁虎作祟，疗之无效。某日街衢中有右手持铜环，摇之声琅琅然，左手执布招，大画专治疑难杂症，即古所称之铃医也，行至陶前，熟视之，问曰：察汝面色，必系误食毒物所致，及今不疗，殆已。陶闻而心动，乞为施治，并问其值。曰：只须二银币为代价，设无验，不需一钱也。旁人咸怂恿陶勿吝此费。乃如其值与之。医者索小锅一，注菜没地中爇之，嘱陶张口嗅油味，俄顷油沸，香气四溢，陶谓喉间奇痒殊甚，医乃取小箝，持而伺之，忽有一物自口中跃出，即以箝挟之，则瘀血盈块，中有蠕蠕者，则向所食之壁虎也，两眼已作绯色。医曰：此物至毒，夜间常遗矢于茶杯中，人若误饮此余沥，必至毙命。现虽吞入腹中，仍日饮血液，得以不死，幸藉油香而诱之出，否则益难治矣。于时观者如堵墙，莫不惊其技之神，自后陶亦渐复原状云。仲圭曰：胃呈囊状，其上为食道，其下为十二指肠，食道与胃上口毗连之处曰贲门，十二指肠与胃下口毗连之处曰幽门，食物在胃，必经胃酸之消化成为糜浆，方出幽门而至肠，今以庞然巨物（指壁虎），何能通过此关，壅塞胃中，妨害消化。精微（食物经胃肠消化后之菁华，《内经》谓之精微）之供结不足，全身之营养即起恐慌，此面黄肌削之所以由来也，今欲恢复胃力，必先去毒物，而以补中之药善其后，欲去毒物，舍涌吐外别无他法。铃医一见陶叶面色，即知腹中有毒虫，而以香油诱之，诊断之确，治疗之巧，方诸海外归来之博士，有过之无不及也。可见一艺之长，即能愈病，固不必尽求于药圃中也。

（见《幸福报》1928）

100. 养生琐言（一）

（一）体弱人每事当知所节，节欲、节劳、节饮食，此其大要。（王履素）

（二）痢症忌鸭，喉症忌蟹。（徐友丞）

（三）人若饮窥卫生之宫墙，务先戒绝烟、酒、色三字。（丁仲祜）

（四）劳力者恒享太平，逸惰者常多疾疢。（鲁敬姜）

（五）行作鸱王步，语作含钟声，眠作狮子卧。（右胁向下也）

（六）美食须熟嚼，生食不粗吞。

（七）睡不厌踧，觉不厌舒。

（八）人之当食，须去烦恼。

（九）忍尿不便，膝或冷痹，忍大便不出，或气痔。

（十）莫强食，莫强酒，莫强举重，莫忧思，莫大怒，莫悲愁，莫大惧，莫跳踉，莫多言，莫大笑，勿汲汲于所欲，勿悁怀忿恨，皆损寿命。若能不犯者，则得长生也。（以上俱《千金方》）

101. 养生琐言（二）

仆先天不足时，婴疢疾，因浏览医籍致意卫生之学，偶有会心，仿先哲格言式笔之于书，以自警勉。久之页渐伙，疾亦良已，兹甄数则，聊供一得，祈有道正之。

世间惟奇弱多病之人，乃得享健康长寿之福。若体质强壮者，恒不能尽其天年。

手淫之害甚于淫欲，私娼之毒烈于公娼。

伉俪爱情能注重精神，则性欲自然衰减。

夫妇分眠不但夏季应守，即冬日亦不可忽。又冬夏结婚于身体有莫大之危害。

饮食宜淡，五辛应节。

衣宜稍薄，裳应略厚。

未病宜预防，已病莫讳疾。

临睡濯足乃失眠之灵剂，起饮水（沸水之冷水者）实便秘之良方。

养生者冬极不热，夏不穷凉。

身欲常动，心欲常静

上所录者虽属老生常谈，果能遵行勿替，获益匪浅，鲜幸勿以平淡而忽之。（却酬）

102. 养生琐言（十则）（三）

（一）视息眠食，养生四诀，息必归海，视必垂帘，食必淡节，眠必虚恬。归海，谓呼吸深长，下入气海也。垂帘，谓半视不全开，不苦用也。虚谓心虚而无营，腹虚而不滞也。

（二）人之所以生者，惟精气神，谓之内三宝。人能寡欲以保精，少言以养气，静坐以宁神，虽摒医药，亦可长生。

（三）古谚曰："早食要早，中食要饱，夜食要少。"早则距午膳之时，永消化已尽，少因离夜卧之时促，恐妨积滞。所谓饱者，适可而止，使脾气胜于谷气也。

（四）口中言少，心头事少，肚里食少，有此三少，神仙可到。酒宜节饮，忿宜速惩，欲宜力制。依此三宜，疾病自稀。

（五）人之斲丧，非止色欲，即如耳听、目视、劳神、费力、忧愁、忿怒、思虑、言语过度，皆为斲丧之端，皆宜有节。

（六）唐柳公，度年八十九，有强力人问其术曰："吾平生未尝以脾胃熟生物暖冷物，以元气佐喜怒。"

（七）静坐有四语要诀曰：但凝空心，不凝住心，但灭动心，不灭照心。

（八）发宜常沐，齿宜常叩，耳宜常弹，"弹者闭耳弹脑也”。皮肤宜常于沐浴。

（九）齿不勤刷，易生细菌，吞咽入腹，贻害全身。

（十）爱啬精神不极视，大言二语是养目妙法。

上录十则，或采先哲名言，或贡千虑一得，要以简单易行，裨益身八字为旨。近世物质文明，一日千里，但伤生之事，亦日益伙。苟有人焉，熟玩而力行之，健康长寿之，福易如拾矣。

（以上三篇见《三三医报》1923、24、25年）

103. 养生琐言一束（一）

天地不可一日无和气，人心不可一日无喜神。

毋以妄心戕真心，勿以客气伤元气。

慎风寒，节饮食，是从吾身上却病法，寡嗜欲，戒烦恼，是从吾心上却病法，食服常温，四体皆春，心气常顺，百病自遁。（以上具见格言聊壁）

欢笑为人之长寿品，道德乃人之固本汤。

寡思虑以养神，寡思欲以养精，寡言语以养气。（老子语）

无可奈何，只须安命，怨叹躁急，又增一病。

两足不嫌过暖，袜裤俱宜从厚。

炙煿煎炒，病家最忌，助火烁阴，损人不浅，肿毒牙疼，半因于是，不食冷物，不食硬物，不食生物，有此三不，脾胃自强。《千金方》睡诀曰：半醉酒，独自宿，软盖头，暖盖足，能息心，自瞑目。吕叔简曰：以寡欲为四物，以食淡为二陈，以清心省事为四君子，无价之药，不明之医，取诸身而已。

养寿之道，只清净明了四字，内觉身心空，外觉万物空，破诸妄想，一无执着，是曰清净明了。

祝无功曰，销烁人莫如忿与欲，欲动水渗，怒盛火炎，惩忿窒窒，心火下降，肾水上滋，此亦五儒坎离交媾功夫，何必仙家。

吃食需细嚼缓咽，以津液送之，然后精微散于脾，华色充好，粗快，止令糟粕填肠胃耳。（见劝戒全书）

戍亥二时，阴盛阳衰之候，一手兜外肾，一手擦脐下，左右换手，各八十一，半月精固，久而弥勒。

每日于闲时，正坐闭目，以舌偏搅口中三十六次，津即盈满，分作三次咽下（咽时喉中须啯啯有声），以意逆至丹田，此法行之久久，大可却病延年。

养性之士，唾不至远，行不疾步，耳不疾听，目不疾视，坐不久处，立不至疲，先寒而解，先热而能，先饥而食，先渴而饮，不欲甚劳，不欲甚逸，不欲多啖生冷，不欲饮酒当风。

104. 养生琐言一束（二）

精神不用则废，废则疲，疲则不足，用则振，振则生，生则足。

益州父老曰：凡欲身之无病，必须先正其心，使心不乱求，心不狂思，不贪嗜欲，不着迷惑，则心先无病矣。心若无病，则五脏六腑虽有病，不难疗矣。

治有病不若治于无病，治身病不若治此心病，请他人医治，不如自己医治。

稽叔夜云，服药求汗，或有勿获，愧情一发，盎然流溢，是皆情发于中，而形于外也。因知喜怒哀乐，宁不伤人，故心不挠者，神不疲。神不疲，则气不乱，气不乱，则身泰寿延矣。

老年欲得胸怀豪畅，乃回思过去，预计将来，哀乐过情，拘苦忧迫，岂是葆性引年之道。

尊生格言曰：饱食当肉，不淫当斋，缓步当车，无灾当福，戒酒后话，忌食后嗔，大饥不大食，大渴不大饮，多精神为富，少嗜欲为贵。

三餐适当其时，不必服药，一觉直睡到晓，何须坐功。

饥乃加餐，蔬食美于珍味，倦然后卧，帅铺胜于重裀。

美味多生疾病，药石可以延年。

独寝不触欲，养精也。独居不交言，养气也。独行不着碍，养神也。独室不愧衾，养德也。

慎寒暑，节饮食，除烦恼，惜精神，调血气，远帏幙，务清静，寻快乐。

常默，元所不伤，少思，慧烛内光，不怒，百神和畅，不恼，心地清凉。

口如哑，心如愚，目如瞽，耳如聋，人能如此，即可保得长生。

苏子瞻曰，伤生之事非一，而好色者必死。

（以上二篇见《三三医报》1925、26年）

105. 养生琐言一束（三）

一面之上，常欲得两手摩之使热，高下随形，皆使极匝，令人面有光泽，皱斑不生，行之五年，色如少女。（《太素丹景经》）

每日空腹食淡粥一瓯，能推陈致新，生津快胃，所益非细。（《老老恒言》）

临卧摩擦两足涌泉穴各数百次（愈多愈妙），令人步履轻快。

食物有三化：一火化，煮烂也。一口化，细嚼也。一腹化，入胃自化也。（华佗）

热食伤骨，冷食伤肺，热毋灼唇，冷毋冰齿。（抱朴子）

劳动精神者，于日入之后，上灯之前，小睡片刻，则精神百倍。（曾文正）

夫养性之道以，勿久行久坐，久视久听。不强食，不强饮，亦不可忧思愁哀。饥乃食，渴乃饮，食止行数百步，大益人。（孙思邈）

香美脆味，厚酒肥肉，甘口而疾形，曼（泽也）理皓齿，说情而捐精。（韩非子）

起居时，饮食节，寒暑适，则身利而寿命益。起居不时，饮食不节，寒暑不适，则形体累而寿命损。（淮南子）

（见《三三医报》1926）

106. 摄生四要

致寿之道有四：曰慈、曰俭、曰和、曰静。人能慈心于物，不为一切害人之事，即一言有损于人，亦不轻发。推之戒杀生以惜物命，慎翦伐以养天和。无论冥报不爽，即胸中一段慈祥恺悌之气，自然灾沴不干，而可以长龄矣。人生享福，皆有分数，惜福之人，福尝有余；暴殄之人，易至罄竭。故老氏以俭为宝，不止财用当俭而已，一切事常思节啬之义，方有余地。俭于饮食，可以养脾胃；俭于嗜欲，可以聚精神；俭于言语，可以养气息非；俭于交游，可以择友寡过；俭于酬酢，可以养身息劳。俭于夜坐，可以安神舒体；俭于饮酒，可以清心养德；俭于思虑，可以蠲烦去忧。凡事省得一分，即受一分之益。大约天下事万不得已者，不过十之一二。初见以为不可已，细算之亦非万不可已。如此逐渐省去，但日见事之少。《白香山诗》云：我有一言君记取，世间自取苦人多，今试问劳扰烦苦之人，此事尽可已，果属万不可已者乎，当必恍然自失矣。人常和悦，则心气冲而五脏安。昔人所谓养欢喜神，真定梁公每语人。日间办理公事，每晚家居，必寻可喜笑之事，与客纵谈，掀髯大笑，以发舒一日劳顿郁结之气，此真得养生要诀。何文端时，会有乡人过百岁，公叩其术。答曰：予乡村人无所知，但一生只是喜欢，从不知忧恼。噫，此岂名利中人所能哉。传曰：仁者静。又曰：智者动。每见气躁之人，举动轻佻，多不得寿。古人谓砚以世计，墨以时计，笔以日计，动静之分也。静之义有二：一则身不过劳，一则心不轻动。凡遇一切劳顿忧惶，喜乐恐惧之事，外则顺以应之，此心凝然不动如澄潭、如古井。则志一动气，外间之纷忧皆退听矣。此四者于养生之理，极为切实，较之服药引导，奚啻万倍哉。服药则物性易偏，或多燥滞，引导吐纳则易至作辍，必以四者为根本，不可舍本而务末也。《道德经》五千言，其要旨不外于此，铭之座右。时时体察，有裨益耳。

（见《卫生报》1928）

107. 养生之道

《原体集》曰：人之所以生者，唯精气神，谓之三宝。人能寡欲以养精，寡思以养神，寡言以养气，再能去暴怒以养性，节饮食以和脾胃，避风寒以防感冒，常劳动以坚筋骨，即可延年矣。

（见《幸福报》1929）

108. 华佗养生术

人体欲得动摇，但不当使极耳，如动摇则谷气易消，血脉流通，病不得生，譬如户枢不蠹，流水不腐，以其常动故也。又曰：食物有三化，一火化，煮烂也；一口化，细嚼也；一腹化，入胃自化也。

（见《幸福报》1929）

109. 最简易之健康长寿法

好生恶死，人之恒情，昔祖龙命徐福求药，汉武遣少君访仙，无非欲求长生耳。然人生宇宙间，外有六淫之侵，内有七情之扰，加以世界日趋文明，戕伐人身之具亦日夥，烟酒色欲无论矣，即煤气之弥漫，饮食之精美，现今饮食，多系煎炒炙煿，销烁津液，为害非浅。起居之乖常，赌博之耗神，亦在足以杀人于不觉，是以年未周甲，已呈颓唐之态，欲求耄耋高龄，几如凤毛麟角，稀世难观，其然乎，岂其然乎。

法国琶傅氏谓人生天年，为身体成长期之六倍或七倍，人类至十四岁长足，故寿可至九十或百岁。列子有百岁大齐之语，庄子有上寿百岁之说，据此则知人生本有百岁之天年，其有早老早死者，实自戕之也，故欲蕲健康长寿，只须去其短促人寿之种种乖常之习惯而已，岂有他法哉。

英国医士威霸氏，为一健康长寿者，其平日实行之方法，至为简单，爰为译之如下，愿世遵而行之，以期长生不老也。（1）饮食适宜，力避饱餐。（2）禁烟酒及刺激性食物。（3）居室多开窗户，室外多植树。（4）早起早寝，以七小时为度。（5）晨起以毛巾摩擦身体。（6）每日沐浴。

(7) 每日为适宜于自己的运动。(8) 精神常保持安静。

(见《广济医刊》1926)

110. 书养生三要后

本书系京口袁君纂述。三要者：即卫生精义、病家须知、医师箴言三类也。每类萃集胥历代贤哲精义，初不拘于医药一家，名言谠论，可法可传，读斯编者，深思之余，继以力行，却病延年，可操左券，即不克切实奉行，而为二竖所缠，亦可知病时之调摄，汤丸之煮服法，以勷医药之力，而收驱疾之效。至于箴言一类，尤为瞥策，婆心苦口，显然可见。际兹医风不振，允称暮鼓晨钟，主愿世之慈善家，与其流便单方，疗病于已发，莫如梓行此书，治疾于本然，矧单方之效于南者，恒不能效于北，验于甲者，辄不能验于乙。倘叙症不明，方药误投，为祸尤烈，是书所言，皆属金玉。明窗净几，展卷细读，圭知必有惕于疾病之痛苦，明于精气之宝贵，而豁然悔悟，幡然易辙者矣。然则袁公著述之功，讵可没哉。圭尝阅西土卫生学，书中大意，无非空气宜新鲜也，身体宜清洁也，饮食宜滋养也，居室宜通风也。凡此种种，固属要着，然更有重于是者，厥惟心灵之卫生，盖躯壳之疾，轻而易愈，心灵之病重而难疗，微特此也。心灵之力，恒能左右乎形体杯弓蛇影，非确证乎。斯编所辑，不失偏颇，而“治心”、“除妄”、“慈俭和静四字可以延年”三则，尤为心病良药。独惜世人，蔽于无明，日以于酒闻色戕其形，忧思嗔恚结其心，初时不觉，积久成病，洎夫诸恚蜂乘，急求医药，已属无及，况非神木所克疗乎。

（见《卫生报》1928）

111. 饮食之卫生

饮食为养命之根源，亦为疾病之媒介，是则卫生之道，不可不讲也，爰录丁仲祜食物卫生八条于下，以便世人之效法焉。

（一）朝起时晚睡时毋食食饵（朝起时胃中宜略饥，晚睡时胃神经宜使休息，以防恶梦萦扰）。

（二）食时毋屡饮汤水（多饮汤水，胃汁稀薄，难以消化）。

（三）食前后毋入浴，及过用脑力，与夫剧烈运动（恐血液无暇消化食物）。

（四）食物宜细嚼之，毋使坚硬之物纳于胃肠。

（五）膳事毕，宜刷齿牙，毋使食物留滞其间，发为恶臭，卒至齿骨腐烂。

（六）饮料宜煮沸，毋令杂质及微生物混入血液，为疾病媒介。

（七）糖果饼饵，列于市肆，内含毒质，与市脯同。

（八）盐糖于酒香料之属，烹调精美之物，宜撙节适度，味神经贪而不舍，胃肠积滞，年令之修短系焉。

（见《三三医报》1925）

112. 饮食丛谈（一）

清梁章《浪迹丛谈》引汪鱼洋之说，谓“蔚州魏敏果公象枢初无子，或教以每日空心服莲子数十粒，遂生子，李总宪奉倩有子十一人，云亦服此方有验”。按子亦名藕实，为干果上品，其营养成分，为蛋白质一六·二六；脂肪一·九七；碳水化物六一·八七；钙〇·〇八九；磷〇·二八五；铁〇·〇〇六四，其每公分所发生热量，为三四〇。其功用安神补气，镇逆止呕，固下焦，厚肠胃，治崩带遗精，二便不禁，魏李二氏服之生子者，殆补肾固精之力，此物杂米煮粥饭，或和米磨粉作糕饼，可增进营养效率。本草芡实之功用，与莲子相近，但营养价值则芡弗如莲，故脾虚腹泻食少，肾虚遗精带浊，用芡不如用莲也。

人仅知鸡鱼卵之滋养，不知蔬果中亦有营养率甚高者，如青苋菜、菠菜、荠菜、捲心菜、小白菜、牛皮菜、豌豆苗、胡萝卜、蕃茄、黄豆芽，皆含维生素甚富。栗子、莲子、梧桐子、胡桃、桂元、红枣、小花生、甜杏仁、葡萄，不但为滋养食物，且为药用食物，如栗之利腰脾，莲之厚脾胃，桐子清润治火嗽，胡桃温润已劳喘，桂元、红枣之补血，葡萄之滋液，花生可代肝油，为劳瘵所宜，杏仁可点豆腐，为素馔所珍，核其功用，不能尽述也。

《浪迹丛谈》云：“吾乡每过端午节，家家必饮雄黄酒，近始知其非也。《一班录》云：‘雄黄能解蛇虺诸毒，而其性最烈，用以愈疾，多外治。若内服，只可分厘之少，更不可冲烧酒饮之，有表亲钱某，于端午大饮雄黄酒，少时腹痛，如服砒信，家众误为痧，百计治之。有知者云，雄黄性烈，得烧酒而愈烈，饮又太多，是以为患也。急觅解法，可知钱某当时之病状，一如砒中毒也。”

王孟英云：酒性皆热，而烧酒更烈，韧如羊肠，润如猪脂，并能消化，故不但耗谷麦，亦最损人。然治病养老之功，亦不可殁。虚寒衰老之人寒宵长夜，苦难酣眠达晓，宜制小铁瓶略如鼻烟壶式，日用旋盖，以暖酒灌入，佩于里衣兜肚之间，酒可御夜不凉，半夜醒时，饮而再睡，不烦人力，恬适自如。圭按：此法用治老人气血不足，或中年劳心过度，以致神经衰弱睡眠后障碍者，确甚佳妙。若以补血安神之品，浸成药酒，如法饮之，尤为补益。酒之作用，不过兴奋麻醉，实无营养，而嗜之者往往沉溺其中，莫能自拔。或纵酒肇祸，或酿病丧生，故佛家列于五戒，勿许沾唇，良有以也。

《随息居饮食谱》甘薯条云：“甘温，煮食补脾胃。益气力，御风寒，益颜色。凡渡海注船者，食少许即安，切而蒸晒，久藏不坏。”当此非常时期，斗米百金之日，用此代粮，虽可救饥，惜其所含养分，不但不如米麦，且不及玉蜀黍（淀粉类食物之营养价值，须视其热量之多寡以为定，米饭每百公分发生之热量为一七六，面包二七五，鲜玉蜀一八九，甘薯三七，故甘薯之养分，逊于米麦苞谷多矣）。以之代粮，只可与米麦杂粮掺合用之。若用以为主食，则营养不良之病，接踵而至矣。甘薯食法甚多，如去皮切片，饭上蒸熟，捣如泥，加打松鸡卵及白糖黄酒少许，入油锅煎之，为美味点心。又照制藕粉法制成粉，或冲食，或和大麦粉烙油饼，制包饺或和糯米粉制蛋糕，做汤元，俱无不可也。

吾人理想之膳食：为西式中制，计四盆：第一盆为汤，荤素咸宜，佐以面包二片或馒头二枚；第二盆为菜，肉、鱼、蛋、蔬皆可；第三盆为饭，烩饭、炒饭、白饭，听便；如用白饭，宜将第二盆之菜，与第二盆之饭，同时并上；第四盆为甜点心，面粉制、米粉制、糯米粉制，及以山药、甘薯制成者，俱无不可。全膳包含之原料，为米、麦、肉类。或肝、肾、肠、血。或蛋类，或黄豆制品、绿叶菜、块根类等。务使每人每日所进之食物，除大量淀粉，兼有适量之蛋白质、脂肪，及各种维生素、磷、钙、铁等，方合生理之需要，兹举菜单二则如下：

【菜单一】萝卜羊肉汤：外加馒头两个，炒雪荀火腿蛋炒饭，高丽苹果。

【菜单二】菠菜豆腐汤：外加馒头二个，红烧肉，白饭，甘薯泥。

（见《医学导报》1945）

113. 饮食丛谈（二）

余前作食物疗法一篇，由中国医药文化服务社附刊于猩红热之研究，日来因研究营养问题，所得食物疗法数则，不忍抛弃，爰录于次。

肠红：白木耳水煮淡食，日食一钱（张寿山医师云，白木耳之功用有四：一、慢性白浊。二、肠内燥湿，消化不良。三、女子月经病，较金印草，宁坤水之功效为优。四、脑病性食滞。又云：其食法，每日用七八分，先用淡水冷化，剔去菌带，然后以淡水十六两，文火煮四五小时，加冰糖一撮，再煮十余分钟，分二次食）。

火丹：百合研细末，白糖共捣烂，敷之即痊（圭按：火丹乃丹毒之一种）。

肝胃气痛：玫瑰花，龙眼肉二味熬膏，每日沸水冲一匙，久服自愈。

泄泻少食：糯米一升，水浸一宿，沥干燥，慢火炒令极熟，磨细，罗过如飞面，将怀庆山药一两，碾末，入米粉内，每日清晨用半盏，再入砂糖一茶匙，胡椒末少许，将极滚汤调食，其味极佳，大有滋补。（圭按：以自制真藕粉，先用水调匀，继加入松鸡卵枚，以沸水冲之，须随冲随搅，加白糖食，亦味美而益人。）

《浪迹丛谈》云："核桃补下焦之火，亦能扶中焦之脾，但服之各有其法，旧闻曾宾谷先生每晨起必噉核胡一枚，配以高粱烧酒一小杯，酒须分作百口呷尽，核胡亦须分作百口嚼尽，盖取细咀缓嚼，以渐收滋润之功，然性急之人，往往不能耐此，余在广西，有人教以服核桃法，自冬至日起，每夜嚼核桃一枚，数至第七日止。又于次夜如前嚼，亦至第七夜止。如是周流，直至立春日止，余服此已五阅年所，颇能益气健脾，有同余服此者，其效正同。闻此方初传自西域，今中土亦渐多试服者，不甚费钱，又不甚费力，是可取也。"圭按：核桃之功用有二，为敛肺定喘，一为固肾涩精，其营养成分，为蛋白质一五·七八，脂肪六六·八五，碳水化物一〇·八一，钙〇·一一九，磷〇·三六二，铁〇·〇〇三五，並含有甲乙两种维生素，不失为滋养强壮之干果，至梁氏所述渐增之服法，无非因核桃含油质甚多，顿服大量，消化吸收均感困难，惟逐渐加增，则胃肠无扞隔之弊，此法《本草纲目》亦载，但与之大同小异耳。

吾人所噉之食物，有供给身体燃料之用者，如脂肪、淀粉、糖类是也，有供给建造之用者，如蛋白质，各种矿物盐类是也，有供给保护之用者，如维生素、矿物是也。以上各种食素，皆含蓄于各种动植物中，吾人必须明了每种食物之营养成分，而妥为配合，方获营养之益，兹将含维生素最多之食物，分列于后，倘能随时选食，自无缺乏之虑矣（吾人之食品内，若缺乏某种维生素至三四个月之久，可致人于死亡。故维生素对于人身，极关重要，未可忽视也）。

菠菜，胡萝卜，番茄，玉米，全小麦，大豆，广柑，苹果，香蕉，牛乳，奶油，山羊奶油，鸡蛋，牛肝，鸡肝，鸭肝，鸡油。

含乙种维生素最多之食物：

干豌豆，干扁豆，干蚕豆，花生，全麦粉，糙米，酵母，蛋白，鱼卵，肝及内部脏器。

含丙种维生素最多之食物：

生黄芽菜，生水芹菜，生菠菜，胡萝卜，马铃薯，番茄，芫荽，红辣椒，椿芽，卷叶菜，扁豆，发芽种子，黑葡萄，橘柑，柠檬。

含丁种维生素最多之食物：

鳖鱼肝油，牛脂，奶油，蛋黄。

含戊种维生素最多之食物：

麦胚油，棉子油。

徐蔚南云，面包之“包”，乃法语之译音，“面”字乃解释此物系以面粉制成，又因法国所制面包，为欧洲诸国之冠，故不译英语之白莱特，而独法语之包也（见三十四年六月《中央日报》副刊）。圭按：面包一物，相当于吾国北方之馒头而松软过之，胃力欠强者，以之代饭，弥佳。

梁章钜云：“余抚粤西时，桂林守兴静山体气极壮实，而手不举盃，自言二十许时，因纵酒得病几殆，有人教以每日空心淡吸海参两条而愈，已三十余年戒酒矣。或有效之者，以淡食难于下咽，稍加盐，便不甚效，有一幕客，年八十余，为余言海参之功，不可思议，自述家本贫贱，无力购买海参，惟遇亲友招食，有海参必吸之净尽，每节他品以抵之，已四五十年不改此度，亲友知其如是，每招食，亦必设海参，且有频频馈送者，以此至老不服他药，亦不生他病云。”（《浪迹丛谈》）圭按：海参生海湾中及外海礁岩间，属棘皮动物海参类，有足类海参科，功能补肾益精，消痰涎，摄小便，壮阳道，杀疮虫，降火滋阴，通肠润燥，除劳怯诸症，又有补血之功。赵学敏引盛天然云：“海参能生百脉之血，若失血过多，必须以此补之，其生血之功，捷于归也。”陆以湉云：“海参淡食，最益人，常有食之终身而康强登上寿者。”观此，可知海参乃一滋阴补肾之良品，性本和平，久服弥佳，梁氏之记载，得陆氏之印证，愈足坚服食者之信念矣。

陆以湉云："谷不熟为饥，腹不实为饥，饥之甚为饿，饑飢古异义，后人通用，误也。"考《康熙字典》食部饥字云。"按《说文》'飢'、'饑'二字，饥训饿，居夷切，饑训谷不熟，居衣切。"又同部饿字云，"按韩子饰邪篇，家有常业，虽飢不饑，淮南子说山训，宁一月飢，毋一旬饑，以此推之，饿甚于饥也。"圭按今人以饥为饑字之简笔字，实误。又饥饿为身体缺乏营养之自然感觉，故体强脾健之人，未至食时，腹已先饥，若晨起舌苔垢腻，大便秘结者，其胃肠之失调，亦可知矣。苏子瞻云。"已饥方食，未饱先止，此二语，愿世人深印脑海，奉为胃脏卫生之科律焉。"旧抄手册，载甜点心三种，录如下。

"香蕉布丁"　干面包屑两杯，香蕉一杯半，葡萄干三两，用瓷盘一只，以厚纸为栏，中铺面包屑，上加葡萄干一层香蕉一层，再加面包屑盖面，调鸡蛋牛乳浇上，蒸半点钟即成。

"脂油糕"　用纯糯米粉拌脂油及冰糖屑，放盘中，蒸熟，切开食，味极丰美。

"雪花酥"《中馈录》云，酥油入锅，化开滤过，随手下炒面，搅匀，使不稀不稠，缀离火，用白糖末下在面内拌匀，和成一处，上案捏开，切同眼镜块烤之，酥而且白，味尤美。("注"酥：奶油也。)

昔人对于食物之评价以色香味俱全者为上品，今据科学言之，则所谓滋养食物者，须具备"滋补"、"消化吸收良好"、"美可口"之三条件，上述三种，庶夫近之。

（见《医学导报》1945）

114. 卫生食谱（一）

人参果

【功用】健脾润肺，滋阴清火，先天不足者服之，有转弱为强之效。并治阴虚火炎，咳血遗精，骨蒸潮热，腰酸神疲，四肢萎软等症。

【制法】红莲子四两（不去心皮），梨二枚（取大而味甘者，去心皮切片），红枣八两（蒸熟，去皮），入锅铺平，以炼白蜜化水淹之，盖好，煮半炷香，翻面，再煮半炷香，入瓷缸，每日随意温热食之。冬日可多制，夏须逐日制小料也。

【注意】咳嗽多痰者，以枇杷叶五十片（鲜者尤佳）熬汁，代白蜜淹果，将起锅时，加真川贝末一两，滚一二沸即收。吐血者，以藕节捣汁，同白蜜淹果。

补肾膏

【功用】大补腰肾，填精益气，和五脏，利关节，生津止渴，养血明目。

【制法】黑桑椹、黑大豆等等，文火熬成稀膏，每晨空腹，开水冲服一匙。

桑椹、黑豆皆能利便，故兼治水肿，脾虚，大便溏泄者忌之。

二合粉

【功用】补脾肺，固肠胃，脾虚泄泻，饮食少进，服之大佳。（此方大有滋补之方，久服之，精寒不能成孕者亦孕。）

【制法】糯米一升，水浸一宿，沥干，慢火炒，令极热磨细过罗，将怀庆山药一两碾末，入米粉内，每日清晨，用半盏，再入砂糖一茶匙胡椒末少许，滚汤调食。

【注意】糯性黏滞，老人小儿及病后脾虚，均宜忌之。又忌与面食同吃。

玉液酒

【功用】温润补肺，泽肌肤，美氏发，老年久嗽，服之极效。

【制法】生猪油半斤，生白蜜六两，烧酒十斤，浸半月，第晚随量余之。

羊髓膏

【功用】补肾阴，浊五脏，泽皮毛，灭瘢痕，腰痛由于肾亏者，服之立效。

【制法】羊脊骨一具，捶碎，慢火熬成浓汁，置瓷器中，每日早晚取一块入炒米粉中，稍加白糖（或盐），开水调服。

姜枣饼

【功用】养血脉，泽肌肤，健脾胃，止泄泻。凡饮食鲜少，膳后辄觉饱胀者，常服此饼，令人强壮。

【制法】黑枣六斤，生姜一斤（切片），同在饭甑蒸熟，置臼内，捣如泥，加炒熟面粉半斤，捏成小饼，炉上烘干，随意当点心食之。

【注意】黑枣性甜腻，湿体不宜。

绿豆百合汤

【功用】补肺清热，解渴利溲，夏令代茶，至为佳妙。

【制法】绿豆半升，百合三枚，加水煮化，稍加糖食。

【注意】胃寒者忌服。

玫瑰膏

【功用】舒肝解郁，醒脾活血，主治月经不调，肝胃气痛。

【制法】玫瑰花蕊一百朵（取初开，去蒂心）、新汲水，炒铫内煎取浓汁，滤去渣，再煎入。白冰糖六两（如专调经宜用红糖）收膏，瓷瓶密藏，不可泄气，每日早晚冲服一茶匙。（无病之人，以豆乳冲服，能补脾开胃，宽中润便。）

【注意】辛香之物，最易耗气，气虚者不宜。

冬瓜汤

【功用】养胃生津，清暑除烦，为夏日佳肴。并能利二便，消水肿，孕妇常食，有泽胎之功，化毒之效。

【制法】取挂棚冬瓜，色青多毛者一枚，去皮切块，煮熟食之，治水肿。宜淡食，平人可加火腿同煮。

【注意】不宜冷食，易致滑肠。

【按】王渔洋《香祖笔记》，谓冬瓜汤可治淋浊。一人患淋，百药罔效，嗣得一方，用冬瓜淡煮，尽量饮之，数次遂愈。此亦清热化毒之功也。

柿饼粥

【功用】健脾补胃，润肺涩汤，脾虚便泻有功，热痢血淋堪医。

【制法】柿饼细切，同粳米煮粥食。

【注意】柿与蟹同食，令人腹痛作泻。盖柿本寒性，蟹性亦寒，寒性太过之故。

煤藕圆

【功用】养心生血，开胃舒脾，阴虚肝旺，内热血少者，食之最宜。

【制法】购肥白之藕一枝，取中段，涤净，置淘箩边，磨成粗末，稍加藕粉为圆，投油锅中煎之，清芳可口，素肴佳品。

羊　糕

【功用】补气滋营，生肌健力，体羸蓐劳，食之大佳。

【制法】购肥嫩羊肉一斤，加胡桃二枚（羊肉与胡桃同煮则不腥），慢火煨至糜烂，稍加盐料及洋菜再煮，候冷结成冻块，切片佐馔，味至鲜美。

【注意】羊肉发疾，疮疡疟痢，并不宜多食，多食动气。

燕　窝

【功用】养肺阴，滋胃液，止虚嗽，已劳痢，病后食之，大有益血之功，惟力薄性缓，必须久任斯优。

【制法】水中浸透，镊去毛，炭火煮化，加砂糖食。

【注意】燕窝无边无毛，或色如银丝者，皆属赝鼎。

莲心肚

【功用】补胃充饥，涩精厚肠，脾虚久泻，肾虚泄精。

以尔佐膳，功胜药石。

【制法】猪肚一枚，治净，内装已去心衣之莲子，缓火煨烂，稍加盐料。

【注意】外感未除，腹胀便秘者，皆忌。

【按】猪肚莲子二物煮糜，捣和为丸，如桐子大，名玉芝丸。大补中土，久服令人肥健。

花生酱

【功用】润肺，开胃，健脾，为素肴之佳品，体弱肌瘦者，可常制佐膳。

【制法】落花生炒熟，捣如泥。

【注意】俗谓落花生多食生痰止咳，此讹言也。痰由脾弱而生，咳缘肺燥而起，花生为强脾润燥之功，不但不致生痰，且能杜绝咳嗽也。

清凉剂

【功用】清暑利湿，除烦解渴，夏日清凉饮料，无佳于此。较诸冰激凌、汽水之寒凉伤胃，阻遏阳气者，不啻霄壤之判也。

【制法】向药肆购六一散五钱，以洁净纱布包扎置茶壶中，开水冲服。

【注意】此剂不仅消暑除烦，即夏日受暑呕吐泄泻，亦有治愈之功。

藕　糕

【功用】清肝生血，开胃补心，为产后、衰老、虚痨之妙品。

【制法】将真藕粉，调以清水，如稀糊状，加白糖、桂花，入锅煮沸，随沸随搅。俟渐厚，倾入磁盆内，盆外浸以冷水，数小时，遂结为固体。

【注意】藕粉须自制，赡诸市肆，恐掺他粉。

（见《广济医刊》1928）

115. 卫生食谱（二）

昔随园作食单，只载烹调之方法，而功用未及。梦隐撰“饮食谱”，详言食品之性质，而制法缺如，二者均非完书。仲圭不敏，拟选富于滋养之食物，分功用、制法、注意三项，以备卫生家之借镜也。

海　参

【功用】补肾阴，壮阳。凡产后、病后，衰老尫孱服之咸宜。

【制法】先将红参浸透，剖开洗净，入水煮糜，稍加冰糖，每晨量食一二只。

【注意】惟此物消化甚难，不宜多食。

甲　鱼

【功用】此物含铁质、脂肪甚富，贫血诸病服之，功在铁剂之上。盖一为有机体铁质，一为无机体铁质，功效自不侔耳。

【制法】将甲鱼剖洗洁净，或蒸或煮（均加火腿），用以佐膳，味殊鲜美。

【注意】三足者，赤色者，独目者，头足不缩者、腹有王字者、腹有蛇文者，在山上者（旱鳖），皆有毒，不可食，亦不宜多食，多食滞脾。不宜久食，久食令人患发背，又忌与苋菜同食。

牛肉汁

【功用】牛肉之成分为水、蛋白、脂肪、筋纤维等。就中水与蜃白含量尤丰，故滋养之力，罕与比伦。食之能强壮胃肠，并治妇人消渴，制汁易于消化。

【制法】先将牛肉一磅，切成小块，置于闷气小瓦锅中，用纸封固，酒酱等可不用，然后再置于大瓦锅中，隔汤煮之，下放炭团七八个，上冒以布巾，使火气不散，如是约经三时，牛肉又变成汁矣。

羊肉粥

【功用】壮阳滋阴，开胃健脾，生肌强力，治虚劳骨蒸，疗寒疝久泻。

【制法】羊肉四两，切小块，山药末一合，粳米三合，同煮为粥，加盐少许，冬令常食，有转弱为强之效。

【注意】疮家疟疾，食羊肉有复发之虞，痼疾亦忌，又不可用铜器煮。

鸡 饭

【功用】补虚益胃，润肺止嗽，产后虚羸及患肺痨者，食之最能滋补。

【制法】黄雌鸡一只，去毛及肠肚，生百合择肥白者一个，洗净，白粳米饭一盏，将粳米饭、百合入鸡腹内，以线缝定，用五味汁煮鸡令熟，开肚取百合、粳米饭与鸡汁调和食之，食鸡肉亦妙。

兰熏粥

【功用】补脾开胃，滋肾生津，益气血，充精髓，病后调理，允称佳品。

【制法】米一碗，火腿一块，切如骰子大，煮之为粥，略加盐食。

龙胞凤胎

【功用】益气补胃，活血调经，强筋骨，充肌肉。凡产虚久泻，遗精诸症，食之良佳。

【制法】肥大雌鸡一只，斩之成块，再将猪肚一个用水洗，置鸡于中，外加好酱油、黄酒及火腿者、香蕈、青荀等物，置瓦釜中，以文火煮之，历数小时而后取食，其味异常鲜美。

【注意】鸡肉多食生热动气，风痘疹后，疮疡后，疟、痢、疳、疸、肝气、目疾、喉症、脚气皆忌之。

海参肉

【功用】猪肉富于水分脂肪，为亚于牛肉之佳肴，与海参同煮，有补肺止咳之效。

【制法】先将红参浸透剖洗，乃购壮嫩花猪肉一斤，涤净，切方块，同红参武火煮至极烂，以秋油蘸食。

【注意】凡霍乱、痧气、黄疸、疔痈、喉痹、脚气、胀满诸病，并忌猪肉。

蒸　肉

【功用】补肾液充胃汗，润肌肤，起尫羸。

【制法】整块猪肉洗净，当涂糖屑，干蒸极烂，以秋油（酱油之佳者）蘸食。

【注意】见前。

枣　粥

【功用】滋脾健胃，固肠止泻，养血脉，泽肌肤，瘦弱者服之能健。

【制法】先将黑枣蒸透，去皮核，粥将成时调入，大约每粥一碗，可和枣十枚。

【注意】忌与葱鱼同食。南枣、蜜枣，皆无补性，且甜腻损齿，红枣功用相同，惟略逊耳。

豆　乳

【功用】本品含蛋白独多，含水炭素及脂肪次之，滋补之力，不亚牛乳，性能润肠，有便闭之恒习者，饮之尤宜。

【制法】取黄豆五六十粒（此系一人之量，和水可得豆乳一碗）。先一日以清水浸之，翌晨取出，去皮以盆杵捶烂，和以开水，用纱布滤之，入锅煮沸（一透为限，二透即成豆腐）。略加糖饮，服时以清晨及临卧为宜，如将鸡卵打松，以此冲食，尤为补益。

杏酪汤

【功用】滋肝肾，充血液，长精神，健步履，并治瘰疬、水肿、便秘等病。

【制法】巴豆、杏仁四五十粒，开水泡透，去皮尖，取酪法与前同。

桑椹膏

【功用】滋肝肾，充血液，长精神，健步履，并治瘰疬、水肿、便秘等病。

【制法】采黑熟桑椹，微研，以布滤汁，瓷器熬成稀膏，酌加白蜜，熬稠，贮瓷器中，每用一羹匙，开水冲服。

栗　粥

【功用】补肾气，健腰脚，开胃活血，高年最宜。

【制法】米三合，栗十枚，同煮为粥。一法先将栗蒸熟，捣成粉，俟粥将成时调入。

【注意】生食难消，熟食滞气，不可多用。

七宝粉

【功用】健脾利湿，固本培元，四时常服，胜似其他补品，胃弱体瘦者尤宜。

【制法】山药、莲子各四两，白茯苓、米仁、芡实各二两，糯米、粳米各一升，均炒黄，磨为粉，食时稍加白糖，开水调服，味颇甘芳可口。

莲芡粥

【功用】补健脾，涩精气，厚肠胃。腹泻遗精，服之甚验。

【制法】米一碗，莲子（去皮心）、芡实共半碗，同煮为粥，食时和以糖及百弗圣。盖此二物消化甚缓耳。

珠玉二宝粥

【功用】此粥补脾阴，润肺燥。凡胃纳不旺，虚热劳嗽及一切阴虚之证，当点心食之，功效甚捷。因山药与米仁合用则补阴而不失腻滞，利湿而不致伤阴，可以久服而无流弊。

【制法】生山药二两，生米仁二两，柿霜饼八钱，米仁捣为粗末，煮至烂熟，再将柿霜饼切碎，调入融化，随意。

桃枣圆

【功用】补脾胃，滋肝肾，治虚喘溲数，腰痛久泻，诸糕老人、小儿用代点心，亦觉佳妙。

【制法】黑枣、胡桃等分，先将黑枣蒸极透，去皮核，乃置胡桃于擂钵中。擂碎入枣同捶烂为丸，仍如胡桃大。

【注意】助火生痰，非虚寒者勿多食。

（见《幸福报》1930）

116. 摄生和食后

人为生而食，非为食而生。此古人警戒过食之词。庄君本生理、学理，说明生和食之关系，并摄生方法，洞中肯綮，殊世人应具之常识。惟中段指摘中医之谬，未免言过其实。盖中土非明胃肠司消化，而以所得之养料，齐诸全身，以供消耗，特措词简练耳。故谓中土之生理学说，不及西人之详备则可。斥中土之生理学说，尽属谬妄，则不可。爰就管窥，与庄君商榷之。

《难经》曰：胃之上口，名曰贲门，胃之下口，即小肠之上口，名曰幽门（此言解剖）。《灵枢·五癃津液别篇》曰：水谷入于胃，输于肠胃。《素问·灵兰秘典论》曰：胃者，仓廪之官，五味出焉。小肠者，受盛之和官，化物出焉。大肠者，传道之官，变化出焉。又《五脏别论》曰：

水谷入口，则胃实而肠虚，食下，则肠实而胃虚。《灵枢·营卫生会篇》曰：水谷者，常并居于胃中，成糟粕而俱下于大肠（以上言生理）。综观各节，语语扼要，胃肠之司消化不已昭然若揭乎。且食物至大肠，所含养料，已为胃壁之血管，肠壁之乳糜管，吸收殆尽，仅余糟粕。故《素》文叙其作用曰变化，曰传道，言化糟粕为粪便，传至肛门而排出也。其造句之妙，尤觉辨析毫芒。《灵枢·营气篇》曰：管（血也）气之道，纳谷为定，谷入于胃，乃传于肺，流溢于中，布散于外，常营（疑为行字之误）无已，终而复始。此言身为饮食所化，化成之后，吸入血管，运至大静脉而入肺，复由肺注心，散于全体，循环不息。又《营卫生会篇》曰，中焦亦并胃中，此所受气（气者血气也）者，泌糟粕，蒸津液，化其精微，上注于肺脉，乃化而为血，以奉生身。此条较前尤详，其曰上注肺脉，乃化为血者，以养料输入静脉，静脉之血，含有老废物与炭养气，必经肺脏之呼吸作用，成为鲜血，方克弥组织之缺乏。古人如此叙述，盖有深意存焉。惟胆汁胰液，皆入十二指肠协助消化，此殊灵素未及，无可讳也。

至摄生法，尤中西印证。《劝诫全书》曰：吃食须细嚼缓咽，以津液送之。然后精微散于脾，华色充好，粗快，止令糟粕填肠胃耳，此与勿利查士之细嚼主义相同也。孙思邈曰：食毕当漱口数过，令人齿固，此与近世之齿牙清洁法相若也。《内经》曰：饮食自倍，肠胃乃伤。苏子瞻曰：已饥方食，未饱先止。散步逍遥，务令腹空，此与干那路少食可长寿，寿长得多食之说相契也。孙思邈曰：人之当食，须去烦恼，此与莎士比亚饭时吵闹，胃口必倒二语相符也。王充曰：欲得长年，肠中常清，欲得不死，肠中无滓，此与粪便滞大肠，发生毒质，吸入血液，致成自毒之新说相类也。总之中西医理颇多相同之点，不独消化一事为然，融会贯通，取长弃短，以蕲医学之进步，斯可矣。

（见《广济医刊》1927）

117. 书论补后（为饵补品者进一解）

本报二十九期，载祝劭先生论补一文，用笔清显，持论精凿。庸流读之，当可瞭然于补之宜忌，而不至滥用，造福病家，岂浅鲜哉。惟圭以为施用补剂，尤应顾及脾胃。盖胃为水谷之海，脾为生化之源，五脏六腑，实利赖之。故脾胃强者，身体未有不强；身体弱者，脾胃未有不弱，二者互为因果也。倘脾胃健全，消化迅速，则五谷化生之精微，皆为百骸无上之补品。不然，脾衰胃弱，纳减运迟，投以膏丸，害且立见。盖元气不胜药力，徒滞积为患耳。善夫，裴兆期先生之言曰："补虚之最初切要者在扶胃气，胃气强则饮食进，饮食进则血气生，补何如之。所谓'得谷者生，失谷者死'，理甚易明耳。今之不善补虚者概用当归、地黄、人参、白术、甘草、黄芪者等类，以为补虚之法莫此若矣。不思此等品类，虽能补虚，要皆腻滞壅膈之性，胃之强者则幸矣。胃之弱者其克当乎，不胀则泻，不泻则呕吐而不能食矣。有谓病不转加于此，谁其信之"，此中西医哲学所以重视脾胃而有专书行世也。常见市井之医，惑于五行之说，对于肾虚诸症，不敢补脾建中，谓土强则水被剋而肾益虚矣。

抑知精液为血液所化，血液为水谷所成，设使脾胃敦厚，多纳能消，则饮食所化之精华，胥属造血酿精之原料，初无需于异类之草木。昧者不察，泥于滋阴降火之论，惟以地冬、知柏之类，戕其中州，驯致胃呆脾惫，呕吐下利，化源且绝，犹曰精损难复，阴腻恣投，何其瞆瞆哉。但欲期脾胃之健全，亦非药物所能为功，必须遵守胃肠（西化论消化，胃肠并重，盖大小肠亦可消化与吸收也。《素问》曰："大肠者传道之官，变化出焉；小肠者受盛之官，化物出焉"曰变化，曰化物。是明言肠之功用，与西说若合符节。后人不察经旨，妄以消化之权，专属诸脾，背谬甚矣）之摄生，方有效果之可言。爰将方法撮要列下，以备览焉。

（一）食必以时。

（二）食勿过饱。

（三）食时勿忧思，宜谈笑。

（四）食物宜细嚼缓咽。

（五）食后宜休息，并按摩胃部。

（六）选食己所欢喜之物（己所喜食之物，即为身体缺乏之成分，故食之甚有益也）。

（七）禁食过冷、过热之饮食。

（八）行适宜之运动。

（九）练习深呼吸。

（十）常沐浴。

世有以体虚为虑乎，请按吾言而力行之，未有不健饭加餐，转弱为强也，体既强矣，疾病自不能侵，又安用苦口之药石为哉。

（见《三三医报》1924）

118. 十种最优秀之冬令补品

吾国人有冬令服补药之习惯，参燕鹿茸，杂糅并进，富庶之家，比比皆然。其实补为疗法之一种，所以弥补身体之不足也。如身心果属衰弱，进补无论乎冬夏；苟体力充实，毋庸补益，滥服反生流弊。是以“冬令服补药”之说，在学理上，殊无存在之价值。无如此风相沿已久，革除非易，苦口婆心之忠言，每不见信于群众，无已，惟有择市间通行之成药与药用食物，述其功效，详其宜忌，以为喜饵补品者，作一忠实介绍，惟匆匆走笔，舛误必多，读者谅之。

（甲） 滋补之成药

1. 鱼肝油

鱼肝油除富含脂肪外，尚有A、D二种维他命，能治肺病，及预防肺病。盖维他命A能增加肺之免疫性也。他如小儿发育不良，大人病后瘦弱，眼中干燥，亦有服用之必要。市售鱼肝油，约分清、乳白、麦精三种。三种之中，以麦精鱼肝油为最适宜于胃部，惟滋养之力，不如清鱼肝油强大耳。果类中之长生果，亦富于脂肪及维他命A，有时可作鱼肝油之代用品。

2. 自来血

自来血为铁剂之一种，其功效亦与其他铁剂相仿，大抵铁剂之功用，为增加赤血球与红血素，并使体内养化作用旺盛。凡神经衰弱，血薄面黄，心力虚弱，血虚经秘等症，皆可用之。惟服后宜忌食富于单宁酸之物，如藕、柿、茶叶之类。又铁质有收敛作用，服者每致便秘，最好同时多啖水果、蔬菜以调剂之。

3. 弥太通

本品含四种主要成分：即维他命 B、磷、钙、士的年是也，为神经衰弱者之良药。盖神经衰弱之病状，虽甚繁多，但一般治法，不外滋养、镇静二途，此药以维他命 B 与磷滋养神经，即以钙镇静神经，复佐以兴奋消化腺之士的年。俾胃力强盛，多进滋养食品，以补血强脑，则号称不易根治之神经衰弱症，自有恢復健康之望。

4. 银耳

银耳产四川，其治疗作用，因含类似亚拉伯树胶，补血之力甚大。如（一）肺病咳血。（二）胃弱消化迟缓。（三）女子慢性白带。（四）男子遗精，皆有奇效。

5. 阿胶

阿胶亦名驴皮胶，盖取驴皮以阿井水煎成正方形之硬块也。今江浙药肆，改用杭州之西湖水与无锡之惠泉水，其纯洁不亚于阿井，阿胶之主要成分，为动物性胶质，主要功用为止血，滋补之力极微。本草云其养阴，实不确也。

（乙）　滋补之食品

1. 牛乳

凡动物性食物，虽富蛋白质及脂肪，但多缺乏含水炭素；植物性食物，则多含水炭素，而缺少脂肪及蛋白质，故于一种食物中，兼含此蛋白质、脂肪，含水炭素三种营养素，而又适量不过参差者，遍察动植物界，舍牛乳外，实不多见。又维他命为吾人生活之要素，苟有不足，疾病随之而起，但含五种维他命于一物者，厥为牛乳，其他食物，或有或无，即有亦不过一种或数种耳，故牛乳实为宝贵之食品。有力之家，可长饮之。其有不能饮牛乳之特异质者，可和于茶、咖啡、可可中呷之，或以之烹园蔬，或以之制糕饼，均无不可。惟牛乳以新鲜为贵，榨取后历时稍久，即易孳生细菌，而起腐败。盖牛乳对于细菌之发育，最为适宜故耳。又乳牛大抵患结核病，其乳中难保无结核菌存在，此种牛乳，苟给儿童饮之，每有传染肠结核之可能，故牛乳如不煮沸，颇觉危险。

2. 牛肉汁

牛肉为兽肉之王，蛋白质占百分之二十以上，并含有A、B、D、F四种维他命，磷、钾、钠、钙、铁诸无机盐。吾国本草称其“安中补脾，益气止渴”，盖动物性食品中之滋养上品也。惟消化稍难，乃其美中不足。若与其他肉类混合制成肉汁，则于病后、产后，老人、虚人之气血衰弱，当进补剂者，以此血肉有情，徐徐调养，诚极适应之食饵疗法也。

3. 桂圆膏

桂圆一名龙眼，以其形正圆，恍若神龙之双目也。此物养心补血，益脾长智，盖有益于神经衰弱之佳良食品，惟大便溏薄者忌之。阴虚火旺者，制膏时加入十分之二三之西洋参，尤妥。

4. 羊肉粥

本草云："羊肉补虚劳，益气血。"李东垣曰："人参补气，羊肉补形。"张仲景治蓐劳有当归羊肉汤，用羊肉、当归为主，益以补气之参、芪，健胃之生姜，而收止汗除热之全功（蓐劳之症状，为产后发热，自汗体痛）。可见羊肉一物，在汉代已目为妇科要药矣。予往岁做客滬江，见市廛小食肆中，有羊肉粥出售，偶食之，价廉而味美。因叹曰，此平民冬日之食补品也，体弱之人，日进一瓯，不稍间断，开胃健力，得益非浅。

5. 胡桃

胡桃俗名核桃，其功用有四：（一）治白喉。（二）治遗精。（三）疗虚喘。（四）杀绦虫。目下世风不古，人欲横流，加之海上繁华，甲于全国，操守不坚之青年，往往为肉欲所诱，酿成遗精脑弱、腰脚酸软、头晕便秘等证，则当此世人认为进补最宜之冬令，莫如服唐郑相国方为佳。其方用破故纸十两，酒浸蒸为末，胡桃肉廿两，不去皮，研烂，蜜调如饴，每日沸水冲服一匙，久久不辍，自见奇功。惟当注意者，此方乃治遗精延久，症属虚寒，初起梦遗，盖不可用。

（见《神州国医学报》1934）

119. 卫生饮料

火伞张空，炎威逼户，动作汗流夹背，运思头昏脑涨，当斯节季，除有产有闲阶级避暑高山外，殆佥有"夏日可畏”之感也。然人之所以畏夏日者，燠热耳。苟有遮蔽阳光之凉篷，推动空气之电扇，复益以清凉之饮料，安闲之心情，虽当大暑，亦可减却几许热闷，此“人定胜天”之说也。

清凉饮料之种类亦夥多矣，若冰、若汽水、若冰淇淋，嗜之者尤众。然此等冷食，大都不利胃肠，且易遭河鱼之疾，兹特精选卫生饮料若干种，并为分配时间如左。

“上午十时”　祁门红茶一杯，注以鲜牛乳三分之一，加糖少许饮之。

“下午三时”　绿豆百合汤一杯，配以烤面包一二片，或牛奶、饼干若干。

“睡前一时”饮麦乳精一杯，或鲜牛乳一杯。

除规定时间外，苟口渴思饮，则下列各物，皆可随意选取。

a 米仁；b 六一散；c 橘子汁；d 葡萄汁；e 银花露；f 西瓜；g 水蜜桃；h 桑牙茶；I 菊花茶；j 杏酪；k 麦蒂茶。苟欲食冰，可仿“北平油炸冰”法制之：取鲜洁冰块，拌以白糖，外包面粉，下猪油锅中，猛火煎黄，此时作馅之冰已化糖水，香脆清松，隽永异常。

（见《神州国医学报》1935）

120. 擦牙剂

吾人所以饭后漱口，晨起刷牙者，为扫除留滞虚隙之食屑片，以免酸酵而侵蚀齿质酿成龋齿也。凡齿牙排列不齐，易积齿垢，或唾液稠厚，不能行自净作用之人，对于口腔之清洁，尤宜十分注意，不但朝起须刷牙，即膳后睡前，亦宜各刷一次。牙粉多以制酸药为主要原料，因由碳水化合物酸酵所生之酸类，有害于齿。中和口腔之酸性，乃齿牙保健上之重要事项，兹举牙粉处方二例如下。

（一）沉降性碳酸钙八·○，碳酸镁二·○，龙脑薄荷少许混和。

（二）沉降性碳酸钙四○·○，碳酸镁一○·○，糖精○·三，安息香酸一·○，薄荷油○·一。

中药海螵蛸亦可为牙粉原料者，因含磷酸钙甚丰故也。总之，吾人用牙粉之目的，不外除酸洁齿两端，齿洁，则齿垢无由积聚，酸除则齿质不至腐蚀，不但龋齿可免，即各种齿病，亦得预防之道也。

中医之擦牙剂，其功用主在固齿止痛，龋齿作痛者，用之尤宜。兹试验方二则如下。

（一）生大黄一两，煅石膏八钱，杜仲五钱，青盐一两，共研为末。

主按：此方载清梁章《浪迹丛谈》，梁氏患牙痛颇剧，用此方顿瘥，赞为擦牙第一善方，今考方中药性，石膏为含水硫酸钙，经火煅，水分消失而为硫酸钙，钙为齿质主要成分，以之擦牙，功能固齿，惟石膏有软硬之别，制牙粉宜取软石膏，盐有洁齿作用，并上齿龈出血，二者为牙粉基本原料，大黄清胃降火，杜仲补肾，肾主骨，齿为骨之余，肾强则齿自固矣。

（二）青盐五钱，石膏五钱，补骨脂四钱，白芷钱半，旱莲草二钱半，细辛、花椒去目各钱半，薄荷、防风各二钱半，以上九味，共为细末。

圭按：此方除盐膏外，他如补骨脂治肾虚牙痛，兼能固齿，旱莲草滋肾而固齿，细辛、薄荷散风止痛，白芷、防风祛风镇痛，花椒坚齿定痛，治口齿浮肿动摇。且石膏合细辛，治阳明火热上攻之齿痛。旱莲配青盐，乌须固牙。又细辛、白芷、薄荷，均除口气臭恶，为牙粉中应加之良好香料也。

牙粉须研至极细，方不损珐琅质，上列两方中之青盐及石膏（宜取软者），均须煅过，其他诸药，或晒或焙，共磨为粉，过箩，再入乳器乳至无声，密藏候用。素无牙病之人，即以盐膏两物，煅存性，研细，入薄荷自然汁少许，以之擦牙，亦堪与西药制成之牙粉颉颃焉。

欲使齿牙健全，除晨与夜睡，两度刷牙，并食后以微温水漱口外，宜常啖坚硬之物，充分使用咀嚼器官，则龈部血流良好，自然齿健病去。《陆地仙经》云，叩齿无牙病，法于天曙睡醒时，在床上叩齿一十六次，此为齿之运动法，幼时养成习惯，至老齿牙不坏。

庚辰年秋作于巴蜀

（见《国医导报》1941）

121. 节欲集说

节欲致寿

伊川先生谓张绎曰：吾受气甚薄，三十而浸盛，四十、五十而后完，今生七十二年矣，较其筋骨，与盛年无异，皆平日寡欲有以致之也。绎曰：先生岂以受气之薄，而后保生耶。伊川曰：吾以忘生徇欲为弥耻。

节欲多子

《畜德录》曰：世人无不急于生子，赤知生子之道，真精交媾，气清精口，溶液成胎，故少欲之人恒多子，且易育。气固而情凝也，多欲之人恒少子，且易夭，气泄而精薄也，譬之酿酒然，斗米下斗水，则酒浓，且耐久，其质全也，斗米倍下水则淡，三倍四倍则酒非酒，水非水矣，其真元少也，今人遍御女婢，精气妄泄，邪火上升，邪火愈炽，真阴欲枯，安能成胎。

断欲十益

莲蕊居士曰：断欲有十种利益，反是有十害：（一）身心清净，可免其祸。（二）正念凛然，异诸禽兽。（三）气足精满，寒暑不侵。（四）面目光华，举足轻便。（五）福神对圣，无惭愧色。（六）岁省药饵，所费之资，可以周济贫乏。（七）摒绝女子小人，事无牵恋。（八）读书作事，具有精采。（九）脾胃强健，能消饮食。（十）本地风光，自有真乐。

节欲方法

（一）王大契问莲池大师，弟子自看师戒杀人，遂持长斋，惟是色心炽盛，不能灭除，乞师方便教诲，使观欲药，一如杀生之惨。答曰：杀是苦事，故言惨易，欲是乐事，故言惨难。今为一喻，明明安毒药于恶食中，是杀之惨也。暗暗安毒药于美食中，是欲之惨也，知者思之。

（二）月乾初揲曰：古有贤者，当淫念勃发时，以手置火，不堪痛处，淫念遂息，如不息，则澄心冥坐，视身如死，又神往故人之墓，自思曰：此人在世如我，我来日在墓如彼，淫药何如哉。

（三）王石隐曰：淫字，篆书云，近而相狎之意。使狂童淫女，一处南海，一处北海，岂能成淫，惟其密迩，故成淫也，旨哉言乎（即老子不见可欲使心不宄之意）。

（见《三三医报》1925）

122. 致肥之道

陈俊编《健康之路》第八章“你要做胖子吗”？略谓致肥之道，非由闲逸愉快，乃因情绪上之骚扰，促成一种内在之推动力，使人过量贪食，以人受振济时，常会亦胖为证，夫以精神上之烦扰，为肥胖之原因，适与吾国古训“心广体胖”之义，背道而驰。余自民国十九年以来，体重渐减，民二十一年后，消瘦益甚。揽镜见容，观耸辅削；静夜抚身，髀骨高突，自思消瘦之来，殆由胃病乎？余每日所进食物，多寡靡定，若将所进食品，衡量其热量，恐不满二千卡，故规定食单，选配合种滋养易于消化之品，多餐少食，安闲静养，则转瘦弱为强壮，亦非难事，当此国难时期，百物飞涨，为一般公务员经济力量所许可之滋养品，约有糙米、雀麦、黄豆制品、有色蔬菜、胡萝卜、洋芋、番茄、猪肝、猪血、鸡蛋、豆浆、落花生、红枣等十数种而已。酒能使人肥胖，睡前饮少量之淡酒，既可宁睡，亦以强身。凡物皆有利弊，要在善用之耳。《本草纲目》引刘松石“保寿堂方”，用白色苦参三两，白术五两、牡蛎粉四两，为末，雄猪肚一具，洗净，砂罐煮烂，和药，干则入汁，丸小黄豆，每服四十丸，米汤下，日三服，久服自肥，按猪肚补羸助气（苏恭），苦参平胃气，令人嗜食。

弘景：此方致肥之道，盖得力于苦参之开胃进食也。又《纲目·果部·胡桃条》云：“补气养血，食之令人肥健。”此因胡桃多油，补充吾人脂肪之效也。古方有胡桃酒、胡桃粥，用胡桃、杜仲、小茴三味浸酒，是名胡桃酒，治虚损腰疼。胡桃和米煮粥，是名胡桃粥，治阳虚腰痛，及石淋五痔。别有服胡桃法，初服一颗，每五日加一颗，至二十颗止，周而复始，常服令人能食，骨肉细腻光润，须发黑泽，血脉通润，养一切老痔。按胡桃淡食，味殊一美，若以盐炒糖煎，则松脆可口，惟所含维生素，未免为高热破坏矣。

三十二，七，六，记于北碚中医院

（见《广东医药旬刊》1943）

123. 齿的卫生

古人称赞美人的牙齿叫编贝、瓠犀，诚然这种洁白整齐和编贝、瓠犀般底美齿，值得人们颂扬的，但非美人所专有，只要明白护齿方法，人人都有美的可能。换句话说，假使美人不注意齿的清洁，也许变为可憎的黄牙吧。爱美的青年呵，你们要造成一嘴美齿吗，快快实行本篇所说的方法。

（一）刷牙的重要　我们食物之后，总有余剩的食屑，嵌留齿缝。这种食屑经过一夜之久，变为乳酸，包被齿面的珐琅质，虽称人体中硬度最高的东西，却是顶怕酸质，如果常常被它侵害，就剥离而生痛了。所以要牙齿健全，第一条件，每次饭后应用上等牙粉洗刷一次。

（二）牙粉的选择　我们牙粉刷牙，其目的在涤除齿隙的食屑，以免发酵生病，这话上面已讲过了，但是用纯良的牙粉牙刷，固能杀菌洁齿，用恶劣的牙粉，反致损伤牙磁，所以选择牙粉，应该十分严格，切勿贪图便宜，买那劣货。现闻香港声铖公司，新出一种喷兰牌牙粉，气味芬芳可口，质地细腻柔滑，可算是优良国货呢。

（三）漱水的改良　我们刷牙或漱口的水，普通都用未经煮沸的生水，这是顶不卫生而人们不注意的一件事。因为水不煮沸，难免含有杂质及细菌，胡乱拿来漱口，实觉不妥。若在肠胃病——霍乱赤痢——流行之时，更有传染病毒的危险。我想最好用石灰水——冷开水一杯，加石灰水一调羹——其次硼酸水——硼酸一倍，加水一百倍——温开水，那才不至隐受其害了。

（四）龋齿的预防　龋齿的发生，不外乳酸损害牙磁和缺少钙质两种原因，所以我们仅仅每日刷牙漱口，还不足以尽护齿的能事，必须多吃含钙食物，培养齿质，才能避免蛀蚀的痛苦。乳白鱼肝油，内含磷钙等质，既固齿，又养身，真是一举两得的补品哩。

（五）平时锻炼　人体各部的官能，愈用愈发达，不用就萎弱了。你看铁工的手，车夫的腿，强壮得令人可爱。就因他天天运动的效果，牙齿也是这样，每次用饭，细细咀嚼，再吃些坚硬食品，自然健全了。而且食物在口里嚼得细碎，胃肠消化也就省力，所以细嚼的功效，不但固齿，兼可健胃哩。

（见《幸福报》1930）

124. 不卫生之服装

（一）博衣　衣服之作用护体而已。故首贵适体，小则紧束筋肉，阻碍血液之流行，大则易招风而受寒，均非所宜也。今之妇女衣裳，博大无伦，襦裈异常。一若非此不足以尽其功能者，夏秋犹可，冬日朔风如剪，触肤欲裂，恒有因此而冻啄偏手足者，其愚不可及。

（二）束胸　胸廓内藏肺部，肺部扩张庶无疾患，故不论坐立姿势均宜正直。今之女子率以布条围束胸部，冀免乳峰之外突，不知为女子之特征，初无需于隐匿，而肺脏受此束缚，萎小不振，以致呼吸浅短，血液不良驯，成衰弱肺痨诸病，为害身体不让缠足。何女界懵然不悟，而为此戕身之举耶。高跟鞋，今之流行服装病，除上述二种外，尤有高跟鞋一种，虽不尽人皆然，但一般时髦女郎着此以矜炫者，亦触目皆是。原高跟之害能使全身重量集于足尖，使足趾间之神经受其影响，且踵片之高度愈厚，身体之姿势愈向前倾，体向前倾一则养成脊柱之弯曲，而失仪度，一则阻遏肺脏之之扩张，以酿痨疾，流弊所及直足弱身，致病岂仅步履困难而已耶。

上举三种服装以卫生原理言之，为害綦大，愿吾女界有则亟改，无则加勉，若以宝贵之身体殉此服装之潮流，窃为诸姊妹不取也。

（见《三三医报》1923）

125. 婴儿剃发之非

尝考人身被毛发之处有五，而各异名称，亦各有其作用，非徒事美观也，一曰发，所以护脑也，二曰眉，三曰睫，均所以防护眼珠也，四曰鼻毛，所以防飞虫尘埃之侵入，五曰阴毛，以为两性交接之用，俾不因摩擦而伤肌肤，此人身五毛功用之大略也。

夫发既为护脑之物，则宜存留之也甚明。若剃之使净如牛山之濯濯，不特有失仪度，亦卫生之大害耳。用是吾人于发，虽有种种式样，但略留些须以资护脑则一也。

成人之脑知留发些须以资保护矣，则婴儿之脑髓发育未全，自应加意爱护方与卫生之旨不悖。今乃不然，生甫匝月，遽行剃去，或留余发一撮于前后，几以婴儿柔嫩之头，乌漆之发，为俗尚之牺牲品，庸非大谬不经之事乎。此大谬不经之事，发生于往昔犹可说也，今日世界文明一日千里，医学之进步亦与时以俱增，而陋习依然未加改革，吾为国人赧颜无地也。

征特此也，剃发之日必大张酒筵，广招佳宾，以示欢乐，亦知此一日之縻费为若干耶，今剃发之俗既革，则此无谓之消耗，亦随之淘汰。节金钱重卫生，一举而两善，备愿有识者亟提倡之。

（见《三三医报》1923）

126. 冬日之卫生

（一）独宿　《内经》曰："冬三月，此为闭藏，水冰地坼，无扰乎阳。"盖言冬日宜绝欲，不可行房事，以扰动肾阳也。又曰："冬不藏精，春必病温。"若不知摄生，精液频泄，则寒邪乘虚而入伏于少阴，至翌年而温作矣。日本古谚曰：春三夏六秋一冬孤。垂训昭昭，亦以绝欲为旨。可见学分中外，理无二致。但玉体横陈，肉薄相接，虽功深涵养，当之亦靡，况常人乎。老子曰：不见可欲使心不乱，是故不欲断欲则已，欲绝性交，舍独宿外无他法也。

（二）禁食辛辣　辛辣诸物助火兴阳，食之既久气火偏胜，恒发为咽痛齿疼等病，若葱、蒜、胡椒催淫尤烈，一旦入口，自制綦难。

（三）勿设火炉　室中装置火炉其害有三：（一）使室中空气燥烈，妨碍血液。（二）室内、室外温度悬殊，掀帏直出，感冒堪虞。（三）窗户严扃，空气溷混，吸之有害。矧夫冬寒夏燠人身本有调节机能，初无需于山林避暑、围炉取暖也，倘此调节机能不练习而增进之，惟夏扇冬炉，日事娇养，势必微寒微热亦不能受，精神肉体渐见羸弱，岂卫生之道哉。

（四）勤运动　上条言冬日取暖能使调节机能衰减，大非健康长寿之道，欲增进其机能。俾人自然不畏寒暑，其法若何，曰运动耳。运动之种种类不胜枚举，择适于自己之体力者，定时操练可也。然最简单易行者，莫如徒手体操，不论室内户外，风雨晦明，胥可量力施行，功效所及，体为之壮，神为之振，固不仅却寒已也。

（五）多沐浴　沐浴之益甚大，稍具常识者类能言之。惟温浴行于冬日，尤使肉体温暖精神畅旺。所异吾国人士昧于卫生浴室之设立甚鲜，若所谓女浴室者，更并其名而不知无已而思其次，惟有部分浴与日光浴耳。部分浴者，以温水洗涤身体之一部分，如沐足、沐手、沐前阴等。日光浴者，择风日晴和之天，觅阳光满照之所，减少衣裳曝于日中之谓也。前法可得局部之清洁，后法藉日光之温煦助人身之体温（日光能杀菌，吾人日为日光浴一次，传染诸病自消灭无形矣）。较诸人工之火炉，不啻霄壤之判也。

（六）勿服补药　世人一交冬令，卫生之法忽焉不讲。惟争就医生拟补方，向医肆制膏滋而已。其财才稍逊者则购现成之补丸，意谓冬令服些补品，来年体必健康，讵知其所得之结果适与初愿相远乎。盖虚弱者欲使之强壮，必须讲卫生，勤运动，而佐以药物方克奏效。岂煎食几味草木遂有回天之功者！若膏滋之腻滞徒见其妨害消化耳。俞氏鉴泉曰："予见俗于冬令喜服膏滋药，而阴足阳秘脾胃旺健者，参芪地竹之品力足以运行，服之尚觉无害，若阴虚体质，温升之味，即足以动肝阳而耗肾阴。予故每以集灵膏与薛氏之滋阴养液膏类，为之增减立方。惟是麦地之品，总嫌滞湿或有伏邪，反为此等药滋长助虐，酿成隐患，卫生适以戕身，故每婉导以勿服为是。”陆氏定圃曰：“世俗喜服热补药，如桂、附、鹿胶等，老人尤甚，以其能壮阳也。不知高年大半阴亏，服之必液耗水竭，反促寿命。余见因此致害者多矣。”一论阴药之弊，一论阳药之害，足见服食补药有弊无利也。至于补丸，尤为不妥，缘服补丸之人，仅凭耳食未加考核，实实虚虚滋隐患耳。

（见《三三医报》1923）

127. 贫家育子暗合卫生说

裴兆期曰：贫家有暗合养子之道，与富家异，盖小儿受病有五。

（一）曰“暖”，小儿质禀纯阳，而火偏胜，保护无容过暖。礼曰“童子不衣裘裳”，此其义也。富家之子，一出母胎，即蒙头裹足，燠室藏之。稍长则未寒先暖，叠加绒纩，更日置之于火，烁其未足之阴，积热之病，从此变生。贫家之子，则薄被单衣，随地而掷，正得抑阳扶阴之至理。

（二）曰“饱”，人身肠胃，以清虚为和顺，在小儿则尤要，小儿肠胃柔窄，受盛无多，且不自知饥饱，旋与旋啖，而富有之家，脂味充盈，恣情多啖，脾胃诸病从此变生。贫家之子则无物可食，即食亦清简有常，正得肠胃清虚之至理。

（三）曰“怒”，小儿独阳无阴，恒易躁而多怒，惟抑怒可使全阴，富家之子骄恣之习，越于恒情，怒动肝木，木旺生风，风木乘脾，惊痫诸病从此变生。贫家之子素居穷蹇，无怒敢发，正得抑怒全阴之至理。

（四）曰“遏号”，谚曰：“儿号即儿歌。”老子云：“终日号而不哑。”（圭按：啼哭伸张肺叶，不啻肺之运动，非唯无害，而且有益。）则知儿之号，出于不自知不自识，莫或使然，犹天籁也，岂有遏之之理？况阳气为小儿偏隆，最多火病，藉此呼号以泄之，不为无益。而富家之父若母者，反生不忍，动以食慰，而遏其号，郁滞诸病从此变生。贫家之子则听呼号而不恤，正得顺通天和之至理。

（五）曰“伤药”，药乃攻邪物，非养生物也。多服久服，鲜有不致伤身者，富家之子，则不论有病无病，日饵无虚。甚至旦暮更医，乱投汤剂，而不知忌，有谓无伤，吾勿信也。贫家则不暇求医，无资取药，纵儿有疾，安意守之。（按但因此贻误者，亦复不少）正得有病不服药为中医之至理。嗟夫，爱子适以害子，几为富家之通病。读先生文，其亦憬然悟而幡然改乎。

（见《幸福报》1930）

128. 养病刍言

余主持碚院院务两年，昼夜辛劳，体日瘦削，偶出做客，勾留旬余，则肌肉渐趋丰盈，自甲申冬交卸后，如释重负，顿觉闲适，眠酣食增，未及两月，揽镜自照，已非如畴昔之瘦骨峋嶙矣。由此体验，可知慢性衰弱各症，从事静养，益以药饵食物之疗补，收效颇巨，而操劳过度，实为伤生之渐。惟在疗养期内，必须摒除世事，平心静气，乃第一要着，否则，形安而心纷扰，有何益乎？爰就经验所及，拟定养病刍言八期，并附先贤养生精语，以资印证。又附名方，以为食补之动。

次多量少，饮食注重营养。

早眠早起，生活须有规律。

栽花种竹，身体应使小劳。

对症投药，良方未可偏废。

择南向屋，阳光无虑不足。

开四壁窗，空气自然流通。

清心寡欲，以强肾气。

毋躁毋怒，以平肝气。

上列八条，为日常摄生要则，惟吾国先贤著述对于精神之休养，颇多精义，爰择录十端，略附管见，用资参征。

生死论云：天下之物，莫重于性命，天下之事，莫大于生死，人莫不好生，而不好长生之道，人莫不恶死，而不恶取死之事，此吾人所大惑不解者也。倘能将种种尘缘，一齐放下，则延年却病，并非虚语，但恐尘缘缠绕，解脱不开耳。语云："举世尽从忙里老，谁人肯向死前休"，痛哉言乎！

范文正集尺牍年谱中有云："千古圣贤，不能免死，不能管后事，一身从无中来，却归无中去，谁是亲疏？谁能主宰？既无奈何，即放心逍遥，任委往来，如此断了，既心气渐顺，五脏亦和，药方有效，食方有味也，只如安乐人忽有忧事，便吃食不下，何况久病更忧生死，更忧生后，乃在大怖中饮食，安可得下？请宽心将息！”

圭按：牵挂世事，养生大忌。因尘缘放不下，则心纷扰，心纷扰，安得谓之静养乎？

上两则所云，如半夜钟声，醒人沉睡，读之犹不憬悟者，直天下之愚人矣！李庄简诗云：我有出世法，亦如不死方，御寒须布帛，欲饱资稻粱，床头酒一壶，膝上琴一张，兴来或挥手，客至亦举觞，涤砚临清池，抄书傍明窗，日用但如斯，便觉日月长，参苓性和平，扶衰固难忘，恃药恣声色，如人畜豺狼，此理甚明白，吾言岂荒唐，书为座右铭，聊以砭世盲。

圭按：弹琴挥毫，最堪怡情养性，对证投方，疾苦自必日减，如是安心静虑，一意调养，病有不愈者，吾不信也，惟酒之刺激性甚大，以不饮为宜。

白香山云：痰有十可却：静坐观空，觉四大原从假合，一也；烦恼现前，以死譬之，二也；常将不如我者，巧自宽解，三也；造物劳我以生，遇病稍闲，反生庆幸，四也；宿业现逢，不可逃避，欢喜领受，五也；家室和睦，无交诟之言，六也；众生各有业根，常自观察克治，七也；风寒谨防，嗜欲淡薄，八也；饮食当节毋多，起居务安适，毋勉强，九也；与高明亲友，讲谈开怀出世之事，十也。

圭按：白氏却病十法，其中一五七三条，义本内典，世人未必遽信，姑置勿论，其余各款，皆养生圭臬，遵之病可速愈，违之病或增重，不可不慎也。

格言云：忿如火，不遏则燎原，欲如水，不遏则滔天，病者亦然，往往未病不防，小病不医，至大病临头，令医者不可收拾。

圭按：忿怒则神经受刺激过度，人可立时昏厥，纵欲则精液渐致枯绝，人将不永于寿，故惩忿窒欲，为养生要诀，病人尤宜遵守。

彭雪琴云：欲除烦恼须无我，历尽艰难好做人。

圭按：世人固执我见，于事于物，不离我执，于是偶有一事，不到于我，或某物求之不得，则烦恼与痛苦，将由此丛生矣，苟能破除我见，则烦恼痛苦，无处依附，自得清闲之乐。

俞樾云：宜以和婉为宗，欢娱为主，方是福慧双修人语也。

圭按：和婉为躁急之反面，欢娱为忧虑之反面，二者为养肝气妙法，易言之，即神经系之摄生要则也。

曾国藩云：体强者如富人因戒奢而益富，体弱者如贫人因节啬而自全。

圭按：自知体弱，处处注重养生，不敢丝毫放纵，岂特自全而已，却病延年，可操左券，古语云“长病大仙”，亦此意也。

苏东坡云：余生平于寝寐时，自得三昧，初睡时，于床上安置四体，无一不稳，有一未稳，须再安排令稳，既稳，或有些小倦痛处，略按摩讫，便瞑目听息，既匀，直宜严正其天君，四肢虽复苛痒，亦不可稍有蠕动，务在定心胜之，如此食顷，则四肢百骸，无不和能，睡思所至，虽寐不昏。

圭按：睡眠为精神肉体之总休息，其在生理上之重要，不亚于饮食。故长期失眠，可使神经衰弱，而神经衰弱者，亦恒告失眠，二者盖互为因果也，苏氏睡诀，在使身心宁静，意志集中，诚有催眠之效。

曾国藩云：夜洗澡，近制一大盆，盛水极多，洗澡后，至为畅适，东坡诗所谓“淤槽漆斛江河倾，本来无垢洗更轻”，颇得领略一二。

圭按：温水浴有调畅血行，促进新陈代谢之功用，每夜入浴，浴罢登床，不惟能体舒适，且引头部血液散于肌表，入睡颇易。

病中应如何静养，读吾文至此，已得其概要，今选古来食补名方七则于后，藉为病人增加营养，恢复健康，亦即内经“虚则补之”之义也。

（一）服大豆法　延年秘录长肌肉，益颜色，填骨髓，加气力，补虚能食。

大豆五升，如作酱法，取黄捣末，以猪脂炼膏和丸，梧子大，每服五十丸，或百丸，温水下，肥人忌服。圭按：此方消瘦者宜服。

（二）坎离丸《日用新本草》治男妇虚损。

黑豆炒研，红枣煮熟去皮核，共捣为泥，丸如梧子大，每服三钱。

（三）六神粥　治精血不足，神气虚弱，益脾健胃。

芡实三斤；米仁、粟米、糯米俱炒，各三斤；莲肉去皮心炒，山药炒，各一斤；茯苓四两；共磨为粉，每日煮粥服之。圭按：煮粥之物甚多，如火腿、瘦肉、猪腰、山药、赤豆、绿豆等，俱无不可。吾乡有藕粥，秋日售于市，即以糯米注藕孔中，复和糯米红糖煮成也。

（四）白雪糕　扶元气，健脾胃，进饮食，润肌肤，生精脉，补虚羸，内伤虚劳泄泻者，宜当饮食用之。

大米、糯米各一斤，山药、炒莲肉去心、芡实各四两，白砂糖一斤半，共为粉末，搅合匀，入笼蒸熟，任意食之。

（五）返本丸　《乾坤生意》补诸虚百损。

黄犍牛肉，去筋膜，切片，河水洗数遍，仍浸一夜，次日再洗三遍，水清为度，用无灰好酒，同入坛内，重泥封固，桑柴文武火煮一昼夜，取出，如黄砂为佳，焦黑无用，为末，另用山药盐炒、莲肉去心盐炒、白茯苓、小茴香各四两共为末，每牛肉半斤，入药末一斤，以红枣蒸熟去皮和捣，丸如梧子大，每空心酒下五十丸，日三服。

（六）日用仙酥丹　邓松坡补百损，除百病，返本还童，卓有奇效。

莲肉、柏子仁各半斤为末，杏仁六两，捣胡桃四两去皮，捣枣肉半斤煮去皮，捣砂仁末二两，酥油半斤，白蜜半斤，先用文火炼蜜，次入酥油，搅匀，数沸，入莲柏末，又数沸，入桃杏枣泥，慢熬半炷香，入砂仁末，搅匀，用磁罐置冷水中一日，每服三匙，空心卧时温酒一二盅送之。圭按：《金川琐》记载，酥油系取牛乳积盆盎中，渐满，取皮囊盛之，两人对立，挪转之，令匀化，真静处，俟凝定，即可用之。

（七）理脾糕　治脾弱水泻。

百合、莲肉、山药、米仁、芡实、白蒺藜扣末一升，粳米粉一斗二升，糯米粉三斗，用砂糖一斤，调匀蒸糕，火烘干，常食。

（见《医学导报》1945）

129. 论沐浴之原理

人体由数多细胞，集合而成组织，更由数多组织，相集而为脏器，以行生活作用。其一举一动，一言一笑，莫不赖于组织成分之酸化而生活力。但酸化一多，废物生焉。此种废物，非惟无益，而且有害。故必放弃于体外。放弃之道有三：在上曰肺，在下曰肾，在全身曰皮肤。缘各组织产生之废物，随血液以运行流至肺，藉呼吸以吹去之；流至肾，赖小便以排泄之；流至皮肤，由汗腺以发散之。夏令之汗，冬日之白屑，即组织因酸化而生之废物也。与空间尘埃相并，即成污垢，黏附表皮，设不勤加沐浴以除去之，则纤小之汗腺为其填塞，而一条排泄之路断矣。此路既断，血中废物转输于肾，假道膀胱而出。则与前论“口腔不能尽责，以致胃肠成病”（见本报二十期），其理正同。是以意怠于澡身，为酿病之源，而勤浴乃卫生之要着也。

不宁唯是，汗腺之作用，一方排泄血中之废物，一方吸收少量之养气。昔人所谓“人体十万八千毛孔，息息与天气相应”是也。今以污垢堆积而堵住，肺亦蒙其影响矣。

窃谓中土养生诸书，备言“不可数数沐浴”者，当指热水浴而言。盖热水浴温度太高，一则血行过速，心脏易病。二则汗出溱溱，阴血易耗（经云夺汗者亡血）。三则浴时温度高而毛孔张，浴毕外出，忽触风寒，辄致感冒。故一般卫生家咸认热水浴为不宜，仅用以疗病而已。

至言沐浴之益，犹不止除垢一端，凡循环之畅旺，体温之增加，疲劳之恢复，精神之爽快，何莫非其功用耶。

（见《绍兴医药学报》1925）

130. 卫生小言十则

（一）睡宜侧身向右，因心位于左。左侧而眠，心脏受其压迫，循环不能畅利矣。

（二）食时食后，毋多饮茶汤，恐冲淡胃液，难于消化。且五谷蔬菜，原含水分，复经细嚼，饱和唾液，自不嫌干燥矣。

（三）食时食后，不宜多饮，而平时不然，盖人身水占十分之七（血液含水最多，肌肉十分之七．五，脑筋百分之七十八，骨骼十分之一．三），正宜多喝开水，以弥消耗也。

（四）食物细嚼，方易消化，而全体获益。昔英国政治家格辣斯顿，食物一口，恒嚼之二十四五次，而寿近期颐，足证细嚼与寿命，殊有极大之关系也。

（五）舌苔白腻，大便秽臭，乃过食之铁证。至时腹饥，食物甘芳，斯胃强之佳兆。

（六）猪肉须五时五十分消化尽净，鸡鸭牛肉四时，羊肉三时，饭与蔬菜三时至四时。故吾人食品，宜以植物为主，肉类为辅，不使肠胃担负过重，自然健康长寿。

（七）素食之益有四：蔬菜藉天气、日光、雨露、土质长成，其质轻，其气清，消化易，渣滓少，一也。牛羊畜类，以草为生，人食其肉，犹啖草之精微，故不如直接食植物为愈，二也。牛羊等畜，难保无病（牛多患结核病），人食其肉，易染其疾，三也。杀生有伤天和。孟子曰：闻其声，不忍食其肉，君子自远庖厨，盖人亦动物之一，以动物之生命，快动物之朵颐，岂仁人所忍出此，四也。综观上述，吾人实有戒除肉类之必要，即不能戒绝，亦当少食也。

（八）人一呼一吸，能使二十九立方尺之清气，变成浊气，故学校工厂，当注意空气之流通，方于卫生无碍。

（九）博物家云：烟叶一磅，含毒六钱五分，可杀三百余人，吕宋烟一支，提出其得连毙二人，故终日卷烟不离口者，实自戕政策也。

（十）八小时工作，八小时休息，八小时睡眠，为健康的生活，遵此实行，却病延年，可操左券。

（见《广济医刊》1928）

131. 卫生丛谈（一）

硫化水素与疟病之关系

疟病发生，人皆蚊虫之媒介，夫蚊虫传疟，其说固确，而居处之清洁污秽，光亮与黑暗，实与人身之疟病，有绝大关系焉。

大凡黑暗污秽之处，每易发生氰二硫气体（化学名词谓之硫化水素），而与夜间为尤甚。此气体中容含微生虫极多，吸入人之腹中，即团结于细血管，饮血以生，而血液遂滞，体温遂低，甚至满身发冷而颤，至微生虫饮血饱足，倦疲不动，于是不能流行之血，一时遍及全身，即发大热。可知吾人居处，宜扫除清洁，尤宜洒石炭酸以杀致疟之微生虫，更宜多开窗洞，使光线充满室中，即夜入睡乡，亦应开侧窗使室内硫化水素与窗外清新空气，互相调换，是为卫生上之惟一良方。说者谓开窗睡卧，外来冷气，易侵人身而致疾病，不知对面开窗，冷气直达卧榻，于人身固属不宜，若开侧窗，虽有冷气转入卧榻，诚属微乎其微，于人身方面，非惟无害，且有益也。

132. 卫生丛谈（二）

油浸白果之疗肺良方　智千

肺病最难治，西医至今未曾发明疗肺良药，一遇肺病至第三期，则无不束手矣。

然而吾国往往有所谓单方者，药仅一味，或一二味，具效验卓著者，无不对症而治，应手而愈。不但疗疾，且能断根，洵足奇也。

余妻去年五月病延绵至今，一载余矣，中西医药，无不服遍。中药如化州橘红，各种半夏，凡可以消痰止咳愈肺之药，一一试服。西药如司各脱、解百勒、拍辣托、几怪拍辣托（以上均鱼肝油名）。凡可以消痰止咳愈肺之药，亦一一试服，结果则时愈时发，甚至骨瘦如柴，气喘咯血，停经发烧，奄奄一息，中西医士，咸为之束手。中医谓肺经咳伤，本源已亏，西医谓病已三期，不可救药。吁！肺病之可怕，大有咄咄逼人之势。

余焦头烂额，遍求药方，可云凡能治肺之药，已极搜求之能事而病仍依然，且日益加剧，不料于无奈何之中，忽一裁缝某，来述有一种油浸白果，为疗肺之第一圣药，具起死回生之功。某君某妇，某叟，某儿均病肺至垂危之际，一服是药，无不霍然，至今都康健如昔也。谓予不信，盖一试之，余乃大喜，问某裁缝油浸白果如何服法，如何来源，何处可求？渠答称油浸白果者，乃采摘树上生白果球，浸入极纯美之菜油内，愈陈愈妙，取食时，只须取白果去壳，捣烂，冲以开水，或芥菜露吞之，每日朝、晚服二枚，连服三日，其病若失。因此物能杀肺中霉菌，且能补已坏之肺也，此系单方，药铺内无从购取，可探听慈善家，或有此物制藏，往索之无勿予。

余从其言，细为访问，悉苏州阊门城外甘某善堂，及胥门外木渎镇，均有此物，乃虔诚往求，居然取得二十余枚，归而如法服食，果如某裁缝之言，痰渐少，咳渐止，精神亦渐健，饮食亦进，并能起坐，不似昔日之奄奄一息矣。今已半月有余，大异曩昔，现虽尚在调养中，已能行动操作，顿改旧观，爰急登报布告，以愿世之病肺者，并愿好善者多传此物，以行方便。盖油浸白果极不费事，亦不费钱也。

133. 卫生丛谈（三）

血痣灵药　心史

小儿右耳轮边长一痣，红色，无意触之即破，流血不止，不痛不痒，而流血之多，令人生悸，识者曰此血痣也。因检查治痣之方书，西法用硝酸灭之，与中法用石灰碱水点灭之法相同。又检赵恕轩《串雅内编》取痣饼药后，附有吴庚生按语云：痣之为物，有有根、无根之分，有有血、无血之别，人每不察其所以然。予在孟河，见一丹徒田姓老人，印堂生痣一粒，意欲去之。予师马培之先生，告以此乃血痣，不可破，破则不治，田不信，别求某某医破之，越日来见，意颇自得，乃旬日而如豆矣，一月而如钱矣，翻花出血，眼鼻均伤，百药不效，未及三月而死矣。大凡痣之大者，隆起者，黑者，及有毫者，皆不宜点破，惟初起未久，及色浅不凸者可去耳。据此则痣之不可点者甚多，而血痣为尤甚，然《串雅》亦无治法，马培之亦不言治法。再检《本草万方针线》，血痣溃血方，在五灵脂下云，一人旧有一痣，偶抓破出血一线，七日不止，欲死，或用五灵脂末掺上，即止也。出杨拱《医方选要》，据此乃血痣血流不止之救急方，似尚非除根之法。又检《验方新编》血痣下云，初起如痣，色红，渐大如豆，触破时流鲜血，用黄鳝血同蒜汁好墨汁涂之，血出甚者，内服凉血地黄汤。又检《本草纲目·鳝鱼》下云，以蒜瓣投鳝缸中，鳝跳掷不已，亦物性相制，又其血下云：治赤疵。同鳝汁、墨汁频涂之，又涂赤游风，乃知墨汁治血，以鳝鱼血使窜走入里，又加蒜以促之，可治一切血结皮肤之病，乃如法试之，取鳝二条之血，和蒜汁墨汁，时时涂之。至四日洗而视之，痣已缩去大半，又涂一日，第六日晨起方拟复涂，触之已应手而落，剖而视之，其空洞处，昔与血通者，皆为墨所填实。全体遂坚硬成无机之物，盖无血以养之，自然脱落矣。

134. 卫生丛谈（四）

维他命 Vitamines　张心弼

前申报常识栏中载有凤宾君之《维他命在食物中之位置》，阅之，不觉触余旧日之感。盖物质文明与时俱进，而关于食物一层，非惟不进，且见退化。例如向日所食之米，皆属粗糙不纯，而今日所食者，每用机器制造，务求洁白。自表面上观之，未尝非进化之证，然详细考之，知此种白米，对于卫生上颇不合宜，食之每易致疾，即因其中之维他命，多半存于糠秕，已遭摒弃也。故维他命在食物中颇占一重要位置，凤宾君业已说过，不必再赘。惟关于维他命之种类及其存在、性质、功用等，尚未道及，兹特分别论之于下。

一、Water Solnble B

（一）存在　此种维他命，天然物品内多有之，惟所含之量不能一定。普通以大麦芽内含有较多，而酵母内则含量最富。惟漂白面粉、机器白米、藕粉、机器玉米粉，以及西米内均无之。

（二）性质　此种维他命，不溶于酒、酒精及油等物中。能溶于水及九成酒精中。热至摄氏百度，并无作用，惟热至摄氏百二十度时，即行消灭。又考知此种维他命中无磷土质及炭，均可吸收之。

（三）对于人身之功用　此种维他命，有疗治神经炎之功效，曾有人设法自酵母内取得一种结晶体，有维他命之性质，以之注入有神经炎之鸽之血管内，其病立愈。其所以有此功效者，今尚未考出。

二、Fat Soluble A

（一）存在　此种维他命，蛋黄、鱼肝油及各种动物油（除去猪油）、绿叶、小米、菠菜、青菜、莴苣、红萝卜、马铃薯、番茄麦及黄色玉米等物内均有之，惟所含之分量各不相同。

（二）性质　此种维他命，大都不甚溶化于水，而易溶油、酒精及热酒内。惟自植物中取得者，皆不能溶化于上列诸物中，虽经烹饪，亦不致消灭，苟曝之于日光中，则其作用立大。又考知此种维他命中，无氮磷等物，热至摄氏百度即行消灭，降至低温度亦渐消灭。油类起硷化时，其中之维他命亦失去，虽在氯气或空气隔绝之处亦然，故不甚稳定。

（三）对于人身之功用　此种维他命，有疗治眼炎病之功效。其所以有此作用者，非因缺少此物，即有眼炎病。乃因无此物，则抵抗病菌之力小，因此病菌蔓延而起也。

三、Water Soluble C

（一）存在　此种维他命，果实各种蔬菜及发芽之种子均有之，而以柠檬内含有最富，橘内亦含有不少。

（二）性质　此种维他命，加热或干燥，均能使之消灭，惟其在橘汁或青菜汁中者，虽热至摄氏一百三十度，尚无所变更，故其稳度较大也。

（三）对于人身之功用　此种维他命，可治坏血病，曾有人提去柠檬内之柠檬酸，更蒸发之，则得一种粉末（即此种维他命），以之注射于患坏血病之动物之血管内，病即可愈。其所以有此功效者，今尚未考出其理由。

如上所言，乃就吾人平常食品中所确知者而分，其他种种概从略。至于各种维他命之分子式，今虽未能断定，而其能疗神经炎眼炎及坏血病，已显著无疑矣。故吾人对于食品一层，不可不慎加选择，孰者宜食，孰者不可食，观上所言，即可知之。例如米谷一物，宜择其较粗者而食之，盖如此，对于卫生上，固然获益不少，即经济上亦可藉以节省，余之有是篇之作，盖含此意焉。望诸君注意之。

役脑者之营养品　爱莲

数十年来，一般科学家咸主张菜蔬之营养力，远胜肉类，此说久无异议，最近德国克纳宾博士（Dr. Knipping）及开司南教授（Pr. Ot Kestner）于《Reclams' Universum》杂志发表意见。独主张肉类为役脑者无上营养品云。兹译述之如下：

炭水化合物（Cabobydrates）为营养之原素，故如手艺人或工人，必须多食含有此原素之物，始可得充分之能力，然役脑者（Brain Worker）则不然。盖役脑甚烈者，其脑质常分泌磷质于血分中，而成酸素（Acidity），此种酸素渐多，为害颇烈，故吾人不得不设法除去之，以保身体之健康也。考最适当之法，为使胃汁（Gastric fuice）增多，故吾人所当注意者，乃何种物品能激刺胃膜，使多分泌胃汁耳，通常食料中，惟肉食最富此性，且刺激之时间亦最久，是以食肉类可使胃汁增而去酸毒也。

开司南教授复引数点，以证肉类于输送滋养料（Vehiclenutrition）中之重要。彼言人生所需之食料，其量各不同，大概多任务作者，其所需之热位（Calorie）随之而多，故其食料之需要亦巨也。然无论工作或饮食之多少，人人所需之蛋白质（Albumen）之均常率，咸相雷同，每人每日至少需一百舜兰姆之蛋白质素（100 Grams of protein），始可敷用。而工人食量极大，故虽如菜蔬或面包，其所需之一百舜兰姆蛋白质素，已可得之。若役脑者，其食量极少，仅恃蔬食等，必不能足，故肉食尚焉。

综上观之，肉类对于役脑者，既有间接除磷酸毒之功，尤能直接补助滋养料之不足，其利明矣。每见役脑者多面黄肌瘦，身体羸弱，其原因大概为不知多食肉类，以除酸而补养也，谨为介绍于阅者。

耇老要诀　清亚

张本斯五湖漫闻云，余尝于都太仆坐上见张翁一百十三岁，普福寺见王瀛洲一百三十岁，毛间翁一百零三岁，杨南峰八十九岁，沈石田八十四岁，吴白楼八十五岁，毛砺庵八十二岁，诸公至老精敏不衰，升降如仪，问之皆不饮酒。若文衡翁、施东冈、叶如岩，耄耋动静，与壮年不异，亦不饮酒。陆敬安《冷庐杂志》载松江李玉如大耋犹健步行四十余里，或问以养生之术曰，七情之中，惟怒难制，我能不怒而已。吾邑皇甫凯承耄年矍铄，能于灯下作细字，卒年九十六。余当叩以何术摄生。曰：无他，五十岁后不御内，生平不使腹受饿，当携佩囊置食物，饥即啖之。余按唐柳公度年八十九，有疆力。尝云：吾初无术，但未当以脾胃暖冷物，熟生物，不以元气佐喜怒耳。孟诜年虽晚暮，志力如壮，当谓所亲曰，若能保身养性，须要善言莫离口，良药莫离手，此皆可为耇老要诀。

静坐为消寒之良法　徐洁

时届隆冬，天气严寒，吾人欲保持体温，非围炉取暖，即拥裘却寒。殊不知皆非治本之道，而且有害。盖围炉取暖，多吸碳氧气，有窒息而死之危险，俗所谓（中煤毒）是也。治本之道，在于促进血液流行，则体内之燃烧旺，呼炭吸氧之力疆，身热而神爽矣。古人云（常亲小劳则身健），故好劳动者，不仅为消寒之良法已也。抑予又有进焉者，消寒之法，又莫妙静坐。予学静坐，在民国二年，至今已十一年矣。初以大病之后，神憔形瘁，乃于黎明时实行静坐，虽在祁寒盛暑，都不间断，最奇者在盛暑时，一经趺坐，反觉清凉。在祁寒时，一经趺坐，虽衣薄棉，而精神盎然，和煦如春。较之围炉饮酒以取暖者，其恬适有天壤之判矣。静坐之法，论者颇多，上海商务印书馆有单本行世，大概以调息、摄心为主，因是子主张合眼观心，同善社主张垂目观鼻，予意以合目凤丹田法为最妥善。每日黎明时行之，可以强呼吸，循环神经、消化诸器官，而获延年益寿之奇效。而在冬日，固又是一极妙之消寒法也。读吾文者，其起而行之，跂予望之矣。

余年来环境恶劣，侘傺已甚，每至愁思焦虑之时，不能排遣，乃亟以静坐法疗之，必能万念俱无，心旷神怡。然则静坐法者，又为稽中散之忘忧草矣，岂仅昌国公主之消寒帘而已哉。

糠之新用途　忆碧

吾人食米，恒以愈白为愈佳。然考其实，则大不然，米之外皮（即糠），富含维他命，于人身有大益，顾知者颇鲜，故取而为日常之食料者，非唯无之，且耻之焉。要知糠有补血理湿等种种作用，他如患脚气病者，食之且可立愈，其功之大，笔难尽述，然世人不察，多轻弃之，实属可惜。

余友沈君，患贫血病，医嘱多食富含维他命之食料，遂深加研求，近竟得一物，其物为何，即糠是也。服食数月，病已渐失，因不愿自秘。广劝亲友，详述制法，仆见明效已证，爰述制食法于后，俾世人取焉。

法以不加白粉之糠，磨细成粉，置锅中焙之，至香燥为止。食粥及可以掺入此粉之物时，加一二瓢于内，既香且腻，味殊可口，价既低廉，益更宏大，愿阅者一试之。

肺痨病之新疗法　万钧

肺痨一病，自古为东西各国患，每岁之樱其锋而死者，不可以偻指计。欧美各国之医士，虽力求防御之法，而终未得其道，近美国医士月报载，华盛顿地方有医士名别福威尔生者，最新发明一法，使病者每日饭后服新鲜蔬菜、薯蓣、红萝菔、葱头、芹菜等汁二两，一月后，竟大见奇效。据别福博士之报告，谓患肺痨者所以不易治疗之原因，实由于体中缺乏蔬菜类之生物质，而药物中含此类者甚少，故医生虽用尽种种方法，终不克战胜此痨菌而歼灭之云。余前在乡里，闻父老言，用陈年咸芥卤，可治肺痨，颇有多人试之而获效者。今与别福博士之说，似相吻合矣。别福博士又谓，若将菜汁种于人身，如种牛痘然，则可免肺痨病之传染。此法是否有效，则尚待于真确之试验也（圭按：陈年芥菜卤方见于《本草经疏》云，肺痈甚效。今读是文，又为肺痨灵剂矣）。

生殖器卫生两面观　段伯五

生殖器之卫生，在于不妄用。妄用之原因，由于淫欲，淫欲之起，约有两因，故生殖器之卫生，亦有两面观焉。述之如下。

（一）淫欲之起于心理者，盖因耳目之所接，或为佳冶窈窕，动人心目，或为郑卫桑田，荡我情怀，此淫欲之由外而及内者也，是宜绝其外缘耶。然尘世纷扰，自非如鲁滨逊之飘流海外，外缘何自而绝，是宜空其色相耶。然我无灵烛，谁持慧剑，色相何自而空。陈修园之论医也，邪气去而正气自复。张景岳之论医，正气复而邪气自去，则吾当从后说。曰：人常念念于各人所有之责任，或在国家，或在社会，或在学业，或在技术，皆当奋全力以赴之，则所谓绿意红情者，自可不被其萦绕矣。

（二）淫欲之起于生理者，盖生殖器之化血为精，日思宣泄于体外，而成其生殖之功，此生理自然之道也，若欲节制之而不妄用，莫若骑乘与竞走，或旅行散步等，最为有益。盖血液流行全身，周而复始，但盈于此者，则必缩于彼，且有之下肢，与生殖器之部位最为接近。挹彼注此，甚属便利，绝无戕贼拂逆之弊，而收节欲健身之功。

以上二条皆余行之有素，功效卓著者，盖应病与药，因势利导，较之固执一端者，为有间也。（待续）

135. 卫生丛谈（五）

生殖器中内分泌之功用

内分泌之功用，近年来始大发明。故在人体中，已被视为极重要之部分，所谓内分泌者，乃不具腺体之输出管，分泌其分泌物于血液之谓也。此种分泌物内，含有特性的生活必需原物质，名曰 Honmone，随血流而达于全体，致惹起种种之作用，吾人之生殖器中，除外分泌（即精虫及卵子之分泌）外，亦有极重要之内分泌，男性的出自睾丸中之间质细胞，女性的出自卵巢之间质细胞及黄体，兹述其功用如下。

（一）男子发育期中之功用　当春情发动期，先有丛生阴毛，排泄精液等第一生殖标记之发现。不久即继以须髯、腋毛、喉头扩大、声音低等第二生殖标记。后者发现之原因，即由于间质细胞内分泌之作用。若在童龄时，将睾丸割去，则其生殖器永不发达，喉头亦不扩大，并缺乏须髯等。又若将割去之睾丸，移植于已割去卵巢之女孩，则此女孩亦能发生男性第二生殖标记，此皆足为内分泌功用之明证。

（一）女子发育期中之功用　与男子同，其春情发动时之第一生殖标记，为骨盘扩大，阴毛、月经等。第二生殖标记为腋毛、乳腺发达等。如将卵巢割去，则生殖器及乳腺逐渐退化，月经立时停止。若将此卵巢移植于已割去睾丸之男子，则亦有女性第二生殖标记发现，此外尚有二功用。（A）在各月经期间及妊娠时，阻止卵子之成熟。（B）分娩时，使乳腺特别臌大而排乳。

戒烟之事实　钧天

余有总角交颜君，素业商为人有干才，惜乎近染烟癖，未能矢力经营，有数次失去好机会。他人皆利市十倍，而彼则坐失巨金，自知为鸦片所误，颇悔之。余屡劝其戒脱而未能也，今春因买丝蚀本，据云又误于烟，晤时屡见其向人探询戒烟方法，意颇真挚。余知其创巨痛深，已具有戒烟之决心矣，乘机再劝，大以余言为然，与前次判若两人。特俟觅有戒烟良法而后行耳。前月余读申报，见载有江苏全省中医联合会长李平书先生刊送戒烟验方两则如下。

（一）戒烟丸：甘草粉五钱，炒米粉一两五钱，云苓粉一两，烟灰随量加入，又加食盐五钱，共研细末为丸，瘾发服之。

（二）戒烟粉：陈皮（烘）三两，炒饭米粉三两，云苓（烘）三两，生甘草生晒，三两，罂粟壳（炒）一两五钱，川贝（炒）另研，一两，炒食盐三两，上药各研为细末，加烟泡粉一成，烟瘾来，服药粉亦一钱，每日吸几次，服药粉亦几次，早五分钟服之，过十日减一成，迟减则瘾自除矣。

余当时即将此两方抄示颜君，颜君亦言，适因市上戒烟药含有他毒，不敢入口，今既得此良方，誓必实行。归后即将烟具全数毁减，而择用第一方试服，服之有效。今未及两月，而已完成戒除。身体日见肥硕，而精神亦大为饱满，其前途有无穷希望也。颜君嘱余转劝他人试服，特将事实药方，并录之以告拒毒诸君，诚能宣传劝导，使恶籍中人，早离苦海，同登觉岸，岂非一大快事哉。

养生谈　龚启昌

古来养生之术多矣，深山修道，往往克享高年，然非常人之所能，不必法。当今物质文明高，社会之污浊日甚，而人生之寿命亦日促，言之痛心，人安有不望克享高年者，奈何不求致之之道，高龄之人，必有其异于常人之点，余见之，辄喜询以养生之法，而察其致之之由。我校教授徐曦伯先生，童颜鹤发，年过八旬，而精神矍铄，步履轻健，有过壮年，他教授半年之中，辄有数次病假，而徐教授则来校一年以来，未尝一日以病而假也，壮年人见之，亦当自愧，余曾闻其生平修养之方，兹为条举如下。

（一）每日九时即睡，晨六时即起，起床后散步庭院或旷野数十分钟，然后加斋，诵读诗文数十分钟，乃进早餐，数十年如一日，非有不得已事故，不稍更改。此起居之有秩序也。

（二）食有定时定量，杂物不进口，烟酒等平生未尝一尝，此饮食之有节也。

（三）非时不同宿，此性欲之有节也，盖不观夫禽鱼鸟兽乎，交有定时，非其时，欲不兴，人亦动物之一，何独不然，背天而行，自促寿命。

（四）秉性直爽，为人和蔼，意有所触，即发于言，不少隐藏，忧虑悲忿之情亦寡。此其涵养之有素也。

（五）每日正事之暇，必操作家事，此运动强筋骨之法也。今人之运动，往往专为游戏，而不知人生精力之可宝。能应用于有用之工作，则力无妄用，而其强肌肉筋骨之效则一也。奈何今人徒知废物之当利用以成有用之物，而不惜以人生有用之精力，消于无用之运动，而成为废物也。

亚东唯一之滋养食物　晚成

德国培济博士，尝语彼邦人士曰，“汝至亚东后，可一试亚东唯一之滋养食物，庶不负亚东之行”云云，言时，叹赏不置焉，此物谓何，即豆腐是也。

豆本富于滋养，为植物性蛋白质之代表，制为豆腐之后，则更为一种特味，而消化愈益适合。

我国制豆腐之法颇优，先浸大豆于水中，数时间后，入臼舂碎，或用磨磨之，更煮之。加以少许荏油，入袋绞干，再加石膏或盐卤汁于其糜内拌之，用四方而有小孔之箱，底铺棉布，倾于其中，压之，数时间后即成矣。

豆腐之滋养能及于人体之效用，近世研究生理学者，曾一再鼓吹，以期世人之信用。尝分析豆腐之成分，先取去其水分，而以固形体拆为百分其中得蛋白质60.19，脂肪分23.84，合水炭素11.69，灰分4.28。其中十分之六为蛋白质，其含量较豆为多，是因豆中之蛋白质，制成豆腐之后，更加一层凝固也。

且豆腐之具备三种条件，为别种滋养物所无者（一）穷乡僻村，断无二三里不能得豆腐者，此购求之便利也。（二）豆腐价值便宜，铜元二三枚，可购得一碗，足供一二人之食用，使平常之人，可以永续购食，滋养身体，此诚所谓价廉物美也。（三）豆腐烹调亦易，烧之煮之，煎之渍之，无乎不可，苟常能变易烹调之法，虽日日用以进膳，不致食之生厌，此味又美而滋养料又丰，诚滋养品中之大王也。

晚成常观察开豆腐店者，多面色红润，肌肉丰厚，岂非多食豆腐故欤。

吾人平日醉心肥浓，几谓世间除肉类外，并无滋养物之可言，而不知亚东有唯一廉物美之食品在也。

136. 卫生丛谈（六）

节食可治胃病　曾立群

常闻患胃病者常得胃痛，作于腹上部，即左右肋骨人字形相交处之下，其痛发于食后，饮食偶多，则痛更剧，波及后背，不能自制，如以手压局部，则痛或益急，时作呕吐，其味奇酸，粪便往往呈黑酱色，患者食欲锐减，精神颓唐，而色苍白，形体瘦削，是最普通之胃病也。胃膜有伤，低洼成溃疡，故名胃溃疡，食物入胃，触及伤处，则刺激神经而起剧痛，伤近血管，破而血流，与食物混合，遂使粪便呈黑酱色，偶或饮食稍多，则胃部膨亨，胃膜紧张，溃疡裂开，而痛乃益加。

既释其理矣，乃从而推想之，非食无节，胃无休养，则溃疡莫能愈合。身且益弱，病且日深，反是胃膜能保持其收缩之小面积，则溃疡可不复更大，若无食物时时加之刺激，则溃疡愈合较易较速，是节食即能治胃病之由来也。

轻者限制食量，仅进流质，即足以自愈，重者非断食不为功，斯时之营养缺乏，可藉灌肠法以牛乳、鸡卵等输入肛门而补充之，渴则稍饮水，足以润喉可矣。待若干日后，痛已全静，胃部舒适，乃进和水之牛乳，初仅一二小匙，逐渐加多加浓。继进米汤、肉汁、糜粥、蛋羹、藕粉等，于不知不觉之中，渐复其胃应有之能力诚善法也。

虽然，此法以治胃溃疡则极效，以之治神经痛，或且加剧，是须先得医生审慎之诊断，而后行之，庶几有利无弊矣。

米麦适于人身营养之比较　养气

近日吾苏各处，均患米荒，以吾辈惯于食米之人，一旦缺乏，颇苦不便，其实取米麦之成分而研究之，则麦之富于营养料，固较米为优也。

吾人生于世间，日常劳动，迄少休止之时，以故组成身体之物质，分解变化，亦继续为绝。体内之老废物，常排出于体外，而更吸收适宜之营养料，以补充之。此饮食所以为必要也，由生理家所研究，吾人每日应摄取之营养物质。

预防霍乱之新法，内服胆汁浆苗　香波

预防霍乱之法，注射霍乱伐克辛而外，尚有吞服胆汁浆苗一法，其法乃根据法国有名学者啤斯烈克教授，新近发明局部免疫之学说。以为微菌之寄生人身，必择其最易繁殖之处丛聚，霍乱细菌只生肠胃间，而不侵入身体，他部苟能直接将肠胃机关以伐克辛训练其抵抗力，岂不尤胜于皮下注射之间接方法乎，考内服预防，较诸注射，其得尚有数端，可得而述焉。

一、可免打针时之痛苦，及打针后之违和现象。

二、只须按时依法吞服，毋庸请医施术，而施术者手术不精，致贻疾害之弊，更可免却。

三、功效速而持久，在一年以内，尚能防止疫病。若行皮下注射，则仅有效数月耳。

四、胆汁浆苗，尚有防止其他胃肠诸病之功用。

此种浆苗之服法，大概分为三次，每次空腹服两丸，先服之丸，名曰胆汁丸。所以增进肠胃消化力，使继服之药，易于奏效。十五分钟后，乃服正式之霍乱伐克辛，亦为一丸。如此连服三日，便算竣事，其法之便，可以见矣，闻法界工部局人员，均行此种预防方法，颇为有效云。

萝卜之效用　烈

萝卜为十字花科植物，亦根菜类之一种，各处均有之。

为吾人日常最普通之蔬菜，考其效力，非仅在佐膳，而尤为消食防治疾病之良剂，兹分为消化作用，防御作用，治疗作用三项。略述如下。

一、消化作用

（一）有消化小粉质之功用，萝卜含有一种消化素，能化植物质中之小粉为糖分，可助膵液营消化之功用，故吾人若食米麦、芋、百合等含小粉质最多之食品，则胃中唾液及膵液不能调润，乃失其消化作用，而小粉质积滞于胃肠，将酿成食积之疾，若吾人患此症，以萝卜治之最宜。

（二）有消化各种肉类之功用。萝卜又有溶解动物肉类结缔组织之作用，故有消化各种肉类之效能，遇有多食肉类而积食者，速服萝卜治之。

此二症之普通服法，可作萝卜数两，切丝加白蜜煮食之，或用生萝卜打汁服一二杯。若食积腹痛者，用萝卜汁与生姜汁半匙，置锅上炖热服之，日服二三次可也。

防御作用

（一）有防疫之功能　取生萝卜切细，以食盐拌浸之，约经二十分钟，更入生麻油搅和，每餐食之，可以防止鼠疫、瘟疫、喉痧之传染。

（二）为预防喉症妙药　在霜降时，取萝卜叶置诸屋瓦上，任其饱受风霜，至立春节前取下，洗净俟干，则收而藏之。若遇任何种喉症，均可煎汤服之，或漱其口，立即见效。若切细而蒸熟，调以盐，常为下饭之品，则可永免喉症之发生也。

二、治疗作用

（一）为治疗火毒之良剂　萝卜汁能解烟毒、煤毒、酒毒、火毒，并能化痰疏中满。

（二）可治疗痢疾　夏秋之间，恒多患痢疾，若治疗不周，易致生命，用霜萝卜二三两，煎汁服之。无论红白痢及水泻，无不效也。

（三）可治冻疮　冬令吾人手足易患冻疮，若破烂，则苦痛异常，宜捣萝卜汁搽之。或用大者一个，挖一洞，注入桐油两许，置火上蒸热，取其油搽之亦可。

由上观之，萝卜之效用大矣。吾人平日若能多食（无论后食或热食），则对于卫生上之功效，岂浅鲜哉，俗谓吃一口生萝卜，吐一碗血，实无稽之谈也。

牛乳检查简法及其原理　天徒

牛乳西人重要食品，故泰西诸国对于牛乳之检查，有种种秘密之方法，且设巡查，随时检察，以防贩卖者之混入他物，吾国现在食牛乳者渐多，尚无精细之检查法，殊觉不便，兹本物理化学上之原理，述家庭简易检查法两种。

牛乳较水重，其平均比重在一·〇三至一·〇三三之间，若乳中搀水，则比重较轻，故欲知牛乳中是否和水，可预先往市上买一牛乳比较表。

次将牛乳少许注入一小长玻璃瓶（与比较合成一套），然后以表置其中，如系真正牛乳，则表露出牛乳上面之处，适在一黑线上，线上有英文字母 M，若有水混入其中，则表更向下沉，水愈多，沉愈深。

卖牛乳者，又往往以饭汤或淘米水混入牛乳中，欲防此弊，则用表远不及用下述之方法之灵敏，法将乳汁振荡，入杯或玻璃管中，加碘酒二三滴摇之，不和米汁者现淡黄色，或稍和米汁，则现浓蓝色，盖米中淀粉与碘化合之故也。

137. 卫生丛谈（七）

养病之六务六戒（节录沈子复养病庸言）

六务

知　病因何而起，心中了了。此之谓知，所谓自家有病自家知也。

忘　勿记在心以为虑，生老病死，人之常理，尽其在我，听其在天，则胆壮而气旺，病乃立脚不住，药乃有效。

拒　嗜欲勿肆，感冒须防，忿怒不动，思虑不用，体劳必节，已来之病，可望渐退，未来之病，不至窃发。

看　即知之转，看病之趋势如何，但须置身病外，如看他人一般。

耐　病之来，多半由于自致。谚云：自作自受，须耐心调治，着一毫怨尤不得，则心平气和，病乃退处于无权，故耐之一字，看似授权于病，其实乃夺病之权也。

调变　调变之道，随处皆是，而尤以独宿为第一要义。常看儒书，参观释典，流览养生家言，亦调变之根本法也。

六戒

昧　浅深不知，事事惊恐。

忧　忧则心不适意，百体不安，病因忧而深，不因忧而减。

迎　嗜欲不慎，寒暖不调，喜怒逐物，心思过度，劳倦不顾，此迎之说也。

忽　略不关心，既不知病之所自来，又不知病之何以去，此之谓忽。

愤　肝火愈旺，肺金销铄，百体精华，随之而竭，此危道也。

糟塌　饮食起居，无一合度，未病犹不宜，而况有病，尤甚者不守独宿之戒。盖病则往往火旺，欲焰易炽，釜底抽薪，不可不服独宿丸。

（三字见宋史）

按朱孝定先生有言曰，病之发于外者易治，发于心者难疗。六务六戒，注重疗心，不独病者当知，健全之人，亦宜记之勿忘。

秘结之预防　中国卫生会

秘结之病，华人患者尤多，虽其危害不甚显，然知内外痔疮，回肠发炎，消化凝滞，心神昏乱等症，多由秘结所致，顾可以忽乎哉。特述治本妙方凡五则。阅者鉴焉。

一按时登厕　大便贵有定时，有定时则习惯成自然，如饮食有常，则及时自觉腹肌而思食，睡眠有常，则至时自觉颓然而思寝，惟便溺亦然，则时至自思登厕矣。是故欲防秘结，务须每日按时登厕，无效则于明日同时为之，苟能持之有恒，不及一月，未有不济者也。

二多食果蔬　粪质特食物之渣滓耳，多嚼菜蔬瓜果，则胃肠中所积食物渣滓，多而且重，故最易于下降，而大便常通，惟果类应择其熟者食之，否则结果适得其反耳。

三多饮汤水　秘结者每因肠中积食，含水分太少，以致粪质干涩，不润滑而凝滞焉，故膳时饮汤，最能利便。若空腹饮水，则多由小便而出于秘结无补。

四勤操腹部　操练腹部，可以助胃肠之蠕动，而大便藉以疏通，每日为之，久之必有鉅效。

五镇静　心绪不宁者，每患秘结之苦，推原其故。盖以一切忧患恐惧之心，足以停顿大小各肠排泄之功用，美国胃肠学专家甘博士，尝剖猫腹而研究之，见其肠肉一涨一缩，波动不已，腹中黑粪（先下药使粪变黑，以便易于观察也）滚滚下。移时忽有犬吠门外，猫闻大惧，而肠之涨缩，忽焉中止，而体中积粪，亦不复如前此之滚滚下降矣。盖猫有忧患恐惧之心，影响及肠部耳，人体亦然。名医嘉氏之言曰：余业医有年矣，每当商业凋敝之秋，一时大贾巨商，多患秘结，故秘结一症，虽名神经病，无不可也。

由此观之，镇静亦预防秘结要法之一，忧患为人生所不免，固未易尽抛弃之，然若于饮食之际，鳃鳃然不能自释于怀，则过矣。

健身十二则　王亦民

距今五年前，余乃一极瘦弱之人也，稍行远路，则呼吸短促，疲劳异于常人，但自注重卫生后，未及二年。身体转弱为强，变为一极强壮之人矣，兹将余平日所实行之条件，择其最要进数端，以供诸同志之采取。

（一）早晨起身后，操轻便之运动十分钟。

（二）未早膳前，饮开水一杯，以清洁胃肠。

（三）大便每日一次，且宜有定时。

（四）用脑筋勿继续至二小时之久。

（五）无论何种食物，须择自己所喜食者。

（六）食饭前后半小时，勿运动，勿用脑力。

（七）勿忧虑，勿胡思乱想。

（八）烟酒不入口，杂食不进胃。

（九）沐浴宜勤，并每日宜用温水摩擦颈部。

（十）无论何时，须保持正确之姿势。

（十一）污秽之地不到，行于马路中，尘灰飞扬，必用手巾掩住口鼻。

（十二）睡眠前半小时，勿用脑力运动为最宜。

华佗之仙方　老圃

《隋书·经籍志》有香山仙人药方十卷，西录波罗仙人方三卷，又杂仙方一卷，此世俗仙方之所由来也。人第知迷信仙方足以杀人，而不知上古之世，巫医不别，所传古方，亦仙方类也。三国时华佗之医术，乃与左慈之房中术并称，知当时犹视为神秘，故佗耻心医见业，家居不出，卒为曹操所杀，但佗时医学已极发达，佗之治病，若结积在内，针药所不能及，当须刳割者，便饮其麻沸散，须臾便如醉死无所知，因破取病。若在肠中，便断肠湔洗，缝腹膏摩，四五日瘥不痛，人亦不处痛，一月之间即平复，可知当时外科手术，与西法无异，汉医好谈古法，今并古法而亡之矣。世俗求仙方，拜华佗之偶像，吾谓华佗未尝无仙方，其教弟子吴普数语，即仙方也。佗告普曰：人体欲得劳动，但不当使极耳。动摇则谷气得消，血脉流通，病不得生，譬犹户枢不朽是也。是以古之仙者，为导行之事，态经鸱顾，引挽腰体，动诸关节，以求难老。吾有一术，名五禽之戏，一曰虎，二曰鹿，三曰熊，四曰猿，五曰鸟，亦以除疾，并利蹄足，以当导引。体中不快，起作一禽之戏，沾濡汗出，因上着粉，身体轻便，腹中欲食，普施行其法，年九十余，耳目聪明，齿牙完坚。所谓五禽之戏，佗无传书，章怀太子谓熊经，若熊之攀枝自援，鸱顾身不动而回顾也。盖类今之八假经，易筋经及柔软体操。庄子曰，吐故纳新，熊经鸟申，此导引之士，养形之人也。古方士诚多迂怪之谈，然吐故纳新，熊经鸟申，为卫生不易之道，曹丕典论，讥众人无不鸱视狼顾，呼吸吐纳，乃与奄人严峻从左慈学补导之术并论，亦堪一噱也。

圭按：元化为古今之外科大家，亦卫生大家，所惜刳割之手术及五禽戏之方法，均不传于后世，竟使良法湮没，研究无由，吾不得不叹古人之过重文学而蔑视技术也。

茶话　老圃

三国时，孙皓逼人饮酒，每餐宴，率以七升为限，韦昭饮酒不过二升，初见礼异时，或密赐茶茗以当酒，至宠衰，更逼之。此茗饮见于史书之始，晋时此风渐盛，褚太傅在金昌亭，吴中豪右多与茗汁，少箸粽汁，任育长过江，坐席竟，下饮。问人为茶为茗，知茗饮为江左风，当时北人不习饮茶，犹南人不习饮酪，陆玩食酪，乃言食酪小过，通夜委顿。民虽吴人，几为伧鬼。王蒙好饮茶，客至辄命饮，士大夫每欲候蒙，必云今日有水厄，此亦可知晋人饮茶，尚未流行，郭璞注尔苦茶，言树小似栀子，叶可煮作羹饮，使晋人习知饮法，固不劳郭言可饮。郭言作羹，亦与今人饮法异，京师明湖善煮茶羹，或以为创法，而不知固晋人旧法也。唐书陆羽传，羽嗜茶，着经三篇，言茶之原之法之具尤备，天下益知饮茶矣。是饮茶盛行，在陆羽之后，今此法推行各国，各国茶字，皆译自汉音。尝见英人记载，茶初入英，由英商自华邮饷亲友，其家秘为珍奇，投水中沦之，去其水而食其渣，食之无味，加以盐，又加以孛脱油，仍不得其佳处，乃投之于地曰，谈甫儿。谈甫儿此犹童时所闻海外奇谈，有漂洋至红毛国者，每爝蚕豆一粒，索价二圆，红毛人食其壳。乃曰，此味甚佳，但核过巨，每粒止值一圆耳。吾谓饮茶之法，备于陆羽，善饮茶者，不特辨茶味，并须辨水味，且于煮水之炉之炭，与盛茶之壶之杯，皆有研究，此事固非欧人所长，自吾视之，加以糖，亦犹加以盐，加以牛酪亦犹加以孛脱油耳。其所加者不同，其不知味则一也。昔桓南郡每见人不快，辄嗔云，君得哀家梨，当复蒸食否，以糖酪入茶，犹得哀家梨而蒸食也。伧父不知，犹效欧风。

圭按：本篇考茶之源流甚悉，然茶之一物于胃则碍消化，于脑则损神经，究非可充作饮料也。故卫生之士，莫不以沸水代茶，如嫌淡而无味，可加果子露少许，芬芳甘美，尤胜于茗味之苦涩焉，他若茯苓、广皮、池菊等品，皆可泡饮，不惟解渴，更可疗疾，读者盍一试之，始知吾言非谬也。

关于生理方面之数常识　迪

血占体重十三分之一，血之四分一在肺脏心脏及大血管，四分一在肝脏，四分一在肌肉、皮肤之细血管中，又四分一在其他各器官。脑髓约占体重四十五分之一，而其所能受用之血液，则占全血液量之八分之一。

血液由心脏至组织，复由组织返心脏之一周循环，为时约二十二秒，全部血液通过心脏，每分钟约三次。

摄入胃中之食物，其温度不应在华氏四十四度以下，复不应在百三十一度以上。

构成人体之原素约十七种，其量各异，相合而成为有机质及无机质。

幼年之骨，其中三分之二以上为有机质，故柔软，老人之骨，三分之二以上为无机质，故坚硬。

关于卫生上数的常识。 钟凤

户外空气，所含炭酸气之量，为百分之〇·三或〇·四，室内较多，愈多则为害愈甚，其量增至百分之二，可以致死，故群居不合卫生。

人体之水，约占全体重量百分之六五，其用有二：（一）运送养料及废物。（二）调节体温，若水分不足，则感枯燥，过少则血液不易循环，终至死亡。

吾人体温，普通有摄氏三七·五度，其不受周围温度而起变化者，以有调节机能之故，养化作用，能生体温，汗液发泻，能减体温。如热至摄氏五〇度以上，则发汗之调节机能，失其能力。我人抵抗寒冷之力颇强，体温若降至摄氏二〇度。加以适当疗治，可望再生，二〇度以下，则希望至鲜。

呼吸数，因年龄及静动而异，在成人每分钟约十二至十六或二十四次，四脉搏等于一呼吸，最健康者，其脉脉搏数每分钟六十八次至七十二次，过多过少，均为心脏衰弱之征。尿之排泄量，在成人每日约一千至一千五百立糎，女子约九百至一千九百立糎，但与摄取水分之多寡有关，并有关于其他器官排泄水分之多少。如夏日汗量多，故尿量少，冬日反是。

人类之死于心病者最多，约占百分之十四，死于肺病者次之，约占百分之十一，则吾人对于心脏及肺脏之卫生，不可不加以注意，工作八小时，休息八小时，睡眠八小时，实为卫生之要道。

营养素应取之分量，因各人之年龄职业及男女性而不同，据华德氏所定之营养率，为蛋白质一三八克，脂肪五六克，炭水化合物五〇〇克，吾意夏日当加多炭水化物之量，而减少脂肪之量，冬日反是。

138. 卫生丛谈（八）

食物种类及其功用　廖嵩亭

食物 Food 为养生之原，为类甚多，大别之可分为有机食物 Organic food 与无机食物 Inorganic food 两类。而前者又可分为炭水化合物、蛋白质、脂肪或油类三种。后者又可分为水与无机盐类两种，此种物质总称为营养素。Nutritive Elements 兹分别述之。

（一）炭水化合物 Carbohydrates 乃淀粉及糖类之总称，为植物受光化作用由氯氢炭组合而成，如马铃薯、芜菁、甘蔗等是也，能发生体温与各种能力。

（二）蛋白质 Ploteids 成分极为复杂，主要原质为碳氢氧氮硫磷等。卵类、乳类、肉类、豆类皆含之，能营养血肉与神经组织。

（三）脂肪或油类 Fats or Oils 均为碳氧氢三原质所成，动植物皆有之，脂肪为固体，油为液体，动植物油如牛油、猪油、鳖鱼油，植物油如花生油、豆油、蓖麻油等，油脂皆为不良之传热体，可以保护体温。

（四）水 Waters 为氢氧所成之液体。人体中约含有百分之六十五。食物中亦为数不少，能输送养料，带送废物，起新陈交替，并调节体温。

（五）无机盐类 Salts 为人体内骨、肌肉、血液之重要成分，常存于有机物中，如食盐铁质等类是也，能补充内脏之消耗。

维他命提要 仅

维他命一物，英名曰 Vitamin（中文又译生活素）系十五年来所发现，斯时化学家，知以化学制造之纯粹食品，与天然之量相同者，以之饲鼠及他种小动物。不能有营养功效，乃知天然食物中必含一种物质，乃名曰 Vitamin，疑其中含氮也。但其确为何物，至今未明。盖纯粹之维他命，终不可得也。近数年之研究，则虽不能得其纯粹物，其他合物已可与他物分离，想纯粹者分离之期，亦不远矣。研究此物之难点，在此物存在之稀少，一磅之酵母中，含量乃不足千分之一格兰姆，又易被药品热度等所破坏故也。今分别论之。

维他命甲。（一）性质　能溶于脂肪中，酒精中，以脱中发明最早，比较尚稳固。英名曰 Fat Soluble Vitamin A，又曰 Antirickitic Vitamin，又曰 Growtb Supporting Vitamin。

（二）缺乏时之病症　缺此物则生软骨病 Riokets 眼角质病。儿童缺此物，则不能发育，且体重渐减，终于死亡。

（三）含量最多之物，鳖鱼肝油、牛油、牛乳、鸡蛋等。

维他命乙（一）性质　溶于水中，稳固，虽煮沸三十分钟，仍无变化，在酸性液中较佳，不易受养化。近人之研究，知此物与苦味酸 PicricAcid 化合成盐，因而提出此化合物，研究最著名曰为美之沙埃得博士 Seidall。

（二）缺乏时病症　缺此物生脚气病，及神经炎之各种病症，故又名曰 Antinuritic Vitamin。

（三）含量最多之物　蔬菜、籼米、麦、豆等之果皮上。

维他命丙（一）性质　溶于酸性之水，此物最不稳固，易为养化及碱类所破坏，热至七十度，立即崩坏无用。

（二）缺乏时之病症　此物缺乏时，身体各处生如疥疮之皮肤病，即所谓坏血病 Scurvy 也。

（三）含量最多之物　柠檬最多，洋柿、橘子次之。其他如白菜、莴苣、菠菜之类，均含之颇多，其他尚有维他命丁、维他命戊，则为最近所发明。知维他命丁，可助酵母之生长，维他命戊，可助妇女生育。此物存于莴苣中。

更有一事，须声明者，即读者见此物为量少而效力极大，得无疑其为神秘乎。实则不然，除维他命乙之研究，已非常进步，如前所述外，其他如维他命甲，则托克哈雪（Takahashi）已于鳖鱼肝油中取出一种半结晶物，效力极大。维他命丙则摆所奈夫（Bezssonoff），自菜汁中取出一种黄色粉状，知其为维他命之化合物，故维他命一名，实有物在，非空想也。将来之研究，或有人造之维他命出，亦未可知也。

今将吾国人所常食之物，其维他命之比较表列如下（此表根据山东齐鲁大学化学教授窦维廉博士 William H. Adolph Ph. D. 之报告）。

食物名　白菜　芹菜　莴苣　菠菜　马铃薯　甘薯　面粉（白）　面粉（全麦）　高粱　绿豆　精米　全米粒　黄豆　黄豆芽

由上列之表，可知吾人之最好食物，为牛乳、鸡蛋及各种蔬菜水果。此数物中，不惟维他命含量多，其他之养分亦丰富，而食米麦时，则粗者中之维他命含量远过精者，此吾人食物时宜注意者也。

139. 卫生丛谈（九）

牛乳之友　冀白

曩吾肄业农校时，喜研究农产制造一科，辄思牛乳为养身滋补之品，固尽人皆喻，惟植物中亦有养分可与牛乳相颉颃者否，不易得也。后教授梅先生，发明人造乳制法一种，以落花生、大豆等为原料，经数次试验，方底于成，析其成分，知脂肪胜于牛乳，及豆腐，及蛋白质次之，而味肥鲜嫩，有非牛乳所可者。

兹将其制造法录之如下，手续中烦琐，然颇容易，读者不妨一试，方知余言不谬也。

（一）取落花生、胡桃，去其外壳，细事选择，去其细小损作伤者，大豆亦然。然后将三者同时入水浸之约二小时，取去胡桃、落花生之衣，入磨磨碎（三者亦同时入磨）。其配合量为落花生八分，胡桃一二分，大豆〇八分，水七十分。

（二）将磨时泻出之乳汁，以绢筛滤过，滤得之汁，加余剩之水，入釜煎沸，沸后约五分钟，即可供饮。

（三）所用器具，切忌咸味及冷糖质及油气（釜上更须洁净）因乳汁遇之，则凝固其所含之蛋白质也。饮该乳时，如加酱油少许，味更可口，有如鸡蛋。

痔之成因及预防　曾立群

血液循环，自离心脏入动脉毛细管静脉，其压力以次渐减，以是苟以些微压迫加动脉上，其中血液流动尚能通行无阻者，转以加诸静脉，则流行滞缓而遂壅积，试以巾或带松缠上膊部，即见上膊及手背等部青紫纹暴露，如树枝状，是即壅积之静脉也。

肛门之周围多静脉，密组成网，苟其向心脏前进之途径有阻，则亦壅积，四周较松之处更怒张，乃成核状，小者如豆，大者如银杏。凸露肛外者曰外痔，隐藏肛内者曰内痔，痔破则流血，核乃暂缩，内痔小而较进者，外间不易觉察，核破血流，其色殷红，俗谓之肠红是也。

痔疾之原因甚多，如直肠瘤、肝脏病及怀孕等，均足使积血流滞缓壅积而促成痔核者也。最常见者，为习惯性之便闭，俗以内热燥结称之。大便久积，多而且干，每逢如厕，痛苦异常，遂视为畏途。不知干积愈多，其压迫于静脉上之力亦愈大。痔疾既成，痛苦更剧，循环不已，无复已时，十人九痔，大都如此经过也。普通预防之法，当于通畅大便上着想，晨起饮盐汤，餐后食水果，运动洗浴，更依一定时间而每日如厕，使成习惯，用真蜂蜜代糖，每日服一二匙，亦颇有效，

痔初成，用药锭能自饮，既大须动手术，注射或割去之，虽然此后仍须注意通畅大便，免得复发也。

140. 卫生丛谈（十）

瑞士肺痨病院中之日程记　严顺章

世间为害最烈之疾病，莫甚于肺痨。盖其杀人于不知不觉之间，其始也无痛无楚，其结果则致人于死。医家研究此病百余年，竟无良药以治之。余非医家，故不能详此病之如何治疗，如何预防。顾余身患此病，就医瑞士达服司 Davos 之土耳本病院，该院为瑞士最著名之病院，病人由此院治愈者不可胜计。兹将院中之日程，详之于篇。庶几使我国之肺痨病家，知其疗治之方，而达治愈之希望也。

达服司，地处欧洲之中央，高出海面四千六百余英尺，故空气纯洁干燥，少含水气，宜于肺病之疗养，故肺痨病院多设焉。各院对于病人规定之日程，大致相同，故兹仅将土耳本病院中之日程，列表如下。

（一）晨间六时冷水摩擦。

（二）八时起身。

（三）早餐后散步。

（四）九时半至十时半空气治疗。

（五）十时半，饮牛乳，同时医生访病人于饭厅。

（六）散步。

（七）十二时至一时空气治疗。

（八）午餐后二时至四时空气治疗。

（九）茶后，散步。

（十）六时至七时，空气治疗。

（十一）晚餐后八时至九时半，空气治疗。

（十二）饮牛乳后归榻。

散步时间之长短，由医生规定之，所谓空气治疗者，即置一安乐椅于郊外或亮台之上，人卧其上，保守安静，是即所谓空气治疗也。

余住此三阅月矣，每日如法以行，三经诊查，皆见痊可，足见此法之有效也。

我国患此病者多矣，死于是者亦多矣，言之痛心，而我国人犹淡漠视之，岂其不知此病之为害耶。抑知其害而忽之耶，是吾之书此篇。希望我国人之有肺病者，早日照法疗养，俾可早还我康健之身，否则人生几何，身患此病，对于学问事业，一日曝，十日寒，岂有成功之望耶。而又望我国慈善家及热心医家，广其菩萨心肠，择气候适宜之地，建设病院，庶几可普渡众身于康健之乡，则吾民幸甚，吾国幸甚。

发明治肺痨病之神方　余鸿孙

凡咳嗽痰多见血，饮食减少，肌肉日瘦，此皆肺痨病之现象也。患此病者，十人中难救一二，今余有一法，治无不效，且利便殊甚，方录如下：

每日清晨起身时，服豆腐浆一碗（加糖或不加糖，功用相等）。晚间临睡时，服清炙枇杷膏二钱（开水冲服），至愈为度，勿一日间断。

林君则鸣，余之同学也。前患是症，百治不效，余即以此方示之，林君喜甚，如法服之，三月余而愈矣。感余甚，来问余曰：是方从何处得来，竟神效如是，不啻仙方矣。余应之曰：昔故老言之，然未当一试，竟神效如是耶。不数年，林君来书云："凡吾乡患是症者，余（林君自称）即以此方命服，活人不可胜计云云。"余故录之，请患肺痨病者，注意及之。

日光与身体健康之关系　中华卫生教育会唐泽鑫

夏日可畏，冬日可爱，此吾国人之常语也。但就卫生学理言之，日光一年四季，实无时不令人可爱，虽夏季地近赤道，温度增高，然亦无足使人生畏者。若畏其温度稍高，遂终日避之，是牺牲其所可爱，将吾人身体所应享得之健康幸福，而并弃之也。夫日光之具有他项作用，兹不暇具论，但就其有益身体健康者，分甲乙两条，说明于后，以显其可爱之非虚也。

（甲）日光与空气之关系，空气之于人，与水相同，水必澄清，而后便于饮，空气必新鲜明亮，而后得于呼吸。日光者，所以使空气纯洁明亮，不可少之物也。凡天地间产生各种疾病之细菌，生育繁衍于阴湿污秽之处，风扬之于空气中，而人莫之觉，惟日光有照见杀灭之能。盖细菌生活，其环境宜阴暗而最忌明显，其温度宜低不宜高，虽不可概论，然据生物学家之考究，大多数则如此。如房屋暗湿阴凉之处，霉点丛生，日光明显干洁之处则否，霉者细菌之属于植物者也，即此一端，足以证明日光有杀灭细菌之功用。故房屋需竟日透光，则细菌生存之优点暴灭，呼吸时可免菌毒吸入肺脏各部之危，户外日光中运动生活之时间愈多，则肺恶除，精力旺，而神情疏朗，彼闭户自居者，卒之身体日弱，疾病丛生，其亦知所由来乎。

（乙）日光与身体排泄之关系　吾人日进食物，其精华滋养者，化为骨骼肌肉各部之发达，所以培植精神体力于下堕，其不利于身体者，全赖呼吸，出汗，大小便，三者排泄之，呼吸出汗，有必需日光发展其功用者，因肺部乃全身浊血之总汇。血将体内各部炭素带入肺脏，吸入清气。内含氧素，与之化为二氧化碳素。呼而出之，所谓浊气也。惟日光以内之空气，不但无细菌混入之危，且化除肺恶之功用较强，此日光有助于呼吸之功用也。凡体中恶浊，有为血流清洗所不及者，积于肌肉与皮肤之间，必运动于日光中，使肌肉皮肤外感太阳光热，内则摩擦生热，然后汗水油然而生，体浊随汗水泄出，运动愈烈，时间愈久，则其体热之外感于日光者愈多，内因磨擦所生者必愈高，因此出汗愈多，体浊泄出之分量必愈大，呼吸与皮肤二者，排泄之功用既显，则其影响于胃肠之消化力益强。大小便疏通，食欲加大，精力自倍，俗常以努力加餐四字勉人，殆即此意。倘阅者诸君，乐得吾说而行之，弱可强，而病易愈，日光中原有健康幸福，彼闭户潜居者，终日避之，亦惑矣。

鲍君芳之卫生谈　静一

鲍君芳年逾古稀，精神甚矍铄。余遇于三马路之禅悦斋，见其须发虽白，而谈锋之健，声浪之清，不类七十老人。据鲍自述，合家大小九口，十余年未有人疾病，余叩其卫生之法，则曰余（鲍自称）于家庭并无特异。惟定有家规十二则始行之时，家人咸感不便，今则习以为常，余之亲朋中仿行者，已有四五家矣，其法若何，请为在座诸君述之。

（一）每晨六时半，振铃促家人起身，齐集庭中，作二十分钟体操。

（二）每日扫除屋舍后，必用石碳酸水洒之。

（三）手巾饭碗，各人分开，不准通用。

（四）粥饭之外，严禁杂食。

（五）夏间合家素食。

（六）特设暖房，无论男女老少，日必沐浴一次。

（七）食物经宿，除不易发霉外，不惜抛弃。

（八）禁止吸烟饮酒。

（九）不备茶叶，口渴以熟水代之。

（十）各室备寒暑表以避寒暖。

（十一）入晚九时休息，十时息灯。

（十二）有乳儿者，隔三日给洋烛一支。

以上十二则，合家遵行。余对于家人大便一事，尤为注意，午饭时必逐一查问，如有竟日大便不行，即禁止食物，迫令多饮熟水，至便行乃止，因之十余年间，家中无疾病人矣。

花生代肉　朱天锡

吾人日事动作，必须耗劳神，既耗精神矣。不能不无营养物以补偿之，方可劳而不疲。是营养物者，人类生活上必需之要件也。然营养之物甚多，如五谷鱼肉蔬果之属，皆是养生。考其中有壳果一类，可以代肉，因此类富于蛋白质及脂肪，与肉类较，其功用正不相上下，惟肉类之价日昂，故今日有以壳果代肉者也。况今当生活程度日高之际，肉类且不易得，故壳果之代肉，将成事实矣。壳果代肉之最有成效者，厥惟花生。花生一物，现已愈用愈广，有用以制油者，有用以制饼饲牲者，其价值已不下数百万元。美国威斯康新大学，有但路二氏，已试验得花生中含有 7.50 之水分，24.50 之蛋白质，50.50 之脂肪，11.70 之含水炭素，4.00 之纤维，1.80 之灰分，足使动物长成。花生之功用，直与制酱油豆腐等之黄豆相伯仲，食时加以无机之盐类，并能溶脂肪之佐物，即成一完美食品矣。

（以上十篇见《三三医报》1925、26、27 年）

141. 中国卫生格言一束（一）

传家宝曰：食宜早食，不宜迟晚：食宜充饥，不宜过饱：食宜温暖，不宜生冷：食宜熟烂，不宜坚硬：食宜干燥，不宜汤水：食宜细缓，不宜粗速：食宜清淡，不宜厚味。又曰：饮食缓嚼，有益于人者三：盖细嚼则食物之精华，言能滋养五脏，一也；脾胃易于消化，二也；不致噎咳，三也。又曰：无事时合目养神，大能培养目力。

靠天翁曰：食惟半饱惟求淡，酒止三分莫过醺。

成语：饮食知节，则疾病少。

先哲曰：寡欲多男。

又曰：醉饱莫行房，五脏皆反覆。

庄子曰：人之大可畏者，衽席之间，不知戒也。

成语：夜为一日之余，如夜不能寐，壮者次日即倦，弱者一日不爽。

传家宝曰：喜怒哀乐，归于中和，贪嗔痴妄，必须看破。

又曰：生产百日之后，气旺血足，方可交合。

先哲曰：思虑之害，过于酒色。

142. 中国卫生格言一束（二）

彭祖曰：上士异床，中士异被，服药百颗，不如独卧。

先哲云：行房百里者病，百里行房者死。

《金丹秘诀》曰：一擦一兜，左右换手，九九之初，真阳不走（戌亥二时，阴盛阳衰之候，一手兜外肾，一手擦脐下，左右换手，各八十一，半月精固，久而弥佳）

贺阳亨曰：白饭细嚼之，至糜烂咽之，滋心液腹，味无穷，益亦无穷。

孙思邈曰：凡食毕漱口过，令人齿固。

赵晴初曰；今人漱齿，第以早晨，是倒置也。（凡一日饮食之垢，积于齿缝，当于夜晚刷洗，则滓渣尽去，故云晨漱不如夜漱。）

《论衡》曰：欲得长生，肠中常清。

《荆园小语》曰：早起有无限好处。

《多少箴》曰：少饮酒，多啜粥，多茹菜，少食肉。

葛洪曰：秋不极温，夏不极凉。

申鉴曰：药者，疗也，所以治疾也，无疾则勿药可好。

《论语》曰：男子三十而娶，女子二十而嫁。庄子曰：吹嘘呼吸，吐故纳新，熊经鸟伸，为寿而已矣。

曾文正曰：养生之法，莫要于惩忿窒欲少食多动八字。

《千金方》曰：半醉酒，独自宿，软枕头，暖盖足，极息心，自瞑目。

《论语》曰：肉虽多，不使胜食气，沽酒市脯不食。

王龙溪曰：息有四种，一风，二喘，三气，四息，前三为不调相，逡一为调相，呼吸时鼻息出入觉有声，是风相也，息虽无声，而出入结滞不通，是喘相也，息虽无声，亦无结滞，而出入不细，是气相也，呼吸时无声不结不粗，出入绵绵，若存若亡，是气相也。古谚曰：早食要早，中食要饱，夜食要少。

格言联璧曰：食服常温，四体皆春，心气常顺，百病自遁。

又曰：天地不可一日无和气，人心不可一日无喜神。

又曰：慎风寒，节饮食，是从吾身上却病法，寡思欲，戒烦恼，是从吾心上却病法。

曾涤生曰：饭后数千步，是养生家第一秘诀。

上录二十二则，都与欧美新说，暗相契合，惜乎行文简练，不事详言耳。

143. 中国卫生格言一束（三）

流水之声，可以养耳，青禾绿帅，可以养目，观书绎理，可以养心，弹琴学字，可以养指，逍遥杖履，可以养足。

《褚氏遗书》曰：养臂指者常屈信，养股趾者常步履。

封君达曰：无过食，去肥醲，节酸咸，减思虑，捐喜怒，谨房室。

《医说》曰：食欲少而不欲顿，常如饱中饥，饥中饱。

华佗曰：人体欲得动摇，但不当使极耳，如动摇则杀气易消，血脉流通，病不得生，譬犹户枢不蠹，流水不腐，以其常动故也。

白香山曰：风寒谨防，嗜欲淡薄，病可却也。

谚语：天时虽热，不可贪凉，瓜果虽美，不可多食。

董仲舒曰：寒暖无失适，饥饱无失平。

孙思邈曰：暮卧常习闭口，开即伤气。

苏轼曰：天以日运，故健。曰：月以日行，故明。水以日流，故不腐。人之四肢以日动，故无疾。

曾涤生曰：精神愈用而愈出，体魄愈练而愈强。

荀子曰：乐易者，常寿长。

丁福保曰：人若欲窥卫生之宫墙，务先戒绝烟酒色三字。

“真西山卫生歌”曰：“卫生切要”知三戒，大怒大嗔并大醉。

“潜夫论”曰：婴儿之病，伤于饱也。

孙思邈曰：冬夜勿覆头睡，可得长寿。

李杲曰：才所不逮，而强思之伤也。力所不胜而强举之，伤也。

《奉亲养老书》曰：尊年之人，不可顿饱，但频频与食，使脾胃易化，杀气常存。

《医说》曰：食不欲急，急则损脾，法当熟嚼令细。

《心潮录》曰：脑力与肢体相间而用，实为养生之无上妙法。

古训：酒似穿肠毒药，色如刮骨钢刀。

高攀龙曰：口腹不节，致病之由，念虑不节，杀身之本。

韩瑞芝曰：人之卫生也，劳苦不怕，拂郁可怕。

黄履素曰：病者所忌，自酒色劳役饮食及一切例禁外，所大患者有二，认病为真，终朝侘祭，一也。求速效而轻用医药，二也。

《涅槃经》曰：爱欲之人，犹如执炬逆风而行，必有烧手之患。

华佗曰：食物有三化，一火化；煮烂也，一口化；细嚼也，一腹化；入胃自化也。

（以上三篇见《广济医刊》1926、27、28 年）

144. 家庭常识十二则

无锡华文祺君，译日医《无药疗病法》一书。丁福保氏采入医学丛书，其卷尾有“无药疗病法之余谈”十则，洵属家庭应有之常识，爰节录之，以实本刊。虽系泰山之微尘，或非小补于医学乎。

（一）冬日出外，当于鼻孔少吸入冷水，直即吐出，以干布片拭之。又以浸冷水中之手巾，几度摩擦颈之周围，更以干手巾拭之。如是而外出，则不惟不易于感冒，且断不至罹气管支加答儿之症（即气管支炎），此之谓“隐襟圈”。

（二）凡以手入水之后，当以干手巾拭之，至全无湿气为度，更以两手之背及掌，互相合擦，约二分时许，则可免龟裂之患，此之谓“无形之油”。

（三）每阅一时间，闭口为深呼吸十五息（圭按：呼吸宜缓而长，细而静，如古人所称之息相，方有大益）。如斯长久行之，则心肺自不易罹病，此之谓“不用钱买之灵药”。

（四）身体受跌打损伤时，频以醋滴注而冷之是，则颇有消炎之效，此之谓“随在可得之药膏”（圭按：宜外掺龙骨粉以止血，内服广郁金以行瘀）。

（五）胃中积痛之际，饮酒一二小杯，则痛可大减。此之谓“无药之注射”。

（六）呃逆不止之时，作纸捻以刺鼻孔，使发喷嚏，则可立消，此之谓“人工之医”。

（七）便秘之人，每晨饮冷沸水一盃，大可谓调整通便之助，此之谓“我家之下剂”（圭按：更宜勤事运动，多食蔬果，频进汤水）。

（八）入床之后，仰卧而伸其手足，用力达于两足之指尖，屈其手指，而数一二三四……则不知不觉之间，而自然酣睡，此之谓“自然之安眠药”（圭按：或温水沐足，或静听钟声，皆能入睡。若滥用药物，反易酿成习惯性）。

（九）烦闷不堪之时，往复行四五十丈之道路，则精神自然快爽，此之谓“忧之扫帚”。

（十）夏以瓜水，冬以莱菔汁，洗面及手，则颜色自艳。此之谓“田圃之美颜水”（圭按：古明注颜之法，即以唾津擦面是也）。

以上为原文，而略参鄙意，以尽其余蕴者，今更补缀二条如下。

（十一）清晨临睡，各叩齿三十六次，并于大小便时，咬紧牙关，不发语言，则一生无牙痛之患，而齿亦弥觉坚固，此之谓“我之牙医”。

（十二）夜卧取侧睡姿势，并屈左胫而压于右股之下。（或屈右胫而压于左股之下。）则可免梦遗患，此之谓“自家之医药”。

（见《三三医报》1924）

145. 孙真人养生铭

怒甚偏伤气，思多太损神，神疲心易役，气弱病相侵，勿使悲欢极，当令饮食均，再三防夜醉，第一戒晨嗔，亥寝鸣天鼓，寅兴漱玉津，妖邪难犯己，精气自全神。若要无诸病，须当节五辛，安神须悦乐，惜气保和纯，寿夭休论命，修行本在人。若能遵此理，平地可朝真。（见《海上方》）

（见《三三医报》1924）

146. 中药常识

【释名】薄荷：《食性本草》作菝蔺，《千金方》作蕃荷；作薄荷者，音之误也。今处处有之，苏州所莳者，茎小而气芳；江西者稍粗，川蜀者更粗，入药以苏产为良。

【气味】辛苦而凉，气味俱薄（凡味薄之药，俱不宜多煎）。

【功用】辛能发散，凉能清利，专主消风散热。凡作风，鼻塞热壅痰盛，贼风在表，关节不利，头风诸症，用为要药。

【用量】八分。

【禁忌】本元虚弱及久病新痘诸禁忌之。

白豆蔻

【释名】一名多骨，生两广，子七月采收，入药去皮炒用。

【气味】味辛，气大温，味薄气厚，轻清而升。

【功用】其用有三：（一）散胸中滞气。（二）去感寒腹痛。（三）温暖脾胃（古方治胃冷，吃食即吐者必加之）。

【用量】五分

【禁忌】火升作呕，因热腹痛，气虚诸症感宜禁之。

【杂论】东垣谓去白睛翳膜，盖辛散之力也。《开宝》主消谷下气，以暖能消物，温则行气也。

【方剂】以本品三枚捣细，好酒一盏温服，治胃冷恶心。（圭按：方出《张文仲备急方》惟耗气之品不宜多用，三枚似嫌太过）。

草荳蔻

【释名】对肉荳蔻而言，即名草荳蔻，豆象形也。

【气味】味辛气热，升也，阳也。

【功用】暖胃健脾，燥温祛寒，并能解口臭，消酒毒。

【用量】五分。

【禁忌】辛燥犯血，忌阴不足者远之。

砂　仁

【释名】原名缩砂密，此物实在根下，仁藏壳内，故名。形似龙眼而小，色黄炒去衣，研用。

【气味】辛温而香。

【功用】逐寒凝，破气滞，止呕吐，定腹痛，主脾虚泄泻，宿食不消，咳嗽冷痰，纯霍乱等症。

【用量】八分至一钱。

【禁忌】血虚火炎，咳嗽，久痢积滞已尽，妇人新产血虚等症，皆当远之。

【方剂】本品合人参、白术、茯苓、炙甘草、陈皮、半夏、木香、红枣、生姜，名香砂六君子汤。治气虚痰滞、食滞、气滞等症。

【杂论】本品为行散之药，入脾胃诸经，性温而不助，热行气而不克削，但性味虽无昔日白蔻之猛烈，究属辛香之品，故阴虚血不足者服之，病必增剧。

姜黄

【释名】内外皆黄，形扁如干姜，故名姜黄。

【气味】苦辛。

【功用】下气破血，除风消肿，治气胀血积，产后败血，攻心通月经，疗扑损。

【分量】钱半。

【禁忌】血虚臂痛者，服之病必增剧。

【方剂】姜黄合防风、羌活、当归、赤芍、黄芪、炙草，名蠲痹汤，治风痹。

【见症】项背强直，膝腰沉重，动作艰难。

【方义】本方防风、羌活，以除风去湿。黄芪、炙草以补气实卫，当归、赤芍以治血养荣，姜黄入手足而止痛痹症，多缘荣卫虚弱，故本方以芪、草、归、芍治本，姜、黄、防风、羌活治标。

【杂论】本品与郁金、蓬术之形状、功用皆相近，但郁金入心，专治心包之血。姜黄入脾，兼治血中之气。蓬术入肝，兼治气中之血，为不同耳。“郁金苦寒色赤，姜黄辛温色黄，蓬术味苦色青”。

【鉴别】张璐曰：姜黄分二种：蜀川生者色黄质嫩，有须，折之中空，有眼，切之分为二片，为片子姜黄。江广生者质粗形偏，如干姜，仅为染色，不堪入药，令药肆混市误人，不可不察。

昆　布

【释名】昆布又名纶音、关布，出登莱者，搓如绳索；出闽越者，大略为菜，略洗去咸。

【气味】咸寒有小毒（或去无毒）。

【功用】破积聚，利水道，故坚瘿（李泉云：瘿坚为石者，非不除）。非此不除水肿，阳邪水肿赖以消散（软坚利水之功与海藻相类）。

【用量及配合】二钱。同昆布治项下卒肿，其囊渐火欲成瘿者。

【禁忌】此物下气，久服瘦人（凡海中菜皆损人，不多食）。

【杂论】此物乃海水之气以生，性降属阴，入胃经，功同海藻，而滑性过之浮萍。

浮　萍

【释名】浮生水而故曰浮萍，亦曰水萍。一种叶体较大，面青背紫，多须根者曰紫萍，入药为良。

【气味】辛寒无毒，性轻浮，入肺经。

【功用】发寒胜于麻黄，下水捷于通草。凡肌肤瘙痒，一身暴热，水肿不消。

【禁忌】小便不利，用此疏肌通窍。俾风热从外散水湿，从下出诸症，自除暴证，非大热大实不可轻试，虚人及表虚自汗者尤忌。

【用量及配合】一钱。同牛蒡子治风热瘾疹。此病由热邪客于皮肤，遇风温相搏所致，为风邪所搏则为赤疹，温邪所搏则成白疹。初起如蚊蚤所咬，烦痒异常，搔之则随手而起，甚则遍身痒痛，心胸满闷，口苦咽干，大抵赤疹得热则剧，得寒则减，白疹遇雨则甚，遇晴则轻。

【方剂】浮萍散治癣疥。

浮萍（七月采阴干）、当归、川芎、荆芥、赤芍、甘草（各钱半）、麻黄（七分，半夏月用三分），加葱白二根，豆豉五六粒，清水热服取汗（癣疥二症皆由风湿热邪蕴酿日久，化而为虫，惟延久不愈，血液乃亏，故以归草养营，赤芍行血，川芎、荆芥、浮萍、麻黄皆散风祛湿之品，加葱豉者，助麻萍发表之力，使风湿之邪尽由汗而解也）。

【杂论】世传宋时，东京开河掘得石碑梵书一诗，云：天生灵草无根干，不在山间不在汗，抬因飞絮逐东风，泛梗青青飘水面，神仙一味去沉疴，采时须在七月半，迟甚瘫风与大风，些小微风都不算，豆淋酒化服三丸，铁钋头上也出汗。视此可见其发汗驱风功力之伟大矣（按豆淋酒制法：以黑豆五升熬令烟尽，于瓷器内以酒一斗淬之，浸一昼夜，去豆，功能发汗祛风，破止腹痛）。

箬 叶

【释名】箬之叶也，生于平泽，根茎似小节簺，与叶皆类芦荻叶，面青背淡，质柔而彰。

【气味】甘寒无毒。

【功用】利肺气，通小便，治痈肿喉病（同灯心烧灰吹之）、诸血（烧存性，温汤服止吐血、咯血、呕血、衄血、下血）。

【方剂】治耳卒作痛。用经霜箬叶，烧存性为末，吹之，治烫火伤，烧灰香油调涂。

牡丹皮

【释名】牡丹以色丹者为上，虽结子而根上生苗，故谓之牡丹。单瓣花红者入药，肉厚者佳，酒拌蒸用。

【气味】辛苦微寒（张璐云：诸家言性寒，安有辛香而寒者乎）。

【功用】清血中之伏火（伏火即阴火，阴火即相火，人但知黄柏治相火，而不知牡丹之功更胜）。凉无汗之骨蒸（张元素曰：丹皮治无汗之骨蒸，地骨皮治有汗之骨蒸），除肠胃积血（以其能凉血行血），治心神不足（心藏神，肾藏志，神志不足者，凉心血清相火）。

【用量及配合】钱半合四物汤，治妇人骨蒸。

【禁忌】丹皮本入血，凉血之药然能行血。凡妇人血崩及经行过期不净并忌与行血药同用，孕妇勿服。

【方剂】牡丹皮散治肠痈（生于肠内，腹中胀急，大小便牵痛如淋转，侧摇之作水声，溃后脓从大便出，亦有生于肠外者，当脐肿痛，腹皮胀急，溃后脓自脐出）。

丹皮五钱，薏仁一两，瓜蒌仁三钱，桃仁二十枚去皮尖研，水煎服。

【杂论】牡丹皮禀季春之气而兼得乎木之性，阴中微阳，入手少阴、厥阴、足厥阴，亦入足少阴经，辛以散结，聚苦寒除血热，为凉血要药。《本经》主寒热、中风、瘛疭、惊痫等症，以其味辛气窜能开发陷伏之邪外散也。又主癥坚瘀血，留舍肠胃，以其能行瘀血，而又能安好血，有破积生新之功也。疗痈疮者，以痈疮系热壅血瘀，而丹皮能凉血行血也。

甘松香

【释名】此物出川西松州，味甘，故名甘松香。

【气味】甘温无毒。

【功用】理诸气，开脾郁（少加入脾胃药中，甚醒脾气），主卒然心腹痛满。

【用量】一钱。

【禁忌】味虽带甘，毕竟香窜，伐气挟虚者忌之。

【方剂】治痨方。本品六两合元参一片为末，每日焚之，常令闻香（亦可熏衣）疾自愈（痨病系结核菌盘踞肺脏所致。甘松能杀虫，元参“大明”主传尸，则能杀虫，可知焚之闻香者，使气入肺以杀结核菌也）。

藿 香

【释名】豆叶曰藿，其叶似之，故古只用花，今人并枝梗亦之。

【气味】辛甘微温，气厚味薄。

【功用】温中快气，开胃止呕，为脾肺达气要药。

【分量】钱半。

【禁忌】阴虚火旺，及胃热、胃虚，作呕者戒用。

【方剂】四君子汤加本品，及木香、葛根，名七味白术散，治小儿脾虚热、泄泻作渴。

【杂论】本品与紫苏功用雷同。惟本品香胜长于理气，兼能辟秽，紫苏色紫，入血止痛，且恒用为发表散寒之药。

香附

【释名】香附即莎草之子，故《别录》名莎草、香附子。其根相附，连续而生，可以合香，故曰香附生田野间，处处有之。

【气味】味辛而微苦、微甘，气温，气厚于味，阳中阴也。

【功用】利三焦，解六郁，乃气病之总司，亦女科之仙药。

【用量及配合】二钱，得参术则补气，得归地则补血，得木香则散滞，和中得檀香则理气，脾得沉香则升降诸气，得芎䓖、苍术则总解诸郁，得栀子、黄连则清降火热，得茯神则交济心肾，得茴香、破故纸则引气归元，得厚朴、半夏则决壅消胀，得紫苏、葱白则发汗散邪，得三棱、莪术则消磨积块，得艾叶则治血气，暖子宫。

【杂论】李士材曰：香附乃治标之品，惟气实血未大虚者宜之。不然恐损气而耗血，愈益其疾矣。

山柰

【释名】俗作三柰，又作三赖，产拂林国。今广中亦栽之，根叶皆如生姜，入药用根。

【气味】辛温无毒，入阳明经。

【功用】煖胃辟瘴（瘴乃山川湿热，郁蒸之气人中之辄病，我国南部最盛）疠恶气，治心腹冷气痛、寒温、霍乱、风虫牙痛（山柰煅存性，择痛牙上）。

【用量及配合】八分至一钱。合丁香（温胃）、当归（散寒和血）、甘草（缓痛），治心腹冷痛。

【禁忌】门香伐气甚于甘松，不宜轻服。

菖 蒲

【释名】菖蒲乃蒲类之昌盛者，故曰菖蒲生水石间，不沾土，根瘦节密，一寸九节者良，入药去毛微炒。

【气味】辛苦而温。

【功用】宣五脏，耳聪目明，通九窍，心开智长（皆辛温利窍之力）。风寒湿痹宜求（辛温能散，风寒苦能燥湿），咳逆上气莫缺（痰湿壅滞，故宜搜涤，若由肺胃虚燥所致，非草蒲所能）。

【用量及配合】五分至钱半。同人参、麦冬、枣仁、茯神、远志，主治心虚气郁（人参补心之阳，麦冬补心之阴，枣仁酸温敛神，茯神甘平养神，草蒲、远志达气散郁）。

【禁忌】香燥而散，阴血不足者禁之，精滑汗多者尤忌。

石 斛

【释名】石斛乃多年生常绿草，生暖地山中，岩石或古树上色黄如金，旁枝如钗，故有金钗石斛之名，惜近世绝无此种。川产者味甘淡，色黄无歧，堪以代用。若长虚味苦者，名木斛，服之损人。入汤药，去头根，酒浸晒干，入丸剂，薄切，米浆浸，晒干磨之。

【气味】甘淡微苦微寒。

【功用】清胃生肌，逐皮肤虚热（清胃中之虚热，则胃气平而肌肉生，皮肤虚热岂有不除）。补肾益力，疗腰脚软弱，咸能入肾而补精气，故有壮筋骨补虚羸之效，厚肠止泻（益脾胃，去温热之功），安神定惊（入心之效）。

【用量及配合】三钱，本品二钱，入生姜一片，水煎代茶饮，甚清肺补脾。

【禁忌】长于清胃除热，惟胃肾有虚热者宜之，虚而无火者不得混用。

【方剂】石斛夜光丸　治目光不敛，神水渐散，视物如雾，或见黑花，或视一为二，及瞳神内障等症。

石斛七钱、天门冬二两、菟丝子酒浸七钱、人参、茯苓各二两，甘菊七钱，山药七钱，麦冬、熟地各一两，肉苁蓉、青葙子各五钱，生地一两，杞子七钱，羚羊角镑五钱。决明子八钱，五味子、蒺藜、川芎、炙草、黄连、防风、麸枳壳、镑犀角各五钱，牛膝酒浸七钱，研为细末，炼蜜和丸如梧子大，每服三五十丸，盐汤送下。此方为阳衰阴弱，不仅能升精于目，而设与千金磁朱丸并重，治证亦同。然磁朱丸为镇坠药，此为渐补药，中以二冬、二地、菟丝、枸杞、五味、牛膝、苁蓉群队滋阴之品，以补肝肾之精血，复以人参、炙草、茯苓、山药等以培补中宫之健连，佐以蒺藜、甘菊、川芎、枳壳、防风之行肝达气，青葙、决明之解结散滞，黄连、犀羚之清火泻热。然必取石斛之妙，合脾肾者清而行之，以成升精归明之用。其以为丸者补上治下，利以缓，利以久，不利以速也。

【杂论】石斛禀土中阳气，兼感春之和气以生性降（雷敩云镇涎），阴中之阳入胃肾，兼入心脾，其功长于清胃除热，惟形瘦无汁，味淡难出，非经久熬气味莫泄，故以熬膏为良，入汤剂应先下。

【附录】霍山石斛　产于安徽霍山。较金钗石斛细小色黄，而形曲气味，甘芳而咸平，入脾胃二经，善清胃热而滋胃液，以之代茶，功同参芪。

（见《广济医刊》1928）

147. 医药鳞爪（一）

小　引

一年来吾于本刊贡献之文字，皆为一鳞半爪，未有较长之篇幅，足供同道研究之助者。日前以神经性胃痛，商治于王一仁先生，先生勗吾作一有系统之专著，以充实月刊之内容。归而思之，神经衰弱，文思滞钝如吾者，欲为连篇累牍之巨制，实属大难，惟于诊读余暇，偶有所得，援手记之，尚为吾力所能及，亦为吾心所愿为，乃赓续吾一年来未完之鳞爪，以副一仁先生之雅命。

冷心痛

《金石萃编北齐道兴造像》记载冷心痛方。“吴茱萸一升，桂心、当归各三两，捣末，蜜和丸，如梧子大。每服□（圭按：此字已模糊不能辨识）丸，日再服，渐加至三十丸，以知为度”。按此方以萸桂之辛热，定痛开胃，当归之甘润，和血益营，则刚柔相济，久服而无流弊，诚胃阳不振，肝气横逆，以致痛楚频作之良方也。

梦　遗

《家庭常识》七集人体部有“梦遗方”，“熟地六两，云苓二两，山药四两，丹皮二两，莲须一两，龙骨（生研，水飞净）三钱，芡实二两，山萸肉四两，鱼鳔（蛤粉炒成珠）四两，共研末，蜜为丸，清晨晚间，淡盐汤送下三四钱，一料即见功效”。按此方系六味地黄丸去泽泻，金樱丸去金樱子，加鱼鳔而成。益阴固精，双轮并进，盖治精并不固，虚象叠见之症。若梦遗，宜侧重清火，如封髓丹、大补阴丸之类，方为合拍也。

年寿长短

挚友黄君劳逸为余言，尝见某书载，人身细胞之代谢，一生有一定之次数，劳心或劳力太过，及常为疾病缠绕之人，细胞之死亡甚易，即代谢之次数加速，而生命乃不永矣。试观头脑简单，劳力不甚之人，往往年登古稀，精力不衰，若埋首试验室之科学家，或每日工作十时以上劳工，辄因身心衰惫，不永其年。庄子曰：“毋劳汝形，毋摇汝精，乃可长生。”斯真养生圭臬，亦与现代科学原理相契合也。余闻黄君言，恍悟吾早老之由来，并预知吾年之不永。盖余以多病之身，复日事读书著述不已，全身细胞，受双斧之伐，宜乎死亡之易（指细胞），代谢之速矣。

148. 医药鳞爪（二）

遗精病人之食单

血气方刚之青年，处于繁华之都会，耳目之感觉，身体之接触，再有行动性欲，诱起绮梦之可能，故遗精病之发生，往往十中七八，几成为普遍之性病。根本治疗，厥惟遏止邪念，高尚志向，为正本清源之计，药物治疗，如臭化钾，臭化钠，露密拿尔之平脑是也。理学治疗，如冷水灌注阴部，摩擦脊柱，或于早晨为五分钟之冷水浴是也。病中摄养，则谨守个人卫生，并注意被褥勿过温暖，晚餐毋令太饱，清洁龟头之脂质，厉行适当之运动是也。今本《素问》“精不足者，补之以味”之旨，择滋养各品，列成食单，俾遗久体虚，须行营养疗法之患者，得有依据云。

早　食

银耳　先置冷水中，涨大其体积，然后和冰糖煮食。

圭按：据胡泽君之报告，谓银耳中所含之胶质，类似亚拉伯枝胶，有补血，强身，健脑，开胃，润肠之效。盖为一种易于消化之滋养品也。

中 食

清炖甲鱼　可加火腿同煮。

主按：鳖肉富于脂肪，营养之价甚高，故小泉荣次郎云，“富滋养，病后身神疲劳者最宜”。

山药烧肉　生山药，鲜猪肉，切块，照普通红烧肉法煮烂。

主按：猪肉含脂肪颇富，为亚于牛肉之贵重肉类，本草称其性凉，功专滋阴救液，山药含多量之淀粉，及淀粉消化素，有强壮身体，扶助消化之作用。

菠薐豆腐　以菠薐、豆腐为原料，烹成美味之蔬肴。

主按：豆腐为植物性蛋白质之代表，营养价之高，他种植物，罕与颉颃，故德培济博士尝告其友曰：“汝至亚东后，可一试亚东之食物，如君胃肠常患不健，则尤以食中国之豆腐为佳。”菠薐含有机性铁质，及A、B、C、E四种维他命，具补血强身之功。

红烧萝蔔　萝蔔切块，以普通烹调术烧之。

主按：萝蔔内含淀粉消化素，能消化一切淀粉食物，实为有益无损之天然消化剂，惟淀粉消化素，专含于本品之液汁中及外皮中，料理时勿将皮弃去为要。

下午四时茶点

薏苡茶　薏苡仁适量，置于热水壶中，注以沸水，二三小时后，即可饮用。

主按：薏苡仁为最富滋养，最易消化之壳类，蛋白质含量之丰，他壳罕能匹敌，脂肪亦富，并有利尿健胃之效。

桃枣圆　红枣肉三份，胡桃仁二份，先将胡桃捣烂，入枣再杵，为圆，仍如胡桃大。

主按：桃枣二物，皆强壮药，有滋养之效，而大枣更治贫血，萎黄等证。

晚　食

莲肉鸡头粥　莲子，芡实，和粳米煮成稠粥，盐甜任便。

主按：以上二物，功能滋养，性则固濇，自昔医人用以固精治遗。

149. 医药鳞爪（三）

更　正

上期（即十四十五期合刊）第十二页，有金鸡纳霜之服法与截疟剂一篇，本属鳞爪中之一节，今标题误植四号字，遂似别一文稿，恐读者不知，特为更正于此。

失眠

谭次仲先生云："余个人经验，枣仁之安眠作用，于轻度之失眠证甚可靠，且每服三四钱至两余，不觉有丝毫使脑际发生不快之副作用，诚中药最良善之安眠剂也。"主按：

谭先生乃一有学问之临床医家，其言当非妄诞。故吾人治神经虚弱之失眠症，允以酸枣仁汤为主。

喘咳

感冒咳嗽，宜毛达可咳嗽方（桔梗，荆芥，甘草，陈皮，紫菀，白前，百部），咳而且喘者，宜麻杏石甘汤（方中麻、杏乃主要药，分量不能太轻）。前方为余云岫先生经验，后方经方家颇常用之。

霍乱

霍乱用灸法有特效，法用雷公散五厘，或肉桂粉少许，置脐眼中，上盖生姜一片，用大艾圆灸之，以病人知痛为度。

近治一痢疾，证见腹痛，下痢赤白，呕吐清水，胃纳不旺，余以傅青主痢疾方（见本刊十一期八页）去甘草，加生姜、半夏，二剂而腹痛下痢俱止，惟余呕恶，因以他药善其后，可见古人成方，用之对证，诚有桴鼓之效也。

胡桃之功用

胡桃之功用有三：

（一）治白喉——用本品之肉，捣碎煎服，见徐衡之译汉药之分析。

（二）治痰喘——本品连皮用，合人参煎服，见本草。

（一）本品二十两，研烂，补骨脂十两，酒浸蒸，为末，蜜调加饴，常服，此唐郑相国方也。

150. 医药鳞爪（四）

曩时习医，见世医处方，每用大枣，不过三枚，心窃非之。以为枣乃吾人常食之干果，一啖十余，习以为恒，区区三枚，乌能已疾。今考《伤寒论》用大枣之方，凡三十九，内十二枚者二十九方。《金匮》用大枣之方，凡三十五，内十二枚者二十方，乃知大枣之用量，以十二枚为准则。而余昔日之怀疑，非无价值矣。

《潜斋简效方》："精滑善遗，牵转白牛法最妙。其法不拘布帛，做一小兜，将外肾兜起，拴在腰后袴带之上，此病自免。"按此与"侧睡屈膝"同意而尤妥。盖屈膝之姿势，睡至中夜，难保无变易也。

人类于摄氏四十度以上，其天先的所有之劳动力，即行减少，至四十五度以上，则殆全无思动之意，故吾人一至炎夏，辄觉身心倦怠，不思作事，学校暑假之规定，官厅半日之办公，盖深合卫生之道也。

人为万物之灵，动物供其饮啖，躯策，玩弄，然细核人类之寿命，反不如动物之悠久。兹就所知，略志如下：

象九〇岁　乌一〇〇岁　金鹫一一四岁　鹦鹉一〇〇岁
鹰一一八岁　□鱼二六七岁　鹑一〇四岁　鲮鱼一五〇岁
鹅鸟八〇岁　龟二〇〇岁（最高）　鹄七〇岁

芡实生于水泽，形类鸡头，外被青刺，剖之内有斑驳软肉，累累如珠玑，去壳则洁白若鱼目。其功用（一）益肾固精。（二）补中开胃。古今医士，治疗遗精，每多用之。如水陆二仙丹、金锁固精丸方中皆有芡实。惟本品之治遗精，宜于久病体虚。若有梦遗，则以丹溪大补阴丸之清相火，滋肾阴者为安。友人罗君告余，曩时肄业高中，得梦遗疾，少则七日一次，多则三日一次，嗣服大补阴丸，八阅月而痊愈。遵生八宝芡实粥方：用芡实去壳三合，新者研膏，陈者磨粉，和粳米三合煮粥。云食之益精强智，聪耳明目，余谓以芡实、莲实各一合半，加粳米、糯米各一合半，煮成稠粥，不但益人，治久遗、久泻均佳。

151. 医药鳞爪（五）

日者老友时先生逸人来书，促余履行撰述员之义务，时投医稿，余因年来神经衰弱，思想铅钝，自安疎懒，久荒笔墨，读时先生书，不禁奋然兴起，蓄意续著医药鳞爪，按期披露，冀成卷帙。惟不才如余，加以信手拈来，不知能负老友之厚望否。

（一）龙眼

《随息居饮食谱》载，“玉灵膏，一名代参膏，自剥好龙眼肉，盛竹筒式瓷盌内，每肉一两，入白洋糖一钱，素体多火者，再入西洋参片如糖数，碗口羃以丝绵一层，日日于饭锅上蒸之，蒸至百次。凡衰羸老弱，别无痰火便滑之病者，每以开水冲服一匙，大補气血，力胜参芪，产妇临盆，服之尤妙。”圭按：龙眼，本草著其功用，为定志安神，养心补血，列其主治为思虑伤心脾，译以西说，此物实为大脑之滋养药。对于神经衰弱，少寐善忘等症，照上述蒸之法，长服无间，确有殊效，惟王氏赞之“大补气血，力胜参芪”，未免言实两歧矣。

（二）藕节

方书治吐血痰血，多用藕节，而鲜有用藕者，余初以为新鲜之藕，其疗效必胜于干燥之节。凡用藕节之方，允宜代以鲜藕取汁，方为合理。今乃知古人用藕节以止血，亦含有科学原理，未可一笔抹杀，遽斥其非，缘藕之所以能治血症者，恃其所含多量单宁酸有愈合创面血管之效耳。藕中所含固富，但其节几全为单宁而乏淀粉，收效自然更大也。

（三）胃病指南序

同砚王慈航居士，困多年胃痉挛病，服某种草药，永断病根，特请徐观涛先生编述胃病指南一卷，拟付梓人，分送同病，余钦其志，曾遵嘱为制叙文一篇，今闻此书因故不刊，殊觉可惜，爰录拙序于后。

古人云：“脾为后天之母。”脾者，消化饮食吸收精微之机关也。夫入诸口，化于胃，吸于肠之食物精微乃弥補细胞之消亡与发生人体之活力者。盖人之一言一语，一举手，一投足，皆足使细胞衰老以死也，试观脾健胃强之人，无不面色红润，身心活泼，有欣欣向荣之概。若胃病脾弱，虽早进参燕，夕啖珍馐，徒增中焦之疲劳，讵有裨于衰老之细胞耶。是以胃病可为百病之源，而从口腹之欲，实为胃病之厉阶。余早岁不谨饮食，尝患消化不良，乃废止早食，与胃以充分休息，细嚼缓咽，使胃肠不至过劳，并注意空气之流通，饭后之安睡，遂得渐复常态，慈航此书，虽为胃痉挛说法，但三、四、五、六四章，对于胃肠摄生，反复陈述，不厌求详，是诚一般胃病之调养南针也。

民二十四年八月朔泉唐沈仲圭叙于非非室

152. 医药鳞爪（六）

遗精三方

肾亏久遗，玉关不固者，服玉锁丹（五倍子一斤，白茯苓四两，龙骨二两，为末水丸，梧子大，每服七十丸），以固脱泄，聚精丸（线鱼膘胶一斤，潼蒺藜半斤，用马乳浸蒸一炷香，蜜丸，每服四钱），以填精髓，确有伟效。所惜鱼膘、龙骨、五倍子，凝滞酸涩，不利于胃，如非健饭加餐之病人，殊有利此碍彼之嫌。若欲兼筹并顾，惟有和山药、麦芽、鸡金、首乌、玉竹、杞子、茯神、远志、莲须、金樱等品，则滋阴固精，运脾安神，面面皆到矣。近为友人拟一治胃痉挛（胃痉挛中医名胃脘痛，俗名肝气痛），用蒲公英三钱，九香虫钱半，煅瓦楞二钱，炙刺猬皮三钱，煎服，或研粉黄酒送服二钱，日三次。按此方有理气健胃，制酸止痛之功用。用于胃痛发作时，必有效。惟欲刈除病根，非另服柔肝健胃之方及使心情愉快不为功。

153. 阿胶片语

仲圭尝作家庭应用药品一篇，刊于张梅庵主编之《中国药报》。嗣又刺取三节，刊于王一仁主编之《医药卫生月刊》。二篇中均谈及阿胶，阿胶中均有“药铺多用牛马皮和西湖水制也”一语。夫药铺所制阿胶，是否悉用牛马皮代替驴皮，仲圭未尝作统计之调查。仅依据章次公所编之《药物讲义》，固不敢信口雌黄，惟以药理研究，则驴皮煎成之阿胶，与牛马皮煎成之阿胶，其作用完全相同。盖阿胶之用，厥为止血，止血之理，因牛马驴皮中，含有动物性胶质，能结合破碎之血管，使血不向外溢也。新《本草纲目》谓“皮之性皆能固卫血液”。《本草纲目》造阿胶法“自十月至二三月间，用沙牛、水牛、驴皮者为上，用猪、马、骡、驼皮者次之，其旧皮为下。俱取生皮，水浸四五日，漉刮极净，熬煮时搅之。恒添水，至烂，滤汁，再熬成胶”。是则以牛马皮造阿胶，古书本有明训，而牛马皮造成之阿胶，其功效不下于黑驴皮所造者。小泉荣次郎君（《新木草纲目》之作者）已先我言之矣。

（见《医学杂志》1933）

154. 蔬果之研究

昔托尔斯泰指其手植之菜圃。谓其友曰："此我之药笼也，其中各药俱全，人病所需，无待外求。"美国某学者云："专食苹果，足以养身。"二氏之言，虽觉偏颇，然纵目植物界之形形色色，实不少养生疗病之物。如山楂之止腹泻，饭灰之消食积，大蒜之治肺病，胡桃之治白喉，黄柿之于痔血，生姜之于呕吐，或流传于民间，或记载于方书，要皆用之有效。足匡药物之不逮，爰本此旨，将有益蔬果，分叙于后。庶乎轻浅小恙，可以食饵自疗，病中饮食，不致妄食所忌，是则对于病家，或有些微之裨益也。

（一）香蕉

香蕉一名甘蕉，为多年生植物，产亚洲热带各地，吾国岭南有大规模之蕉园，专植此物。其果约分三种：一曰或香芽蕉，形瘦若弯弓，皮黄肉白而细腻，入口香甘者为上品；一曰香蕉，形瘦长而不弯，肉之细腻，味之香甘，略逊香芽蕉者为中品；一曰大蕉，形肥身矮，皮黄肉粗，水分较多，味甘而气微臭者为下品。然在医药上之功能，香芽蕉与香蕉，不过润燥生津，大蕉则能缓通大便，正如茶叶饮用以嫩芽为贵，而治病反须老叶大瓣也。包蘅村曰："咸丰十一年及同治二年，先父行医香港，是时港埠未辟，居民犹鲜，风俗强悍，不受法律，且好食禾虫，以故下流社会之人每患疔毒。一患疔毒，又不肯忌荤，故走黄之症独多。先父每以芭蕉根捣汁，令冷饮之，虽遍体走黄者，无不愈，且愈其辄在十二小时以内”（节录《南京医学报》第五期）。观此，香蕉之用，其果远不及根，又如桃不入药，而核仁能破瘀血，花瓣可通便秘也。

（二）西瓜

西瓜为夏日常食之水果，有“天生白虎汤”之号，白虎汤以石膏、知母为主药，治壮热、烦渴，西瓜亦有此功，故热病榨汁饮之，收效良确。此物又为肾脏病之食饵疗法，以其能利小便也。《真西山卫生歌》云：“瓜桃生冷宜少餐，免致秋来成疟痢。”查疟疾之病原微生物胞子虫，痢疾为阿米巴原虫及志贺氏菌，一以疟蚊为媒介，一以不食之饮食物为邮传，故食不洁之瓜果，有酿成赤痢之可能，疟则无关也。回忆童年，每当炎夏，先君取预浸井水中之西瓜，剖给家人，瓜汁下咽，凉透心脾，余不嗜此，殊觉淡而乏味。黄履素云：“人皆指西瓜能解暑，生冷中不甚忌之，殊不知暑中奔走后，觉胸中热气填塞，浸冷食之，信可辟暑。若晏坐高堂，日以为常供，则有损脾胃。”是言洞中肯綮，为嗜瓜者之良箴。

（三）莲实

功能厚肠胃，固精气，久痢用猪肚一枚，洗净，实以莲肉，煮烂食之。遗精用白茯苓、莲肉（不宜去心）等分为末，白汤调服。《遵生八笺》有莲子粥，用莲肉一两，去皮

(并宜去心—),煮烂细捣,入糯米三合,煮粥食之。益精气,强智力,聪耳目,盖老人虚体服食之上品也。鲜莲煮羹,味尤甘香养津。

(四)藕

此物内含单宁酸,有收敛毛细血管之力,主治吐、衄、淋、痢。清医王孟英谓“诸失血症,但日熬浓藕汤饮之,久久自愈,不服他药可也”。《圣济总录》云:“藕汁一钟,生姜汁半钟,和匀服,治霍乱烦渴。”盖三物合用,能止吐利耳。藕粉有保护胃肠黏膜之功,尤为霍乱瘥后之调理良品。时医治咳衄、吐血、多用藕节。其言本诸《纲目》,然节之止血,亦由单宁。用干枯之节,不如用新鲜之汁,取精而用宏也。

(五)桂元

桂元一名龙眼,性甘平,为补血药。本品三两,西洋参三钱,冰糖三钱,熬成流膏,妇人新产,血液亏损,持续服之,力胜参、芪。《折肱漫录》云:闻华亭陆平泉宗伯,年几及百,平日常食龙眼不辍口。观此,益信时珍“食品以荔枝为贵,资益则龙眼为良”二语,为不虚也。其核研末,敷刀伤流血,本品配当归浸酒饮之,能养血调经。

(六)冬瓜

冬瓜不但为夏日佳肴,并治诸病。《香祖笔记》载,一人患淋,百药罔效,嗣得一方:用冬瓜淡煮,尽量饮,数次遂愈。《折肱漫录》云：经霜冬瓜皮同皮硝煎汤，洗痔极效。（圭按时珍方：仅用冬瓜一味煎洗。）如无冬瓜，以白莱菔代之，此余所新试而效者。《圣济总录》有冬瓜白瓤，水煮汁，淡饮之，治水肿烦渴尿少之方，盖利小便，消热毒，本品独具特长也。他如切片摩身，可消汗疹，榨汁洗面，能美容颜；去皮切块，和兰熏（南腿）煮食，其味鲜美无比。杭人以为夏月主馔。

（七）山楂

本品不但消食，且能化瘀，治产后恶露积于子宫，疼痛难忍。若煅之为炭，研成细末，疗胃出血尤效。因粉末入胃，密护胃膜，能使破裂之血管凝结，血即止而不流。且此物性本化瘀，虽初病用之，亦无流弊，至胃出血之症状，为血色紫暗，血量甚多，血中含有食物成分，且有胃病或肝病之既往症。

（见《大众医药月刊》1934）

155. 茶话

吾人之皮肤，在夏令排泄之汗液，较其他三季倍蓰，故饮茶之分量亦特多，爰述茶话四则，以为讲求饮食卫生之借镜。

Ⅰ茶叶宜细，因采摘之时期早，茶叶中硅酸之含量少，而为害于消化器者亦微。

Ⅱ以适量之芽茶，注以沸水，约五分钟，滤取清汁饮之，如是硅酸溶解于水者不多，自然有益无损。

Ⅲ上午八时，下午四时，为饮茶最适宜之时间，平时如觉口渴，可以开水代之。不惯开水之淡泊者，可加果子露一匙于水中。

Ⅳ茶叶有兴奋神经及解渴利水之功用，故小溲短赤，精神不振时，饮之尤佳。

（见《医药卫生月刊》1933）

156. 覆盆子补肾之原理

甘温之性，皆有补益之功，藤蔓之子皆有下入肝肾。覆盆子甘酸而温，属蔓草类，此其所以有温肾缩小便，补肝乌须发之效也，惟吾谓覆盆子温补肾阳，实由古人试验而得。何则？本草昉自神农，神农之《本草经》，但述某病，治某病极鲜，某药补阳，某药补阴、某药解表，某药攻里之概括话。盖由后贤由其所列主治、推阐而知，是以吾人研究药物，功用固宜熟记，主治尤当详究。如桂枝《本经》云主吐吸，故治喘（外感风寒之喘）有效。远志《本经》云主咳逆，故化痰有功，而后世本草，皆未云此有功用也、

按覆盆子中含油质而性甘温，既能生精，又堪温肾，以治阴亏及阳之症，允称上品。

（见《幸福报》1928）

157. 白及对于吐血之特效

尝阅某医志，有中西医相通一则，略谓余于辛亥夏，自杭返里，忽患咯血倾盆者三日，家人惶甚，严君素知医，即以白及数两，煎汁治之寻愈。今年春，以感冒咯痰久，又引起旧疾，趋浙江病院求治。钱崇润先生令服白阿胶和食盐水，一剂亦愈。考白阿胶之性，厥能促血液之凝结，使不至再有破绽，而中医治法之白及，其汁中亦含胶汁，此其所以有同效欤。圭按：白及性苦平，入肺经，有补肺逐瘀生新之功，凡吐血、咯血、肠风、金疮皆可用之。《圣惠摘元》云，吐血水内，浮者肺血也，沈者肝血也，半浮半沈者心血也。各随所见，以羊肺、肝、心蘸白及末，日日服之，最佳。据此可见白及之治吐血，昔贤早已实验，而笔于简册矣。

（见《广济医刊》1928）

158. 麻黄之利尿作用

麻黄之能治喘发汗，夫人而知之矣，至其有利尿作用，而为水肿良药，则知者尚尠，请引古说，以证吾言。

李时珍曰，散水肿、风肿。

麻黄之能疗水肿，《本经》虽未明言，但凡百事业，皆古人发其端。后人竟其志，医学何独不然。时珍云：散水肿、风肿，当由实验而来，讵得因神农无是言，而遂怀疑哉。

张仲景曰，一身面目黄肿，其脉沉，小便不利，甘草麻黄汤主之。麻黄四两，水五升，煮出沫，入甘草二两，煮取三升，每服一升，重复汗出，不汗再服，慎风寒。

水肿之病源，纵非一端，而治疗一道，厥唯利尿为先务，水去肿消，病自霍然，故仲景立此甘草麻黄汤，以统治诸肿也。

《千金方》曰：有患气急久不瘥，变成水病，从腰以上肿者，宜以此发汗。

《金匮》云，诸有水者，腰以上肿当发汗，腰以下肿当利小便。盖汗与小便皆能排血中水分也，麻黄一物，发汗利尿，并擅胜场，是以不论肿之上下，均堪迅奏肤功。

《金匮》曰：水肿脉沈，属少阴，其脉浮者为气虚，胀者为气，非水者也，麻黄附子汤汗之。麻黄三两，水七升，煮去沫，入甘草二两，附子炮一枚，煮取二升半，每服八分，日三服，汗。

水肿之主因，乃心肾同病所致，心病则循环迟缓，肾病则排泄失司，二者佥易留蓄水分，而为肿胀，今以麻黄利尿，附子强心，双管齐下，见效自速。

王琦跋《侣山堂类辨》曰，粮道患内闭，溺不得下，势甚急，诸医皆束手，辨晋公以人参、麻黄各一两定剂，不逾时溺下。

麻黄之有利尿作用，观于此则而无可疑，虽小便不通，古有开肺一法，使麻黄而无利尿之功，乌有此立竿见影之效耶。

综观上列各条，可得一结论（一）麻黄有利尿之作用。（二）以麻黄配附子为水肿良药。虽然，此特理论矣耳，果有此功效与否，必加临床之实验，方克证明，仲圭未尝行医，试验之事，敢嘤求我热心研究之同志矣。

（见《医界春秋》1927）

159. 黄连何以能厚肠

《本草经》谓黄连治肠澼、下利。《本草经别录》谓黄连治久下泄澼脓血，并云调胃厚肠。据此，则黄连之治下利肠澼，其惟一之作用，端为厚肠。然厚肠二字，古书无的解，叩诸今之治药学者，则曰：黄连清化肠中湿热，湿热化，则肠自厚。亦觉影响模糊，不足餍学者之望，乃博览医报，更求新的发见，卒得之于七卷十号《广济医刊》中，爰欣然录其文于次，以为研究药物者之一助。

Fellner 氏将黄连之有效成分（Blilolin），试验于动物，见有收缩子宫之作用，故知黄连有收缩性，对于目及胃肠等之炎症，因其有制酵及收敛作用，故确能奏效。Pohl 氏谓一般苦味药，皆能刺激肠黏膜及其附近之淋巴管，使淋巴球增殖，亢进人体之抵抗力。黄连乃苦味药之一种，当然能使淋巴球增殖，以消退一切炎症。

肠澼初起，肠内即发炎症，黄连有消炎作用，一也。肠澼为阿米巴原虫及赤痢杆菌窜入肠中所致，黄连能刺激肠膜，使淋巴球激增，将外来之病原菌，悉数殄灭，二也。初痢宜下，久痢宜止，黄连有收敛作用，俾腐烂之疮面，容易结合，三也。有此三种作用，故古人目为治痢要药。痢症诸方，鲜有不用之者（如香连丸用之治初痢，白头翁汤用之治热痢，驻车丸用之治虚人患痢，或利久伤阴，参连汤用之治噤口痢）。

国医治疗下利，不甚依重黄连，实则黄连有消炎收敛之专长，用之正合拍也。用黄连治肠澼下利之药理既明，则《别录》所谓“厚肠”，不待烦言而解矣。（注）肠澼即痢疾，下利即泄泻。

（见《神州国医学报》1932）

160. 常山之研究

【释名】常山即名，此药始产于此，故名，今汴西、淮、浙、湖南亦产。二八月采根，阴干（或谓宜曝燥，阴干便黑烂）。蜀漆生于汉中，即常山之茎叶，以其为茎叶，故轻扬发散之力，似较常山为胜。

【气味】辛苦而寒，性暴悍，善引吐。然士材谓常山发吐，惟生用多用为然，若酒浸炒透，但用钱许，每见奇功，未见其吐也。

【功用】吐痰行水，主治痰饮疟疾，瘴气寒热。

【用量及配合】八分至一钱半，得甘草则吐，得乌梅、山甲则入肝，得大黄则利。本品一寸，草果一枚，热酒一盅浸一宿，五更饮，治瘴疟。本品一钱，合柴胡、草果各一钱，槟榔五钱，治疟疾，功与金鸡纳等。

【禁忌】常山为除毒之草，虽能破瘴疠，逐积饮，然善损真气，所以仲景治疟方中，从无及此，而三阴疟疾，元气虚寒者，用之如戈戟矣。

【方剂】常山饮　治久疟不止（局方）。

常山烧酒炒二钱，草果煨二钱，槟榔一钱，乌梅二个，知母一钱，贝母去心一钱，加生姜三片，枣一枚，半酒半水煎，露一宿，日未出时空心温服。

常山饮　治疟疾神效。（张子和方）

常山一两，甘草一两一钱，上为细末，水煎，空心服之，取吐。

【杂论】本品近世只用于疟疾，故《纲目》有"常山蜀漆，为治疟之最要"，及"常山、蜀漆，有劫痰截疟之功"。审是则常山之功在截疟，截疟之理在劫痰。良以疟疾之成，虽由夏伤于暑，秋感凉风，但必有痰涎与之里结。是以丹溪有"无痰不成疟"，士瀛有"疟家多蓄痰涎黄水，或停潴心下，或结澼胁间"之言。而友人裘吉生历年治疟，辄以半贝散加姜汁调服，功效卓著。特是此种疟疾，其发作时，必头痛而眩，痰气呕逆，脉象弦滑，有是症，方可用常山，无是症，不得滥施也。至于痰涎之成，都由夏月恣食瓜果油腻，或体本多痰之故耳。

（见《医界春秋》1928）

161. 桑叶

【性质】甘凉而苦。

【功用】凉血去风，明目清肺。

【主治】热劳咳嗽，肺经风温，盗赤眼。

【用量及配合】钱半至三钱。同芒硝煎，汤洗风眼多泪。煎饮代茶，止渴。研汁治小儿吻疮。

【方剂】扶桑丸：黑芝麻、桑叶等分蜜丸。功能：乌须明目。

【按】桑叶凉血去风，芝麻滋肝益肾，而皆有明耳目、乌须发之特效。盖黑睛属肝，发为血。时珍云："发者血也，埋之土中千年不朽，以火煨之，凝成血质，煎之至枯，复有液出。"可知其与血同类也，肝阴不足，肝阳上时，遂至目昏发斑，补阴凉血，自复原状。盖与杞菊等分为丸，同一用意也。

【编者意见】本品近世只用于辛凉解表。法以治风温，实则对于盗汗，效验甚著。《本草从新》载严州有僧，每就枕，汗出遍身，衣被皆透，二十年不能疗。监寺教采带露桑叶，焙干为末，空心米饮下二钱，数月遂愈。考盗汗一症，以火逼津液外出者为多，凉血分之火，即是止皮肤之汗，桑叶味甘寒，善凉血，此廿载沉疴，所以数日瘳也。

（见《大众医药月刊》1934）

162. 甘草解

《本经》言甘草之功用曰："甘草味甘平，主五脏六腑寒热邪气，坚筋骨，长肌肉，倍力，金疮肿解毒，久服轻身延年。"味甘气平，和平之药也，故可久服，并当重用。(仲景炙甘草汤，用甘草至四两。) 主寒热邪气者，甘草有治寒温之特效，故本草谓其"入汗剂，则解肌；入凉剂，则泻热"。而仲圣之白虎汤，用之治阳明热症也。乃后世注家曲为解说，谓甘能补中气，中气旺，则脏腑之精皆能四布，而驱其不正之气。使如注者所云，则甘草之治寒热，仅可施于未病之时，以壮脾元，而免邪气之侵袭。若已病，服之甘满之品，能毋助桀为虐乎。且长沙之白虎汤、竹叶石膏汤、白虎加人参汤，又何为而与石膏并用以清热乎。

甘草味甘，甘者土味之正，故能培补脾胃，使其敦厚。脾为后天之母，五脏六腑皆受气焉，脾气盛，诸脏咸蒙其利，故肝肾强而筋骨坚矣，心肺强而血气充矣（是句本经，虽未明言，但可推求而知)。即如长肉倍力，生肌止痛（甘能缓痛)，何莫非培脾之力也。

至甘草能解毒，亦其特长，若以味甘解之，谬之甚矣。盖胶饴、大枣，俱属甘味，未闻其能解毒也。

纵观《本经》甘草条下，共三十三言主治，凡有可以气味推求者，有不可以气味推求者，其不能以气味推阐之处，正甘草独俱之良能，甘草如是，他药亦然。乃后世本草不能以气味寻求之，故擅加删改，遂使良药淹没。《本经》曰晦，其罪岂足逭耶。

愚因是而得读书之法矣。《本经》、《素》、《灵》、《伤寒》、《金匮》诸书注家虽伙，然都成于个人之手，未有通力合作者（惟《金鉴》由多数太医而成）。一人之知识有限，学理之奥窔无穷，是以纵属名家，亦多武断，后人读其书，宜以我之神明为取舍。若一味盲从，受害多矣。

（见《三三医报》1924）

163. 甘草说

甘草，味甘气平中黄，甘者脾之味，黄者脾之色，赤者心之色，故为心脾二经之药。脾为后天之本，甘乃土味之正，故能培补脾土，而他脏腑咸蒙其利焉。又能泻心脏之火（生用泻火，炙用补中），解百药之毒，而为疡科重要之药品。惟性极和平，少量难见功效。吴瑭曰，甘草之性最为平和，有国老之称，坐镇有余，施为不足。设不假之以重权，乌能为功。故愚意一次常量必须二钱，恒见医生所用只数分耳，杯水车薪于事何济，或畏其味甘，甘令人满，不敢多用者。吾谓功用所在正因其甘，获益蒙害，易视用之者何如耳，岂得归咎于甘草耶。矧夫甘草与茯苓并用，征特不资满反能泄满，此陶隐居之所以谓其有健脾除满之能，而仲圣甘草泻心汤，用之以除痞满也。

（见《三三医报》1923）

164. 甘草新释

《本草经》原文　甘草气味甘平无毒，主五脏六腑，寒热邪气，坚筋骨，长肌肉，培气力，金疮肿，解毒，久服轻身延年。陈修园曰："物之味甘者，至甘草为极。"可见古时因其味甘，故曰：甘草药品中之难服者，均加甘草以代糖，遂以甘草为万能。甘草中之主要成分为甘草糖，其实甘草为一种调味药耳！

经云："以甘补之，以甘缓之。"凡甘味之药，不出三款：一为补药，一为泻药，一为缓和药。以甘为补，甘草遂有坚之、长之、培之之效。以甘草为泻，甘草遂有主五脏六腑，寒热邪气，金疮肿，解毒之效。甘草味甘而性质和平，遂有久服轻身延年之说。

陶弘景曰："此草为众药之王，经方少有不用者，犹如香中有沉香也。国老即帝师之称，虽非君而为君所宗，是以能安和草石而解诸毒也。"甄权曰："诸药中甘草为君，治七十二种乳石毒，解一千二百般草木毒，调和众药有功，故有国老之号。"此二说皆可为甘草为缓和药及调味药之佐证。

仲景方中之用甘草者，有甘草汤、甘草芍药汤、甘草茯苓汤、炙甘草汤，以及桂枝、麻黄、葛根、青龙、理中、四君、调胃、建中、柴胡、白虎等汤，益证明甘草为缓和药及调味药也。

苏颂曰："孙思邈《千金方》论云：甘草解石药毒如汤沃雪，如中乌头、巴豆毒，甘草入腹即定，验如反掌；方书称大豆汁解石药毒，予每试之不效，加入甘草汤，其验乃奇也。"解毒之说，殆亦从经验而来者。

甘草中以抱罕草最佳，抱罕乃西羌地名，可见甘草亦从西羌而起者。近时新药中甘草粉之用途甚大，实为药品中不可或缺之物也。

（见《医学导报》1946）

165. 棕榈皮对于血症之特效

本品乃乔木棕榈之皮，皮中丝毛错纵，恍若马之鬃须，故名鬃须，盖棕榈之谐音也。川广最多，江南亦产，树高一二丈，无枝条，叶大而圆，皮中之丝，可作衣帽褥垫。其于医药上之功用，厥为止吐衄崩带、赤痢肠风（即大便下血，惟血色清鲜，系大肠血热生风所致）之血，故血症延久，瘀滞已净，用此治之，最为合拍。兹将特效单方，调列于下，俾便病血症者采用焉。

（一）痰中血　棕榈皮半斤，栝蒌一个烧存性（烧者，烧至黑色也。存性者，言不可烧至太过，致失药物之功用也），每服二钱，米饮送下。（按）栝蒌清肺火，降痰气，为因热而嗽之妙品，炒香末服，亦能止血。合棕榈皮之苦平固涩，则痰血兼顾，清止并施。推为痰血良方，洵无愧色。

（二）吐血衄血　胎发、棕榈等分（等分者，同等之分量也。）烧灰，温汤调服二三钱。（按）胎发止血补阴，棕榈泻火止血，二味并用，则止血无留瘀之弊，不论新病久恙，佥可照服取效。

（三）血崩不止　棕榈（烧存性）、白矾（煅）等分为末，淡酒调服三四钱。（按）血崩治法：与其他血崩不侔。盖血下如崩，心之循环一缓，肺之呼吸即促，体温陡降，面白如纸，生命危如早露矣。西人遇大出血症，辄以食盐水注射静脉，急救血脱。本方以白矾之酸敛，棕榈之固涩，亟止其血，其用意与盐水灌注相仿佛，惟血一止，仍当以人参补气，阿胶养血，三七化瘀也（此方系徐灵胎治洞庭张姓妇吐血验案。徐氏治血症，盖用阿胶、三七二味。盖阿胶补阴而能止血，三七化瘀不伤新血，配合用之，尽善尽美）。

（见《幸福报》1930）

166. 橄榄可治精神病

橄榄为绿叶乔木，闽广产此最伙，味殊苦涩，久之回甘。故昔人比之忠言，锡以谏果、忠果之美名，能治喉痛鱼鲠，消酒积，解鱼鳖毒。曩阅申报云，治小儿惊痫、大人癫病甚效。并举事实以为证，洵为《纲目》所未载，爰节录之，以供同道之研究焉。

其文略曰，青果煎膏，用治小儿痰厥惊痫，及大人癫病极效。往岁家君司铎景宁，一诸生以乡试落第，发癫，终日狂号怒骂，药治半年不愈，有道士劝其家人以青果煎膏饮之，三日而愈。此后凡此类病，屡试均验，膏之煎法极便，只须以鲜青果稍加明矾，入水火煎，及尽得其气味，乃去渣核，炼膏即可。服法每用一小匙，沸水冲服，日二三次。

（见《三三医报》1926）

167. 附子之研究

【释名】附子，即乌头之子。因其附生于正根之旁，故曰附子。正根，即乌头也。附子如芋子，乌头如芋魁，同为一物之根。功用亦无大别。另有白附子，故别此为黑附子。昔为野生，今皆种者，产陕西者，曰西附；产四川者，曰川附。制法：以极浓甘草汤泡浸，剥去皮脐，切作四块，再浓煎甘草汤浸透，然后切片，文火炒黄，放泥土上，以出火毒。惜产地土人，先以盐腌之，药肆复以水漂之，则气味浸失，功效大减矣。

【性质】辛甘大热，有毒，纯阳善走。

【功用】补元阳，除沉寒，缩小便，逐风湿。主治自汗水肿，久痢霍乱，心腹冷痛，洞泄完谷，癥坚血瘕，腰脚疼痛。

【用量及配合】一钱，得肉桂则入命门，益相火，引人参，挽回散失之元阳，同生姜，发散在表之风寒，佐白术，善除寒湿，得甘草，能缓热性，伍六一散，治痰饮。合人参、橘皮，主久病呕哕。

【禁忌】阴虚内热，血液衰少，吐衄肠红，均为大戒，老人精绝，少年失志，以及暑月温热，亦不可误服。

【方剂】①附子七味丸，治阳亏畏冷。②六味丸加附子，每服三钱，淡盐汤下。③霹雳散，治阴盛格阳（其人躁热而不饮水，脉沉，手足厥逆）。④大附子一枚，烧存性，为末，蜜水调服。

【杂论】诸家对于附子之药理，颇多发明，兹摘其要。

凡用乌附药，并宜冷服者，热因寒用也。盖阴寒在下，虚阳上浮，治之以寒，则阴气益甚，而病增。治之以热，则拒格而不纳。热药冷饮，下咽之后，冷体既消，热性便发，而病气随愈。不违其情，而致大益，此反治之妙也。

附子秉雄壮之质，有斩关夺将之气，能引补气药行十二经，以追复散失之元阳，引补血药入血分，以滋养不足之真阴，引发散药开腠理，以驱逐在表之风寒，引温暖药达下焦，以祛除在里之冷湿。

乌附非身凉而四肢厥者，不可僭用，服附子以补火，必防涸水。若阴虚之人，久服补阳之药，则虚阳益炽，真阴愈耗，精血目枯，而气无所附丽，遂成不救者多矣。

附子性悍，独任为难，必得大甘之品，如人参、熟地、炙草之类，皆足以制其刚而济其勇，斯无往不利矣。

《本经》附子主风寒咳逆邪气，后世缘此多以为治风之药，其实经文深奥，义别有在也。夫风有伤与中之分，伤者伤于营卫，中者中于经络脏腑。伤营卫者，寒郁于表，而易化热，宜麻桂决不宜附子。中经络脏腑者，寒根于里，而阳本虚，用麻桂又贵用附子。附子非风药，而《本经》之主风寒，盖指中风之风寒言，非属伤风之风寒言也。

▲主按　所谓风伤营卫，风中经络脏腑，不过分别风寒侵人之深浅，如麻桂症，病在外，为轻。如四逆症，病在内，为重。并非气血上逆，脑腑出血之中风，古说混淆，最宜细辨。

（见《中医新刊》1928）

168. 生姜之研究

【别名】子姜，姜根，百辣云，勾妆指，因地辛，炎凉小子。

【产地】亚洲、热带地方。

【科属】蘘荷科蘘荷属。

【形态】多年生草本，高二三尺，叶作广披针形，叶脉行夏秋之际，自根茎抽出花轴，顶端开花，花淡黄色，不整齐，根茎肥大有肉，色黄白，块根横列如掌，状扁平，茎之近根处红色，宿根则为淡黄色。

【药用之部】根。

【真伪鉴别】物于暖地者，根肥多肉，佳。若栽培寒地者，常不生花，根茎小而纤维多，较劣。

【性味】有特异之芳香性，苛烈如灼，味辛而带甘，经霜老熟，则兼苦味。

【化学分析】有效成分为挥发油，其含量不定，大抵为

1%～2%之淡黄色稀薄油液，沸腾点为百六十度，其余为软性树脂，越几斯质、淀粉、巴蜀林等。

【药理作用】刺激皮肤及黏膜，使局部充血潮红。入胃后能使胃部觉暖感，促进消化，刺激造温中枢，兴奋血行，使体达表，易于作汗。

【医治功效】除风邪寒热，伤寒头痛鼻塞，咳逆上气，止呕吐，去痰下气（《本经》、《别录》）。益脾胃，散风寒（张元素）。

治痰喘、冷痢（张鼎）。

生姜为治呕圣药，能解半夏、南星，诸菌等毒（《本草便读》）。

止恶心，呕吐，进饮食（荷兰药镜）。

综上列各说，可知本品为：（1）驱风药。（2）祛痰药。（3）健胃药。（4）镇呕药。

【处方】小半夏汤，治吐而不渴者。

半夏二钱四分，生姜一钱六分，水一盏，八分煎，取六分服。

治咳嗽不止。

生姜一钱，糖五钱，和温食之。

【制剂】姜艾丸　治老少白痢。

陈艾四两，炮姜三两，为末蜜丸。

生姜酒　健胃。

生姜粗末一分，稀酒精五分，浸成黄褐色，每用半瓦至一瓦。

【禁忌】肠结核、胃出血、失眠。

【畏反】黄芩、黄连。

【用量】三片至五片。汁用四五滴至半小匙。

【用法】分四种：（一）切片用。（二）捣姜汁。（三）晒干用。（四）炙黑用。（名黑姜）

（见《大众医药月刊》1934）

169. 贝母

【学名】itillaria Verlicillata，Willd. Var. Thunbergii，Baket.

【别名】莔，勤母，苦菜，苦花，空草，药实，近世又有川贝母、京川贝、尖川贝等名。

【产地】四川之灌县及叙府。

【种类】百合科之贝母属。

【形态】茎高尺许，地下有鳞茎，地上著生多数之叶，叶狭长，顶上三叶之末卷曲。春日自梢头叶腋间抽出短梗，各著一花下垂，花被六片，如钟形，色呈淡黄，内面有淡绿线条，与紫色细点相交错，为网状皱纹，雄蕊六枚，花柱或柱头三裂，其鳞茎为球形。嫩者如半夏，老者似水仙或大蒜之地下茎，系由多数肉片集合而成为圆块，此即供药用之部也。

【性味】呈弱酸反应，味微苦。

【成分】本品含有一种有机碱质，名曰 Tritillarin，其化学分子式为 $C_{25}H_{41}$ No3。

【生理作用】在胃不呈作用，至肠即渐次被肠壁吸入血中，使白血球进行迅速，且由末梢神经之激动，而使中枢神经兴奋，呼吸深速，积痰易于驱出，同时又收缩肺脏之微血管，而减少其分泌，以免多量痰沫之酿成。

【治疗作用】金疮、咳嗽、上气、消痰、滋肺，烧灰麻油调，敷恶疮，敛疟口，胸闷逆气。

【用量】二钱至三钱。

【禁忌】湿痰、风痰、寒痰。

【畏反】和厚朴、白薇配合，反秦艽、桃花、乌头。

【验方】1. 化痰降气——川贝去心一两，姜制厚朴半两，蜜丸，梧子大，每白汤下五十丸。

2. 吐血不止，衄血不止，贝母炮研，温水，送服二钱。

3. 便痈肿痛，贝母、白芷等分为末，酒调服，或酒煎服，以渣贴之。

4. 寒实结胸，桔梗、贝母各七钱半，巴豆二钱五分。上三味为散，纳巴豆，更于血中杵之，以白饮和服。强人服三分，羸者减之。

【编者考语】贝母为化痰药，其化痰之药理，全在收敛微血管，使支气管壁之分泌减少，则痰自稀，痰稀则咳自愈(咳嗽本为驱痰外出之救济作用)。惟咳嗽重者，宜用麻醉剂，非贝母所能胜任矣。

贝母之治出血，亦在收敛作用，而近世医工多不取用，盖古义浸失矣。寒实结胸，徐灵胎云即痰饮。痰饮之主证，为咳嗽吐痰、气喘，虽与结胸不侔，然方用桔贝以化痰，巴豆以平喘（按巴豆能使肠部蠕动亢进，分泌加多，引起下部之充血，下部脏器充血，上部血量势必减少，而神经之感觉力亦因以迟钝，喘乃得止）。对于痰饮，确属相宜。人谓“仲景方审症用之辄效”，观于此而益信矣。

白芷为麻醉药，贝母为化痰药，二味相合，功能止痛消肿，故《永类钤方》用治便痈肿痛也。

参考书

杜亚泉　植物学大辞典

牧野富太郎　植物图鉴

李时珍　本草纲目卷十三

张仲景　伤寒论

八木一　京都医学杂志 10，175（大正二年）

黄劳逸　新中药

编者按：本篇附来“形态”画一幅，因系钢笔划，致无法制版，现已寄回，候改用墨笔绘就后，在下期补刊。

（见《自强医学月刊》1931）

170. 女贞子（即冬青子）

【释名】此木负霜葱翠，振柯临风，清士钦其质，贞女慕其名，得名之由，盖以是也。

【产地】处处有之。

【性质】甘苦而凉。

【功用】益肾除热，明目黑发。

【用量及配合】三钱。同地黄、何首乌、人参、麦冬、没食子、桑椹、黄柏、川椒、莲须，为乌发要药。同甘菊花、生地黄、蒺藜、枸杞，能明目。同旱莲草、桑椹，治虚损。

【方剂】加减地黄丸：大熟地一斤，白茯苓、生山药、丹皮酒浸一宿晒干，山茱萸、何首乌同黑豆九蒸九晒金樱子、去刺蒸女贞子酒浸蒸、枸杞子（蒸），各八两，配地黄炼蜜为丸，梧子大，每日空心白汤下八九十丸。

【按】此方即六味地黄丸去泽泻，加首乌、金樱、女贞、枸杞四味。六味丸原为三阴亏损之良方，今加首乌、枸杞、女贞以补肝虚，金樱子以涩精管，则于遗精种子尤有卓效。山萸、首乌、枸杞之性皆温，女贞、丹皮之性俱凉，全而用之，性臻中和，乃可久服而无流弊矣。

【禁忌】此物性禀纯阴，味偏寒滑，脾胃虚人服之，往往减食作泻。

（见《大众医药月刊》1934）

171. 大枣

【别名】良枣，美枣，干枣，红枣

【产地】青州，晋地。

【种类】鼠李科枣属。

【形态】树高二丈余，叶长卵形，有三大脉，互生，初夏新枝出叶时开花，花小黄绿色，雄蕊五枚，与花瓣同数，对生。入秋结实，形椭圆，或长椭圆，色初黄绿，熟则赤褐，外皮甚厚，燥后有皱纹，肉层作髓状，呈黄白色，中有淡褐色扁平卵圆形之核仁。

【药用之部】实。

【性味】呈酸性反应，味甘。

【成分】含有糖质及黏液质。其营养成分：为水15.2%，蛋白质2.1%，脂肪5.1%，含水炭素76.3%，灰分1.3%。

【生理作用】入胃后，与胃酸起作用，而成有效之糖素，至肠，被肠壁吸收而达血中，使血中氯化力增加，细胞繁殖力扩大。

【医治功效】主治挛引强急，旁治咳嗽、奔豚、烦躁、身疼、胁痛、腹中胁痛（药征）。补心脾，逐水（山田业广）。有甘和滋润功效，缓解伤冷毒液。疗咳嗽、声嗄、咽喉刺痛等胸肺诸证（《荷兰药镜》）。用于身体各部痉挛，镇静咳嗽，制止胸痛及腹痛。（《和汉药物学》）系缓和药，治胃病、声嗄、咽喉痛。又为祛痰药，治咳嗽胸痛。并治冻疮、皲裂（民间药及其利用法）。可作阳痿强壮剂。亦治便秘，又可用于解热剂。（自疗与民间药）

【验方】1. 歇斯底里。大枣十枚，小麦一升，甘草三两，以水六升，煎取三升，分三次服。

2. 大便燥塞　大枣一枚去核，入轻粉半钱（圭按：宜用甘汞〇·二），缚定，煨熟食之，仍以枣汤送下。

3. 冻疮皲裂　以大枣和甘草煎汁罨之。

4. 咳嗽　大枣二十枚去核，以酥四两微火煎，入枣肉中，渍尽酥，取收之，常含一枚，微微咽之。

【用量】小量四枚，大量三十枚，通常十二枚。（按）《伤寒论》用大枣之方，凡三十九，计十二枚者二十九方，四枚者三方，二十五六枚者各二方，三十枚、十五枚者各一方。《金匮要略》用大枣之方凡三十五。除薯蓣丸，大枣百枚不计外。其余十二枚者二十方，十枚者七方，十五枚者四方，三十枚、三十七枚、三十六枚者各一方。复归纳之，得其用量标准如上。

【用法】劈开煎服。

【禁忌】齿痛。又瘦人食之，有起热之患。

【畏反】忌与葱、鱼同食。

编者按：凡缓和药多有减弱身体各部紧实性之作用。故汤本四郎右卫门云："甘草、大枣、蜂蜜温服，能镇痉。"吉益东洞以挛引强急为本品之主治也。至其祛痰之理，与麦门冬相近，无非由所含之黏液质，促进气管之分泌耳。

日人谓本品可用于解热剂，此说未可盲从。盖体温既已增高，更服大枣以助血液之养化，岂非倒行而逆施。

（见《大众医药月刊》1934）

172. 谈大枣

大枣一名红枣，内服治便秘咳嗽，外用治冻疮皲裂。其营养值甚高，本草谓能补心脾。西医用作强壮，白术四两，鸡内金二两，研末焙熟，干姜二片，研末，以熟枣肉半斤，捣烂，和上三药，作成小饼，炭火炙干，即《医学衷中参西录》之益脾饼，饥时食之。不但补养，并有开胃止泻之效，脾虚久泻，完谷不化，服此最宜，若与小儿作点心，亦贤于市售之八珍糕也。

回忆少年时代，极嗜甜味，家母常手制桃枣圆。制法：红枣三分，胡桃二分，先将胡桃捣烂，入枣再杵为圆，仍如胡桃大。当时未解医理，仅赞叹其甘美可口而已，今考二物皆滋养强壮药。本草且称“食胡桃令人肥健，润饥肤，黑须发”。其时皮涩可止咳（《和汉药物学》云，胡桃之主要成分为脂肪油，此外含有胚乳、糖分、单宁等）。本草载：“洪辑幼子病痰喘，梦观音令服人参胡桃汤，服之而愈。明日剥去皮，喘复作，仍连皮用，信宿而瘳。盖皮能敛肺也。”由此推想，颇疑本品所含之单宁酸，或多在皮中也，其油滑可通肠（大枣亦治便秘），是则此桃枣圆者不但为滋养之药用食物，亦简效之家用良方，编食谱者盍採入之。

上文所述之桃枣圆，不仅治咳嗽便秘，且可作绦虫驱除药，因胡桃仁中之脂肪油，有通便杀虫之作用也。

三伏日，取大枣，以生姜自然汁拌之，曝干，更拌更曝，三次为度，收密器中，名姜汁枣（服时须经蒸煮）。祛痰开胃，并擅胜场，可作风邪咳嗽之便药，小儿老人之游食。

本品八两，合红莲子四两，梨二枚，炼白蜜一两，以枇杷叶五十片，煎汤代水煮果，即王孟英杜痨方。治骨蒸痨热，羸弱神疲，腰酸脊痛，四肢软痿，咳逆嗽痰，一切阴虚火动之症，其中大枣，亦以滋养祛痰为目的，本方除莲子，用作热性病后便闭，常习性便秘之食饵疗法，亦颇佳妙。

曩时习医，见名医处方，每用大枣，不过三枚，心窃非之，以为枣乃吾人常食之干果，一啖十余，习以为恒，区区三枚，焉能已疾。今统计仲景方大枣之用量，以十二枚为常，益信予昔日之怀疑，为不虚矣。

（见《国医杂志》1932）

173. 枳实

【释名】枳字从木从只，木为只之形，只为木之声。盖六书中形声字，实者枳之果实也。

【实壳之辨】寇宗奭曰：枳实、枳壳，一物也。小则其性酷而速，大则其性和而缓。李时珍曰：后人因小者性速，又呼老者为枳壳，盖枳木高五七尺，如橘而小，春生白花，至秋成实。七八月采者，小而色青，中实少穰为实，九十月采者，大而上色黄多穰为壳。

【制法】取翻肚如盆口唇者，去核，麸拌炒至麸焦为度。

【产地】江左。

【性质】苦微寒。

【主治】痢疾食积，水肿痰癖，呕逆腹痛。

【用量及配合】一钱至三钱。同大黄，荡泄肠垢。同麦芽，和中消食。合芩连，清湿中之热。合姜橘，化痰涎之壅。伍肉桂，治胁痛。伍黄连、槐花、干葛、防风、荆芥、芍药、黄芩、当归、生地、地榆、侧柏，疗肠风。伍三棱、莪术、青皮、槟榔，消坚积。

【方剂】枳术丸——白术二两，枳实一两，麸炒为末，

荷叶陈米饭，煨干为丸，功能健脾进食，除湿消痞。（张洁古方）

【按】白术之功用：（一）为补脾。（二）为燥湿。枳实之功用亦有二：（一）为消食。（二）为除痞。故本方既能健脾进食，又堪除湿消痞，荷叶升清阳，粳米和胃气，所以佐白术以补脾也。若以枳实治停水为主，白术燥脾湿为辅。（原方枳实七枚，白术三两，水一斗，煎三升，分三服，按中等之枳，约重一钱一分，七枚共重一两五分。徐大椿谓三代至汉之分两，较今日不过十之二，则白术三两适得今之六钱。）即仲景之枳实白术汤，治心下坚，大如盘，水饮所用，君臣一易，主治遂异矣。

【禁忌】本品性专破气损真。观朱丹溪“泻痰能冲墙倒壁”一语，可知其性之勇悍。凡中气虚弱，劳倦伤脾，腹痞满者，当补中益气，培其不足，则痞自除。若施枳实之攻破，是犹雪上加霜矣，即邪实胀满。亦须察其大便数日不解，痛处手不可按，方为对症耳。

【编者意见】李时珍曰：“枳实、枳壳，气味功用俱同，上世亦无分别。洁古张氏、东垣李氏，始分壳治上，实治下，大抵其功皆在利气。气下则痰喘止，气行则痞（痞气聚成块也）胀消，气通则刺痛止，气利则后重除。后重者肛门气坠沉重也，乃痢疾之特征。若谓壳治胸膈之疾，实疗肠胃之病，则仲景治胸痹痞满，何以枳实为要药，诸方治大便秘塞、肠风、脚气，又以枳壳为逆用乎。”李氏此言，执简驭繁，洵非常人所能道矣。

（见《大众医药月刊》1934）

174. 茯苓新研究

日医系左近曰："余之曾祖父，医术之能手也，当时富山之领主，全身水肿，招几多之医师，用种种之药，毫无效力，且增衰弱。偶然闻曾祖父之高名，来乞诊治。曾祖父曰：'他医因混种种之药而为一包，故其量不足，不能奏效，余以茯苓一味，立刻治之。'领主从其方，每日煎服茯苓十钱，遂得次第奏功，后果痊愈。"（丁译普通药物教科书续编页十二）

仲圭按：水肿之原因虽不一，而治疗之方法不外发汗、利尿、通便三途。使停潴组织间之水分，有外泄之机，茯苓无发汗通便之力，而竟起领主之沉疴，则其奏效之理当为利水。查利水之药物，必具下列三个条件之一：（甲）能扩张肾脏之血管者。（乙）能加速肾脏之血流者。（丙）能增益血中之水分者。盖三者均能使肾中之马尔比芬球 mailighian corpuocle 之滤血作用加强。使水分由膀胱而出耳。（肾之组织，分为皮部、髓部、肾壶三层，制造尿液之细尿管，发源于皮部，终于髓部之圆锥体，而开口于肾壶。此管初呈球状，名鲍孟囊。Capsule ofbowman 继则屈曲蜿蜒，名近心弯曲部与远心弯曲部，终则成为较粗之管状，名收集管。而皆有数多来自肾动脉之微血管，包围出入于鲍孟囊及弯曲部，以滤透水分、无机盐、尿素、尿酸，经收集管而入肾壶，复由肾琛之收缩作用，与输尿管之蠕动机能，将尿液送至膀胱。）神交黄劳逸，杭之药学家也，近著一书曰《新中药》，谓“茯苓入胃极无变化，由肠壁吸入血中，能增高血压，使肾脏之分泌机能亢进”。据此，茯苓之所以能利尿，盖属于上述之乙项矣。诸家本草茯苓为三种：即赤茯苓、白茯苓、抱木茯神是也。所载功用各不相同，然则领主所服者，赤苓乎，抑茯神乎，亦当急行讨论者。《和汉药考》曰：“松树截断后，约经五六年，上中之松根，生出一种如菌蕈之物，即谓之茯苓。生于黑松之地者，名白茯苓。生于赤松之地者，名赤茯苓。其抱松根而生者，则名茯神。”又曰“白者质坚实，名曰茯苓，上品也。淡红者，质轻虚，名赤茯苓，下品矣”。观此，可知茯苓无论赤白，或抱木者，同为寄生松根之菌灶植物，功用大致相同，固不必随俗浮沉，而将白者补，赤者泻，抱木者安神之说，深印脑海也。本品配猪苓、泽泻、浙术、肉桂（原方为桂枝，不肿应易肉桂），名五苓散，可治水肿。因二苓、泽泻皆能利水，由下窍出，肉桂强心，则循环加速，白补脾，则吸收“水分”增强。方理既圆满，治效自准确矣。又本方去肉桂之辛热，疗急性白浊亦良（急性白浊为双球菌盘踞前尿道）。治法重在利尿，故“五苓”、“八正”（瞿麦、萹蓄、车前、滑石、木通、山栀、甘草、大黄）乃对症之药。

【附注一】马尔比芬囊即鲍孟囊与包围鲍孟囊之微血管卷之合称。

【附注二】尿之分泌有三说。

A 机械说　水分及无机质有机质，俱由马尔比芬囊渗透，但流至细尿管之屈曲部时，复吸收其有用之一部分还入血中。

B 分泌说　水及无机盐，马尔比芬囊表膜分泌。尿素、尿酸、及肌酸干，由屈曲部分泌。本文所采用者，即系此说。

C 调和说　液固由马尔比芬囊排出，但屈曲部不但有吸收能力，且具分泌作用，俾有用之物（如水分、錏基酸、糖质、绿化纳等）还入血中，有害之物（即尿素尿酸）排诸身外，盖折衷于 AB 二说也。

（见《大众医药月刊》1934）

175. 萝卜与养生

萝卜亦名芦菔，为十字花科莱菔之根，形圆或椭圆，表皮甚厚，肉质洁白，有红白二种。为中人以下之滋养食品，考其功用，约有三端。

（一）化痰　《素问·阴阳应象大论》谓："秋伤于湿，冬生咳嗽。"考之病理，是不尽然。但冬日之病痰饮、咳嗽者，确较春夏秋三时伙矣，而植物界之萝卜，亦至此肥硕。人多咳嗽之患，天生化痰之药，造化待人，可谓至厚，且本品之化痰，不论外感内伤，皆可用之。而日华子同羊肉银鱼（圭按：《随息居饮食谱》作鳝鱼）煮食，治痨瘦咳嗽之方，尤为佳妙。独怪近世医士，只知莱菔子消痰下气，从不一用萝卜，实则根子二者，功用本相仿佛，而药物治病，又不如食饵疗养，事简而功宏也。

（二）消食　萝卜之助消化。吾阅《纲目》引杨亿《谈苑》"江东居民言，种芋三十亩，计省米三十斛，种萝菔三十亩，计益米三十斛”之言，确信其有裨于淀粉之消化，而为胃弱者之下饭妙品。《遵生八笺》载萝卜粥，用不辣大萝卜，入盐煮熟，切碎如豆，入粥将起，一滚而食。吾谓此与萝卜海蜇切细，加酱油、糖、醋拌食，一宜老人，一宜壮年，同为“卫生的食品”。

（三）补益　本草云“补不足”、“肥健人”。西医亦认为有滋养之效。惜富贵之家，日饫膏粱，青菜萝卜，目为粗粝，有经年不入口者。岂知营养成分之丰富，不与食物代价之高低成正比。如松江之鲈，西湖之莼，称特产。但一有小毒，一妨消化，皆害多而利少。又如果类中之长生果，菜类中之菠棱，固至微至贱之物，但一则富于脂肪，一则含有铁质及甲、乙、丙、戊四种维他命，大有益于身体。吾劝世人对于营养，宜取荤素混食主义，不可偏于一面。又俗云：“一口萝卜三口血”言其伤血也，此乃瞽说，切勿轻信。

（见《大众医药月刊》1934）

176. 牛乳与牛肉汁之比较

同动物性食物，虽富蛋白质及脂肪，但多缺乏含水炭素；植物性食物，则多含水炭素而缺少脂肪及蛋白质。故于一种食物中，兼含此蛋白质、脂肪，含水炭素，三种营养素，而又适量不过参差者，遍察动物、植物界，舍牛乳外，实不多观。又维他命为吾人生活之要素，苟有不足，疾病随之而起，但含五种维他命于一物者，厥惟牛乳。其他食物，或有或无，即有亦不过一种或数种耳，故牛乳实为宝贵之食品，有力之家，可长饮之。其有不能饮牛乳之特异质者，可和于茶、咖啡、可可中呷之，或以之烹园蔬，或以之制糕饼，均无不可。惟牛乳以新鲜为贵，榨取后历时稍久，即易孳生细菌，而起腐败。盖牛乳对于细菌之发育，最为适宜故耳。又乳牛大抵患结核病，其乳中难保无结核菌存在，此种牛乳，苟给儿童饮之，每有传染肠结核之可能，故牛乳如不煮沸，颇觉危险。

牛肉为兽肉之王，蛋白质占百分之二十以上，并含有A、B、D、E四种维他命。磷、钾、纳、钙、镁、铁诸无机盐。吾国本草，称其“安中补脾，益气止渴”，盖动物性食品中之滋养上品也。惟消化稍难，乃其美中不足。若与其他肉类混合制成肉汁，则于病后、产后，老人、虚人之气血衰弱，当进补养者，以此血肉有情，徐徐调养，诚极适应之食饵疗法也。

（见《大众医药月刊》1934）

177. 牛乳琐谈

牛乳含脂肪三·六八，蛋白三·一六，乳糖四·六三，人生不可或缺之三大营养素，牛乳中适量含之。此其所以有“完全食物”之称，而欧美各国依为日常饮料也。

牛乳不但含适宜之三大营养素，并有甲、乙、丙、丁四种维他命，而甲种尤富。按维他命为生活之要素，苟有缺乏，疾病随之，故牛乳者实营养价最高之琼浆玉液也。

牛乳稽留胃部之时间，仅一时又半，消化之速，他种食品罕与伦比，而吸收又甚良好，达百分之九十五，故胃弱者及老人小儿，饮之最宜。

牛乳脂肪之含量，秋冬多于春夏，国人每人于冬令饮黄牛乳，不为无见。

鲜牛乳不可久贮，恐细菌潜入，变坏乳汁，又乳牛多数有结核病，乳中常现结核菌。此种病菌浸入胃肠，成人虽无大害，小儿则有传染肠劳之可能，为慎重计，宜以煮沸饮之为是。惟消毒牛乳，燉温即可。

中国商人涉利心浓，苟非卫生当局检验之牛乳，殊难信任其优良，故牛乳之良否鉴别，为饮乳者必其之常识，兹录简单试验法如下：

1. 滴牛乳于指甲上，作球状者良，流落者劣。

2. 注数滴牛乳于清水中，直沉水底者良，不沉而四散者劣。

3. 取牛乳以青色试验纸试之呈赤色，复以赤色试验纸试之呈青色者良。若试以青纸能变色，试以赤纸不变色者劣。牛乳食法繁多，介绍数种，以供采择。

1. 和于红茶、可可、咖啡中饮之，此泰西士女之食法也。

2. 龙眼熬汁，牛乳和匀，调入打松鸡卵一枚，柠檬一片，白糖一匙，乘热呷之，味既甘芳可口，兼有补脑之功(因龙眼、卵黄均堪滋养神经)。

3. 鸡卵一枚打松，冲以牛乳，稍加白兰地酒，此于滋养中属兴奋。凡患肺病及热症之身体虚弱者，服之最宜。

4. 面包一片撕碎，入牛乳中，加精盐少许，失眠者睡前食之，易入睡。

5. 鲜牛乳煮沸，及稀粥各半调和，随量服之，为病后调理良法。

6. 牛乳四两煮沸，加入石灰水一两（以生石灰二三钱，投于开水一茶碗中，用筷搅拌，徐待石灰沉下，乃取其面上之清水一两备用）混和服之，治呕吐、久泻、久痢等症。

诸家本草称牛乳味甘，性微寒，功能养心肺，润大肠，解热毒，润皮肤，为润燥生津之品。于老年人、虚弱人及病后调理最宜。作者尝服牛乳至二年之久，觉本草所云“泽肤润肠”确有是效，而其滋养所及，令人冬不畏寒。

牛乳今不入药，古方则屡用之，兹录二方，经见一斑。

1. 朱丹溪韭汁牛乳饮：牛乳半斤，韭菜汁少许，煮热顿服，治噎膈。

2. 张任侯五汁安中饮：牛乳六分，韭汁、姜汁、藕汁、梨汁各一分，和服，治同前。按顾惕生氏谓肺病多啖韭菜，大有殊功，余如藕汁止血，生姜开胃（惟有咳血及潮热者忌之），雪梨润肺。故予以为此二方不但为胃液枯燥之清养剂，即结核为祟之肺劳，亦可共治也。

（见《医学杂志》1935）

178. 羊肉粥与平民补品

本草云“羊肉补虚劳，益气血”。李东垣曰：“人参补气，羊肉补形。”张仲景治蓐劳有当归羊肉汤，用羊肉、当归为主，益以补气之参、芪。健胃之生姜，而收止汗除热之全功。蓐劳之症状，为产后发，自汗体痛。可见羊肉一物，在汉代已目为妇科要药矣。予往岁作客沪江，见市尘小食肆中有羊肉粥出售。偶食之，价廉而味美。因叹曰：此平民冬日之食补妙品也，体弱之人，日进一瓯，不稍间断，开胃健力，得益匪浅。

【按】羊肉甘热，补气血，壮阳道，凡下元虚寒，小便不禁，及精薄阳痿者宜服。

（见《大众医药月刊》1934）

179. 猪膵治糖尿病之原理

消渴，西人曰糖尿，二者佥以外候定名。中医名消渴者，以病人口渴善饮也。西人曰糖尿者，考本病之原因，良由膵质萎缩，内分泌停止所致。盖膵有两种分泌，一曰消化液，输入十二指肠，以消蛋白、脂肪、淀粉诸质。一曰因苏林，能减少血中糖分。若膵脏病而内泌止，则血中糖分，逾于常量（平人血中含糖千分之二，此症增至千分之四），不得不由肾脏滤出，此尿液之所以味甘也，尿量既增，糖质益浓，乃取外界之水以稀释之。此病者之所以苦渴也（《金匮》饮水一斗，小便一斗，二语深契病理），且食物中之砂糖，纵随入随出，毫无积贮，而身体所需要者，初不因之减少，乃先取肝糖（静脉经过肝脏，肝即摄取其中糖分，贮于细胞，而供血糖缺乏时之补充者，是曰肝糖），化分应用，继则分裂蛋白，暂济燃眉，此病人之所以多食而瘦也，特病原既属膵脏，内泌中止，则治疗方针，自必取动物之膵，提取内液，注射入体，俾血中糖分减少，而后消渴方剋向愈。彼邦学者，洞明斯义，研究试验，不遗余力，卒制成膵腺岛一物（以动物之膵制炼而成）。试诸临床，功效卓著，诚哉糖尿病之要药也（惟用大量，血糖发生过降，而现昏睡状态者，宜注射葡萄糖溶液）。

考吾国验方，有用猪膵一枚，切用小块，如黄豆大，生吞五六块，多至七八块，日服三次，数日可愈。斯与膵腺岛新药，若合符节，惟一取动物之膵，加以制造，一则限于猪膵，而用原质，微有不同耳。

（见《大众医药月刊》1934）

180. 说猪肉

猪肉为动物性食品兽肉类之一，有修补细胞、滋养人体之功。欧洲各国，每人每日之平均消费额在二十八钱以上，吾国人士，亦向以此为恒食，惜世人仅以供肴馔，快朵颐，不知其在治疗上，有甚大之价值，爰举古人临床笔记一则，并赘管见如下。

《续名医类案》载，汪赤厓治张姓，夏月途行受暑，医药半月，水浆不入，大便不通，唇焦舌焦，骨立皮干，目合肢冷，诊脉模糊，此因邪热熏灼，津血已枯，形肉将脱，亡可立待。若仅以草根树皮，滋养气血，何能速生，嘱市猪肉四两，粳米三合，煮汁一碗，另以梨汁一杯，蜜半杯，与米肉汁和匀，一昼夜呷尽，目微开，手足微动，喉间微作呻吟，如是者三日，唇舌转润，退去黑壳一层，始开目能言，是夜下燥屎，脉稍应指，再与养阴，匝月而愈。

仲圭按：王孟英言猪肉之功用曰："补肾液，充胃汁，滋肝阴，润肌肤，利二便，止消渴，起尪羸。"又曰："液干难产，津枯血奋，火灼燥渴，干嗽便秘，并以猪肉煮汤，吹去油饮"。盖豚肉含脂肪颇富（百分之二十八），为恶于牛肉之贵重肉类，专滋肝肾之阴，热性病后，津血不复，以致胃呆便闭，骨立皮干者，乃极适应之食饵疗法，岂可狃于时令病后，忌食鱼肉之戒，而坐视病体之衰羸于不顾哉。

仲景治少阴病，下利咽痛，胸满心烦，有猪肤汤，猪肤一斤，白蜜一升，白粉五合。山田氏云："猪肤即猪肉，本草明称性平，解热毒"。据此，是物不但津液涸者，依为甘霖膏泽，即阴虚而上焦有热者，亦可用之以治标也。

陆渊雷氏云："猪肤汤，即肉汤拌炒米粉，和以白蜜"，斯言信然（圭按：以肉汤冲打松之鸡卵黄尤妙），余谓是法等于西医之用鸡牛肉汁，对于易于分解以蛋白质之热性病（佥可代用点心，固非专为"少阴下利"一症而设也）。

旋毛虫、绦虫，常以牛羊豕为第一宿主，故猪肉非煮至华氏一六〇度，恐有传染寄生虫之危险，但肉中蛋白，一遇高热，又易凝固而消化，折衷之法，可先以猛火煮五分钟，然后以文火缓缓煮之。

世俗煮肉，多用冷水，此大谬也。投肉于冷水中而渐次熟之，则肉中所含之滋养分，将与水溶化而散溢，养生之功，岂非大减，故欲保全养分，宜先将生水煮沸，然后入肉。

猪肉富于脂肪，消化时间比较的延长（约须四时），故与脂肪较多之鹤、鹑、雉肉，及不易消化之荞麦，炒豆，不宜同时饱啖，惟以葱、山药、莱菔等为配合料，则极适宜。

肉中滋养分之丰歉，恒视猪之生活食料等不同而生差异，吾浙所产之猪，以义乌为最，皮薄而肉嫩，余尝出诊其地，病家特制肉圆飨余，肥嫩鲜美，迥异凡品，此即该处饲猪，以大麦为主之故，非有他谬巧也。

时贤徐究仁尝治久痢，夜热昏谵，口噤唇朱，现阴竭阳浮之状，治以猪肤汤，用火腿皮浓煎如汁，两日而痢减，辅以他方，匝月痊愈，是亦足证猪肉养胃滋阴清热之伟功矣。

友人吴去疾言西林某巨公，本贵介公子也，当其未发达时，意气豪纵，不可一世，家居常张筵演剧，夜以继日，从者苦之。然每至天明之时，某辄进精猪肉粥一瓯，从者亦皆得食，以此虽日夜辛劳，而虚火不致上炎。圭按：吴君记此事，亦以证猪肉滋阴之效也。

（见《医药卫生月刊》1933）

181. 射干之研究

【释名】射干之形，茎梗疏长，正如射之长竿，得名之由，殆以是尔。制法：取根，坩水浸一日，簟竹叶煮半日，干用。

【气味】苦平，有小毒（戚云苦寒或云兼辛）。

【功用】泻实火，消肿毒，通经闭，利大肠，治喉痹咽痛，结核疝瘕。

【用量及配合】一钱至二钱半。同连翘、牛蒡、忍冬、马勃，治温病喉痛。同萱草根，治乳痈初起。

【禁忌】射干虽能降火泄热，散结消肿，然无益阴之性。故《别录》云，久服令人虚。时珍云多服泻人。凡脾胃薄弱，脏寒气血虚人，皆不宜用。

【方剂】夺命散　治喉痹不通。

射干一钱，黄芩，生甘草，桔梗各五分为末，水调顿服立愈。

【杂论】射干今只用于喉症，他病无闻焉。究其所以能治喉症之理，良由苦能降火，辛能散血，使壅过于上之痰火，瘀血，得射干之苦降辛开，而平复耳。故弘景云，苦酒摩涂毒痛。甄权云，通女人月闭。元素云，去胃中痈疮。大明云，消痰破癥。震亨云，利积痰，消积核。或为心得之言，或系经验之谈，吾人研究本草，当考古征今，博思明辨。讵得囿于时医一偏之见哉。

（见《中医新刊》1929）

182. 酸枣仁之研究

【释名】酸枣核中仁也，味酸而形圆，小异于大枣。

【制法】取勿破皮者，微炒捣碎，亦有生用者。

【性质】味甘酸，气平质润。

【功用】补肝胆，敛津液。

【主治】不眠虚汗。

【用量及配合】一钱至三钱。同地黄、白芍、麦冬、五味、龙眼、竹叶，治盗汗。

【禁忌】性润滑肠，泄泻忌用。

编者意见：中医之所谓肝，非解剖上之肝，多指脑神经而言。如《内经·灵兰秘典论》：“肝者，将军之官，谋虑出焉。”思虑出于大脑，而《内经》属之，持此一证也。《四气调神大论》述春之卫生曰：“夜卧早起，广步于庭，被发缓形，以使志生，生而勿杀，予而勿夺，赏而勿罚，此春气之应，养生之道也。逆之则伤肝。”此言春日宜慈惠宽和，使情志安舒，明是养脑之法，而《内经》则谓“逆之伤肝”，此又一证也。《本神篇》曰“肝气虚则恐，实则怒”，喜怒哀乐，乃大脑表现之情绪。神经衰弱，则易恐。而内责诸“肝气虚实”，此更一证也。古人之所谓肝，既属神经，则肝药即神经疾患，肝药即治神经疾患之药。枣仁味酸性收，有镇静神经之效，故于脑弱不寐，用之辄效。又本品之疗不眠，与山栀大异。盖山栀味苦气寒，善清胃热，乃外感身热，神烦，夜不安枕之要药，一系直接作用（枣仁），一系间接作用（山栀），临床之际宜详辨之。

183. 冰糖之妙用

冰糖自砂糖制成。新《本草纲目》云：“将上等白砂糖，入釜溶化煮沸，投鸡子白，乘热搅拌，液面如有浮滓，则取去之，至适宜稠厚，移入他器放冷，听其结晶。”《中国医学大辞典》则谓“冰糖乃甘蔗汁之凝炼成块者”。二书所载制法，虽详略互异，而提炼所处，同为甘蔗或甜菜。

单方治卒然腹痛：白砂糖一钱，酒二盅，煮取一盅饮，盖取其缓痛。民间疗咳嗽痰滞，生莱菔切片，加糖饼蒸食，盖取其祛痰。他如金创流血，外敷（砂糖）有止血之功。吸烟被醉，内服奏解毒之效，语其作用（冰糖之作用，大致与砂糖相同）如是而已。

富庶之家，一至冬令，多服膏滋药。膏滋药者，察病体虚羸之因果，施以适当之方药，熬成流膏，以便久服。此种“对症发药”之补剂，自较一般成药为优越。

考膏方中多加冰糖，冰糖属缓和药，矫味药，在补剂中之价值，不过增加甘美之味，使病人易于服用，及略能兴奋胃机能，既无其他作用，亦乏高深药理。与西药舍利别之加白糖，中药丸剂之加蜂蜜，同为“非药的药”。（丁译普通药物学教科书有非药的药一章）

184. 山栀确为吐衄良药

予读《广济医刊》三卷五号黄渭卿君中方治愈吐血报告。云以黑山栀子一两煎服，治愈吐血数碗之张某。尝心志之，未能忘，今春承乏上海国学院教职，闻谢君诵穆言，以生山栀治愈鼻衄事与黄君报告，异症同功，特走笔记之，以证山栀确为吐衄良药焉。

谢君世居萧山南乡，四山环城，一水中流，桑麻满目，鸡犬相闻，不啻世外桃源也。民多聚族而居，犹有古代遗风，客冬十月，谢之从母，忽患鼻衄，势如泉注。时当夜午，地在穷乡，不但延医不及，即市药亦感困难。谢父固知医，即取采自山林之山栀一大握，浓煎冷服，果血止而安。谢君人甚谨愿，其言非妄也。

余考山栀，李时珍云：治吐血、衄血、下痢、下血、血淋。《和汉药考》云：用为血症药。《和汉药物学》云：治吐血、衄血，本品之治吐衄，虽见今古载籍，但其所以能治吐衄之药理，则阙焉未详。查山栀为解热药，解热药之生理作用，一为镇静调节体温之中枢神经，如安知必林是也。一为减少全身细胞之新陈代谢，如几那是也。然无论其为镇静调温，或减少代谢，体温既呈下降之象，则增高之血压立时低降，紧张之血管随之收缩，而破裂之创口自易结合矣。

（见《医界春秋》1931）

185. 山栀确为吐衄良药之考证

圭于本志五十九期，发表山栀确为吐衄良药一文（页一六），系记敝院谢生诵穆之尊人之治验。兹考山栀昔人原用以疗鼻衄，下列三则，足以佐证。市医不究古义，智识狭隘，只知山栀苦寒清热，轻浮治上者，盍一读此文。

《全婴方论》曰：檗皮汤（栀子、炙甘草、黄柏）治小儿衄血至一二升，闷绝。

《腹诊奇览》曰：月洞老妃年七十余，鼻衄过多，止衄诸方无效，余问其状，有虚烦之状，因作栀子豉汤与之。四五日后来谢曰："服良方，衄忽止。"

又曰：柳田长助年八十许，一日鼻衄过多，郁冒恍惚，乃与栀子豉汤而愈。

二〇，六，于国医学院

（见《医界春秋》1931）

186. 续随子（一名千金子）治水肿之宜忌

清医吴仪洛曰，《斗门方》治水气肿胀，用千金子一两，去壳，研压去油，重研，分作七服，每治一人，用一服，五更酒服，当下利，至肿胀顿消。忌盐醋一百日。今走方者，俱用此加百草霜等在内，使人不能认识，诳言秘传，庸俗信而服之，一泻而肿胀立消，索谢而去，未几再作，无药可救。间有气体壮者，愈后竟不复发，然暗损真气，不过数年之内，患他病不起，数十来年，洛之目击心伤者，不可枚举。愿卫生者，勿蹈覆辙，以促生也。

圭按《圣惠摘元》，本品合大黄，治阳水，所谓阳水者，肾脏发炎，小便不利之肿胀也，故以大黄、续随利水。若脾虚土为制水之症，固不得妄投。吴氏目击铃医以本品治肿贻祸，乃诊断不确，误将阳水之药，施于虚肿之故。其咎在人不在药，而续随为利水良品。转因吴氏之纪载，而获一铁证，讵可因性猛而置之不用耶。至吾人治医，遇有经验方剂，尤应起为丸散，以佐汤液之不逮，而免病家之拟惧。如疔疮丸治疔痈，菩提丹之治痢疾，半贝散之治疟疾（半夏须生研，临服以姜汁调匀，其效与药肆制成之半贝丸不可同日而语），芪归艾之治不孕，芫花、朱砂之治疟母，设不制为丸剂，粗知医理之病家，非嫌药力过猛，即病药品简单，决不肯照服也。

187. 首乌补脑

闲读小说杂志，得《首乌补脑》笔记一则，录之以供参考。

杨景时，黔人，幼年读性极钝，年十四五，子书犹未毕也。父督教严而期望切，恒以夏楚从事，以景时常逃学，故耳一日逃至山中，不敢归，至日午腹饥，无所得食，偶带小刀，掘地得一物，略似乎芋，食之颇甘，掘十数枚悉食之。日将晡，家人纵迹至乃归，其后渐灵敏，父异之，叩其所以。景时谓无他，不过独至山中，掘得一物食之，味尚可口，遂多食以充饥，既而稍觉读书有悟耳。父遂命景时偕至山中，掘而视之，则首乌也。于是命人悉掘之，得数十百斤，常食之遂变为敏明之质，后竟驰誉文坛。

主按：西人恒嗤中医不明脑主思想，无补脑之药，此实信口雌黄之言也。盖天一所生之水，循督脉上行，入脑以养脑髓，故患遗精之病者，每苦记忆锐减，先天不足之儿童，辄多愚暗无智，是皆肾水亏耗，不克源源上输之故耳。然则补肾即所以补脑矣。吾国本草虽无补脑明文，但数千年来，已发明脑与肾之关系，深知脑病之源委，施以根本的治疗，无不迅奏奇效，又岂彼西人仅知脑含磷质者，所可几及耶。

又按何首乌，本草谓其“添神益髓，养血祛风，强筋骨，乌须发，令人有子”。盖补肾良药也。生服力尤峻巨，故景时食此，能化愚为颖悟也。

（见《三三医报》1924）

188. 柴胡可否治疟

柴胡可治疟乎？抑不可治疟乎？斯一问题，谅为读者急欲明其究竟，兹请先举清莫枚士之说，后附鄙人管见。

“叶案治疟，不用柴胡，徐评非之。解之者曰，治伤寒少阳正疟用柴胡，治秋间寒热类疟不用柴胡。泉应之曰，否，不然。《素·疟论》以夏伤于暑为端，而余疟附焉。是秋间寒热之为正疟，经有明文。《病源》、《千金》，皆《本经》说。《外台》既列《病源》之论，而所集方，不下千首，鲜用柴胡者，可见谓秋间之寒热，不用柴胡则是。而指为类则非，仲景于少阳篇明言往来寒热，形如疟状，‘如疟’二字，正类疟之谓。少阳症之为类疟，出于仲景亲口，今反指为正疟，何耶？但诸医犹止误于论症，徐氏则并论治亦误。何以言之？伤寒邪从表入，其里无根，以柴胡提之则出。夏秋之病，新凉在外，而蕴暑在中，其里有根，若以柴胡提之，则外邪虽解，而内热则升，横流冲决，不可复制，往往有耳聋目赤，谵语神昏，汗漏体枯，延成不治者，不得以徐说为淫词之助也。”

主按：莫氏之言，殊欠中正，谓疟症不得以一小柴胡汤统治之，则可。谓柴胡绝对不适用于疟疾，未免偏之甚矣。查小柴胡汤之主症，为往来寒热，胸胁苦，心烦喜呕等证，是三症者，病疟者往往见之，则据“中医之方效在治病的症候”之言，以小柴胡治正规之疟疾，又何不。东垣谓“诸哉可疟以柴胡君”，丁福保谓“以常山、柴胡、草果、槟榔治疟，其效与鸡纳等”，胡定安谓“柴胡之有效成分与奎宁同”，荒木忠郎谓“柴胡对于疟疾治疗。可为金鸡纳之代用药，且服用柴胡，并无何等副作用及使用上之禁忌”。恽铁樵谓“疟无实症者，用小柴胡加鲜首乌辄效”。即鄙人以小柴胡汤加减，治愈疟型具备之正疟，亦三四人矣。是则柴胡治疟，为中西医人所公认。按诸事实，亦复不爽。则创“柴胡治疟，变症百出”之说者，其弊端在诊断不确，用药失当，岂得归咎于柴胡哉？考疟疾禁用柴胡，始于清之叶桂，渠治疟恒任青蒿，世俗误认柴胡有升阳之弊，又深信叶氏之说，于是疟疾方中，柴胡遂不多见。而其主往来寒热，胸胁苦满之特效，亦将湮没无闻矣，惜哉。

读者诸君，阅此文后，以莫说为然乎？抑以鄙见为然乎？深愿加入讨论，以确定柴胡之疗效与疟疾之正治焉。

（见《三三医报》1924）

189. 芡实之药用谈

芡实生于水泽，形类鸡头，外被青刺，剖之，内有斑驳软肉，累累如珠玑，去壳，则洁白若鱼目。其功用(一)益肾固精。(二)补中开胃。古今医家治疗遗精，每多用此。如药肆出售之水陆二仙丹、金锁固精丸，方中皆有芡实。惟本品之治遗精，宜于久病体虚，若梦遗之症，则以丹溪大补阴丸之清相火，滋肾阴者为佳。友人罗锦澄告余，曩时肄业高中，得梦遗疾，少则七日一次，多则三日一次，嗣服大补阴丸八阅月而痊愈。《遵生八笺》芡实粥方，用芡实去壳三合，新者研成膏，陈者磨作粉，和粳米三合煮粥，云食之益精强智，聪耳明目。余谓以芡实、莲实各一合半，加粳米、糯米各一合半，煮成稠粥，不但益人，治久遗久泻均佳。

（见《医界春秋》1932）

190. 南瓜漫谈

南瓜种类不一，优劣以分，夏月成熟者，形扁圆，杭人呼为霉瓜，性助湿热。晚秋成熟者，形长圆，杭人呼为枕头瓜。功能补中益气，取生者捣汁，或切厚片嚼食，为戒烟绝瘾妙方。《重庆堂随笔》云："昔在闽中，闻有素火腿者，云食之滋津益血，初以为即处州之萄片耳。何补之日，盖吾处筍片，亦名素火腿者，言其味之美也。及索阅之，乃大南瓜一枚，蒸之，切开成片俨与南腿无异，而味尤鲜美，疑其壅气，不敢多食，然食后反觉易馁。少顷，又尽啖之。其开胃健脾如此，因即叩其法，乃于九十月间，收极大南瓜，须极老经霜者，摘下，就蒂开一窍，去瓤及子，以极好酱油灌入令满，将原蒂盖上，封好，以草绳悬避雨户簷下，次年四五月取下蒸食。"主按功德林素食馆，亦有名素火腿者，色黑而质坚，似为千张所制，与此相较，一碍消化，一能补益，其营养之价值，不可同日而语矣。粉食中有所谓南瓜饼者，乃本品和糯米粉白糖制成之一种扁圆形之粉饵也。色作嫩黄，味甚可口，晨起代点胜于他物。

（见《医界春秋》1932）

191. 药用食物落花生之研究

【名称】落花生，亦名长生果、香芋，及地果、落地生、番豆。日本名南京豆。盖此物花心有丝，花谢，丝垂入地而结实，实如豆荚而稍坚，故有以上诸名。

【科属】显花植物，被子类，双子叶门，离瓣属之豆科。

【形态】茎蔓延地上，叶为偶数羽状复叶，小叶四片，叶桠间开花，花小蝶形，花冠黄色，花谢后，子房深入地中生长而结实，一房可二三粒。

【产地】为非洲、中美洲之热带地方之原产物，非我国所素有，清康熙初年，僧应元入扶桑觅种寄回，始有此物，今市售之花生，一种荚子俱大，一种荚小而子密着，出闽者，名建生。

【栽培】除黏土及湿地外，皆可种植，惟以沙地为尤宜。播种期，约在二月下旬，至三月上旬，将土深耕，土块碎为细粉，隔二尺五寸而起畦，于此撒布肥料，隔一尺五寸许，下种二粒，覆土一寸至五寸。发生后，时耕其畦，使土不硬结，至生花则停止耕耘。花开后，埋其茎于土中，收采期，约在霜降一二次时，此际当严防者，为狐狸及鼠之偷食，如在播种时，先将种子浸于石油中，即免此患，此外当注意者，下种以后，毋多施肥料，因肥料多则枝叶繁茂，花反稀少也。

【成分】大花生含水九·二，蛋白质二五·八，脂肪三八·六，无机盐（如钠钙磷镁钾）二，粗纤维二·五，含水炭素二一·九，建生含水四·九，蛋白质三〇·〇，脂肪四·六七，无机盐一·九，粗纤维五·〇，含水炭素一一·五（皆百分中含量）。

【功用】《药性考》云："生研用下痰，炒熟用开胃醒脾，滑肠，干咳者宜餐，滋燥清火。"按熟食当较生用为妥，下痰即祛痰，俗称化痰之谓。生用有去痰之功，熟用何独不然，惟炒之太过，能令所含之脂肪有多少之挥发，故效逊于生用。气管、气管支，或肺胞子，因受刺激所生之过量分泌液，凡冷热空气与细菌等，能侵犯肺脏，而引起肺脏之反应，均谓刺激。肺脏体力之抵抗强，冷热空气与细菌等不易侵犯，则刺激少而无过量分泌之产生，故肺脏之生痰，不论其原因若何，总不外乎由外物刺激而起反应。欲免除外物之刺激，捨增加体力之抵抗外，别无良法。饮食营养，为增加体力之唯一妙法。而人类营养品中，以脂肪为最要，脂肪在肝中，变为葡萄糖，体内之燃烧，血液之运输气素与排除炭酸及细胞之新陈代谢增加，促进身体之健康，脏亦随之而强，外物不易侵犯，则过量之分泌，自无由产生，故食花生以祛痰，实为营养疗法之一。炒后能使花生所含之挥发油及脂肪，有多少之发散，故食之能促进胃脏之分泌，以增加消化。滑肠者，大便稀薄而常排之意也。油类果有润肠之功，但花生所含之油脂，能游离者甚鲜，故食大量炒花生而致滑肠者，非因其所含油脂之润肠，实由于消化而起之泻痢也。干嗽者，肺病之一种症状，尤为肺结核初期特征，花生脂肪中含甲生活素甚丰，此素能促进动物体之生长，与脂肪之新陈代谢有密切关系，缺乏甲生活素时，对于一切病之抵抗力，俱见薄弱。近年来，欧、美、日本先后由动物油提出甲生活素，加以制造，用为结核患者之有力营养剂，今以含有多量甲生活素之花生佐餐，以治干嗽为日稍久，伟效自见。矧花生又含多量之乙生活素与蛋白，其滋补之效，不亚于舶来品之单纯甲性生活素制剂乎。德人培儿此博士，尝以常啖花生治愈不能服鱼肝油之肺结核之女子，由是更可证明本品对于人体营养力之伟大矣。《本草纲目拾遗》云，治反胃三阴疟，按反胃由幽门生癌，食物不易通过，乃起逆行性之呕吐，在摄生方面宜避忌刺激性及固形食物，本品坚硬难化，自在禁食之例。三阴疟即三日疟，其病原体为胞子虫，因须三日方能长大成虫，故发疟期亦间歇三日，根治之药，为鸡纳与砒剂，花生无杀灭原虫之力，安能有效。

【食法】分数种。（一）煮食。（二）砂炒。（三）去壳油炸。（四）去壳盐炒。（五）去壳膜，涂以砂糖，或可可面粉（主按：即市售之鱼皮花生，系以面粉砂糖调成浆，涂花生肉上，置沸油中煤之而成）等为衣。（六）取肉去心磨作酱。（七）以花生为原料，照制豆腐法，作成豆腐。（八）以本品黄豆、胡桃三物，适量配合，照制豆浆法，制成豆浆，名人造乳，惟制造时，须先将花生、胡桃浸透去衣，然后磨汁，用器尤需洁净，切忌盐糖油质沾染，因乳汁遇之，则凝固其所含之蛋白质也。

【畏反】本草云：不可与黄瓜同食，但吾友沈君啸谷，尝亲试之而无害。并见其乡儿童同食二物，皆不发病，足见言之无据。惟与易分解氧之物质，不可同置一处，因本品所含甲生活素，易与起作用，故去壳除衣之花生，宜保藏于密闭之瓶中，勿使与空气接触。若加热过久，则甲生活素亦被破坏，又遇紫外线稍久，失其效能，故对于久热与紫外线，均宜回避。

【禁忌】本品含纤维较普通食品为多，消化视米麦困难。凡消化不良及一切胃病患者，均宜少用为是。

【结论】本品之荚耐久藏，故花生四时咸有，而岁尾年头，尤为供客常品。惜世人仅赞其香美可口，不知其营养成分中之脂肪蛋白远胜于牛乳、鸡卵。夫牛乳、鸡卵非举世共认营养价最高之食补品乎，则花生之滋养力可想见。吾人胃脏苟无疾患，而有相当之健全者，以此佐膳，无异肉类，吾尝誉（平粒长生果，足抵牛肉一斤）花生为平民之补剂，诚非过甚其词也。

（见《神州国医学报》1933）

192. 蛔虫及灭蛔药

蛔为人体内最大之寄生虫，状似蚯蚓，两端细小，头部有口。雌虫长二零至四零厘，雄虫长一五至二五厘。全身白色，或灰赤色。其卵附着于蔬果，吾人苟食不煎沸之蔬菜，或不洁之果实，遂入胃肠而作病。患蛔虫病者，成人无显著症状，小儿往往恶心呕吐，头痛眩晕，口渴舌苔，腹痛下利，瞳神早晨散大，鼻腔瘙痒，亦有全身发痉挛者。蛔居于小肠之上段，但性喜游行，或群集于输肝管附近，致发黄疸。或大群成团，充塞肠管，令人吐粪，或栖息喉中，令人气塞，或入支气管，致发肺坏疽。最普通者，上入胃脏而成吐蛔耳。

杀蛔特效药，厥惟山道年，与鹧鸪菜，但石榴皮亦克治之。陈藏器云，酸榴皮煎服，下蛔虫。及门孙凤皋疑榴皮有麻醉作用，故能使蛔昏迷而死，此言殊有理由。惟蛔虫之神经，与人不同，是以榴皮虽杀蛔虫，而无妨于吾人脑部也。

（见《神州国医学报》1933）

193. 桃仁承气汤治验

余因遵行“小便时咬牙关”之法，不患牙痛者，十数载于兹矣。近因左上小臼齿，蛀蚀成孔，神经暴露，一受冷热刺激，痛楚随作，绵绵不绝，苦困异常，驯致牙浮而长，龈肿而胀，身发热，颊亦肿。时民国二十一年九月三十日也，方拟投药，同事沈君见之，谓龙胆草、细辛、防风、白芷四味等分，另加花椒少许，焦汤待冷含漱，治一切牙痛无不效。余如法外治，次日肿益甚，亟自疏方，用生石膏五钱，生地八钱，麦冬、牛膝、板蓝根各三钱（按即玉女煎加减）。余用成方，不喜改易药品，及门萧熙谓"板蓝根善消口腔炎肿"，乃去知母而如此，二日服许半龙先生方：荆芥钱半，桑花三钱，薄荷一钱，鲜生地四钱，芦根一两，丹皮二钱，黄芩钱半，黑栀二钱，连翘三钱，生石膏四钱。三日服自拟方：三七钱半，鲜生地五钱，元参、白茅根各三钱。四日服沈啸谷先生方：安南桂心六分，元参、麦冬、天冬、牛膝各三钱，知母二钱。三方服后，诸症均退，惟龈肉犹肿，盖内已化脓，非藉刀圭之力，不能去也。乃诣谢筠寿医师诊所，开刀脓出肿平，而时有淡黄色脓水，渗漏不已。月既望，断肿又发，于左上大臼齿，左颊亦肿大，自服桃仁承气汤（桃仁钱半，白芍二钱，当归三钱，元明粉钱半，制军八分，丹皮钱半）。一剂肿消大半，二剂而平（次方归、芍、丹皮之药量减轻）。

按《张氏医通》云："齿数年不愈，当作阳明蓄血治，桃核承气为细末，炼蜜丸如桐子大服之。好饮者多此，屡服有效。"《先哲医话》云："齿痛难堪者，宜用桃核承气汤，齿痛断疽。"（按即牙疳之甚者）骨槽，诸种齿痛难堪者，余用之屡有效，盖多属血气冲逆故也。观此，本方之治齿痛断疽，古人早有经验，若言药理，硝黄引起下部充血，使上部血量减少，上部血量减少，则炎肿得消，桃仁主瘀血，桂枝主冲逆，一则化变坏之浊血，一则降冲逆之血气，皆直接作用于病所也。余所服者，乃《瘟疫论》之桃仁承气汤，有归、芍、丹皮，无桂枝、甘草。盖较仲景原方，为轻一等（语本处方学津梁，本方栗园说）。龈肿未成疽者，其力已足也。

方余初病，张生宗曰，力劝余服桃仁承气汤。云其尊人及介兄，牙床肿胀，皆服此汤而愈，是方治是病之神效。余非不知，特恐胃肠衰弱，不胜硝黄之峻下，口腔病甫除，大肠炎继起，讵非“得不偿失”耶。乃消散清降之方，仅能稍挫病势，卒以桃仁承气收功，此张生之卓见，远胜余之小心也。

齿痛，小恙耳，人人能治之。原不必载诸简册，公于当世，惟以桃仁承气，治牙痛断肿，为市医所不用，特详记颠末，以备一格。民廿一年初冬脱稿于中国医学院

（见《医学杂志》1933）

194. 神仙粥能治感冒

专治感冒风寒，暑湿头痛，并四时疫气，流行等症。初得病三日，服之即解。糯米半合，河水两碗，生姜五六片，于砂锅内煮一二沸，次入带须大葱约五七个，煮至米熟，再加米醋小半杯，入内和匀，乘热呷粥，或但饮汤，即于无风处睡，以出汗为度。（录《医话丛存》）

【按】本方以糯米补养为君，葱姜发散为臣。而又经酸醋敛之，屡用屡效，非寻常发表之剂可比也。

（见《医学杂志》1934）

195. 截疟剂

疟之寒热，由原虫在血液中行裂体生殖而起，故欲平疟之寒热，当先杀灭存于血液内之疟虫芽胞为先务。中医之截疟剂，如常山、草菓最为常用，但其药理作用，未能明悉。阎德润《伤寒论》评释引周、黄两氏之说。谓“柴胡能制止疟原虫之发育，且能扑灭之”。信石为抗原动物病之强有力药，故李士材云“人丸药中，劫齁喘痰疟，诚有立地奇功”（西医用以治慢性疟及疟病恶液质）。雄黄为三硫化砒，作用与砒霜同，故治疟亦効。朱氏方治久疟不止，用硫磺、腊茶等分为末，发日朝，冷水服二钱，二服效。寒多加硫，热多加茶。又半硫丸亦可疗疟，皆因天然硫磺含有信石之故也。他如青蒿治顽滞之间歇热（语见《荷兰药镜》），意在退热。鳖甲治老疟、疟母，意在化痰。半夏、贝母治三日疟（二味等分，姜汁调均，隔水燉熟，先一时服），意在化痰。凡投截疟剂，须在疟三五发后，及须殿以健脾或养阴之剂，方无后患，兹将截疟诸方，选录如下。

信雄丹：白砒二钱，明雄黄八钱，朱砂水飞为衣研细末，端午五时。用七家粽尖为丸，如麻子大，朱砂为衣，大人五丸，小儿三丸，无根水于发时早半日服。忌茶慎用，即愈。四日疟疟亦愈。(编者按)此方霸烈,似宜慎用。信谊新惜花散亦为砒剂,治恶性疟疾之良药。

止疟丹　治疟证二三发后,以此止之,应手取效。

常山酒炒,草果仁,半夏曲姜汁炒,香附米酒炒,青皮醋炒,各四两,真六神曲十二两为末,用米饮煮糊为丸,如弹子大,朱砂为衣,轻者一丸,重者二丸,红枣五六枚煎汤化下,清晨空心服。

疟疟不二饮:常山二钱,鸡油炒,槟榔雌雄各一钱,尖者雄,平者雌,知母、贝母各钱半,酒、水各半盅,煎七分,不可过熟,熟则不效。露一夜,临发日五更天温服,一服即止。

截疟神方:青蒿八两,青皮,川朴,神曲,半夏,槟榔各二两,川贝两半,甘草五钱,下药共为末,姜汁为丸,绿豆大,朱砂为衣,于未发前三个时辰服三钱,姜汤送下,切忌即用饮食。

断疟如圣散:砒一钱,蜘蛛大者三个,雄黑豆四十九粒,左为末,滴水为丸,如鸡头大,如来日发,于今晚夜北斗下,先献过,次朝以纸裹,于耳内札一丸,立愈如神。一粒可救二人。

编者按:此方含有心理疗法之意义。

七宝饮　截一切疟疾,无问寒热多少先后,连日、间日。

厚朴姜汁制,陈皮,炙草,草果仁,常山鸡骨煮,槟榔、青皮各一钱,或加生姜三片,乌梅一个,尤效,水酒各半煎,露一宿,空心面东温服,睡少顷,午前再进一服。

截疟剂当于发作前四五时服,不必定在朝晨,上列各方，多有露一宿者，其理颇不可解，四日疟原虫抗抵特效药之力甚强，施用截疟剂，宜少增其量，或多服一二剂，恶性疟之恶寒短与轻，发热重而长。如每日发作者，其休止时间不过数时，时医名为暑湿类疟。治以芳香化浊。若寒泄热，淡渗去湿，愚意除服此类药剂外，仍须佐以截疟丸散，方奏全功。若徒恃清化，疟不能除，驯致酿成贫血及慢性，而趋不良转医归者，皆疟者畏首畏尾，不敢放胆用截疟剂之故也。

奎宁为疟疾特效药者，因奎宁能杀灭疟原虫之故也。如血液内含有奎宁万分之一之溶液，即足致疟虫胞芽之死命，惟芽胞入血球后，其抵抗力极大，故奎宁之服法，应在发疟前四时至六时，顿服一公分。或将一公分区为五份，于发疟前十二小时服起，每隔二小时服一份，并须照此分服法赓续服用一週，以后休药三日，服药三日。又休药四日，服药三日。又休药五日，服药三日。又休药一週，服药三日。如是血液内孑遗之疟虫，歼扑无余，自免复发之虞。

庚辰端阳作于巴蜀

陆清洁按：沈仲圭先生医药作品，遍刊全国医药刊物，久已脍觅人口。此篇截疟剂系极有心得之作。所云“往恃清化，疟不能除，驯致酿成贫血及慢性，而趋不良之转归”，确系实验之论。惟洁意截疟法，须在三五发后，至为稳妥。沈君现服务于四川中央国医馆，通信处四川巴县歇马场涂家蝙张家院子。朱仁康按截疟之法还当顾其兼症，宜与前篇参考。

（见《国医导报》1940）

196. 书重用石膏记后

石膏味辛微寒，非大寒之药。《本经》主治产乳，实平和之品。昔贤吴鞠通江笔花辈，皆重用本品，以奏奇迹。时贤张寿甫先生之石膏解（见张氏所著《药物讲义》），尤为推阐尽致。无如市井之医，不读神农本草，不阅名医治验，贸贸然居一孔之见，妄言石膏大寒，一唱百和，相习成风，虽遇壮热烦渴之白虎症，只用数钱而已，杯水车薪，奚济于事。自夸审慎，殊误病机，今读杨君孕灵重用石膏，以挽回危症案（案附后），深佩其学验并富，胆识兼具，而获吴江二氏之心传矣。惟细观本病外候，确为阳明府证，治以《衷中参西录》中之白虎加入人参以山药代粳米汤（杨方照原方加元参、白芍、萸肉、龙牡五味）。固属药症相对，标本并顾，以治阳明温病，直同大士甘霖。惟龙牡之止涩，萸肉之温敛，大足锢邪增热，不知杨君何取意而用之也。若谓目翻溺遗，危象毕露，亟须固脱乎，则参之脉象数大，舌苔黄燥，显非虚脱之候，盖目翻上视，溺遗不觉，皆热极所生之变症。若谓大汗淋漓，急宜止涩乎，则此症之汗，系热逼津液外泄，只须清热存阴，已尽治疗能事，非此阳虚自汗，讵可轻施涩剂。仆于医理一知半解，觉此三味，殊于温病相刺谬，爰草斯文，就质方家，谅淹博之杨君，必有以释吾之惑乎。

附录杨君重用石膏记原文：

李姓媳，年廿九，患温病，即伤寒所谓三阳合病症也。延两旬，诸医皆云湿温症，热极生风，方用银翘汤加石决明、钩藤、桔梗、苏荷、郁金、胡麻、蝉蜕等药，病日剧，都云不治。乃邀尚诚诊，其症热汗烦渴，肢冷战栗，谵语睛泛，身重不能转侧，遗溺不觉，切其脉，数滑而大，右手尤甚。察其苔，腻黄而燥，遂用生石膏四两，萸肉一两，龙牡各八钱，知母、玄参、白芍、山药各六钱，党参四钱，甘草二钱，服后，热与汗均愈半，战栗稍定，谵语亦稍止，治旬日而愈。（下略）

（见《三三医报》1925）

197. 药物谈片（一）

枸杞子

本品之气味，有谓微寒，有谓甘平，有谓甘微温，何舍何从，当由实验。考刘潜江《本草述》曰："有一绅从甘肃来，语余云，彼中枸杞子，出极边得来者更佳，多煎膏以馈人，食多则衄血。"观此一节，可知枸杞实系温性，而"离家千里，勿食枸杞"之古谚，为不讹也。

本品之功用，补血二字，足以括之。因其补血，故能生精，因其生精，故治遗精。欲明补血即是生精之理，当知人身之血，无处不到，行至阴囊，其中之精液细胞，摄取血汁，制为精液，由输精管运入精囊上，以备生殖之需，故西谚有“四十滴之血液，仅只一滴之精”之言。而纵欲遗泄者，辄多肌瘦面黄也。

枳实枳壳

李时珍曰：枳实、枳壳，气味功用俱同，上下亦无分别。洁古、张氏、东垣李氏始分壳治上，实治下，大抵其功皆在利气，气下则痰喘止，气行则痞（痞，气聚成块也）胀消，气通则刺痛止，气利则后重除（后重者，肛门气坠觉重也，乃痢疾之特征）。若谓壳治胸膈之疾，实疗肠胃之病，则仲景治胸痹痞满，何以枳实为要药。诸方治大便秘塞，肠风脚气，又以枳壳为通用乎。李氏此言，执简驭繁，洵非常人所能道。惟余以为壳乃枳之老者，其力较骏，实系枳之生者，其力稍缓，正如青皮（青橘之皮）堪以破气消积，陈皮（黄橘之皮）只能调中快膈，同一理也。

天名精地骨皮枸杞子

李时珍曰：枸杞之叶、根、子，气味稍殊，而主治不能不分。盖其叶名天精，苦甘而凉，上焦心肺客热者宜之。根号地骨，甘淡而寒，下焦肝肾虚热者宜之。所谓热淫于内，治以甘寒也。至于子则甘平（杞子性温，其理见上）而润，性滋而补，不能退热，止能补肾。所谓精不足者，补之以味也，分而用之，则各有所主，兼而用之，则一举两得。世人但知用黄芩、黄连，以治上焦之火；黄柏、知母，以治下焦之火，谓之补阴降火，久服致伤元气（因芩、连、知、柏，味俱苦寒，损脾败胃），而不知枸杞、地骨，甘寒平补，使精气充而邪火自退之妙，惜哉。余尝以青蒿佐地骨退热，屡有殊功，人所未喻者。圭按：杞子性虽微温，而甘多滋，仍是益阴之品，故李氏有兼而用之，则一举两得之言。

198. 药物谈片（二）

秦　皮

本品时下医工，不甚施用，惟于痢疾，间或一任。考其能疗痢之理，不惟苦寒清肠中之湿热，且其性涩，固下焦之泄脱，固脱之品，原不宜于初痢，特其气寒足刈痢之病原，故无害而反有益。推其止涩之功，崩中带下，皆可任为臣使，推其清热之效，目疾惊痫，尤有特殊效验。固不仅主赤痢一症而已。淮南子云：秦皮色青，治目之要药也。大明曰："秦皮之功，清肝益精，明目退热。"甄权曰："明目，去目中久热，两目赤肿疼痛，煎水清洗，赤目极效。"观此，可知秦皮之为目疾要药，诸家原有明文。弘景曰："秦皮俗方惟以疗目。"时珍云："种此药乃服食及惊痫、崩带所宜，而人止知其治目一节，几于废弃，良为可惋。"则此药之治目疾，自梁迄明，实为民间验方，犹如山楂之消食，龙眼养血，为今人所习知，自明以远，渐不流行，几于医家亦从俗不用。吾知陶李二贤而生斯世，必尤唏嘘感慨，而云良药湮没焉。

合欢皮

合欢皮时下医工辄用于失眠症。考失眠之病因不一，有由热邪传入胃经，神经受其蒙蔽（缘胃之迷走神经，上通于脑）而致者，宜石膏、知母之清凉，有由食积胃府而致者，宜山楂、麦芽之消导，有由猝受惊恐而致者，宜镇静药以平脑，有由色欲过度，神经衰弱而致者，宜归脾汤以养血。震亨云："合欢补阴之功甚捷，血衰不寐，固可施用。"然诸家本草，未言治不得卧，时医用此，亦羼他药，故本品之于失眠，是否有效尚属可疑。愚意不寐之症，最好以原因疗法治本，西药臭素加里治标，则见效既速，又无酿成习惯性之弊，诚万举万当之法也。

棕 榈

棕榈一物，近人多用以止鼻衄吐血，盖本于《日华子本草》所云，然阅方书，于下血尤多用之，则不仅治阳络伤之血外溢，亦主阴络伤之血内溢矣。考其所以奏效之理，不外"凉血止涩"四字，是以缪氏谆谆告诫，不可早用。诚以降气化瘀，养阴止血，乃血症之先后二大法门也。惟日华子又言破癥，此则矛盾之语，不足取信。今姑不问本品之性，是否固涩，单就药效而论，讵有既止血，又破瘀之物乎，而古之注本草者，每每曲为解释，贻误后学，良非浅鲜，此古书之所以不可尽信，而精当之教本，又宜亟行编纂也。

199. 药物谈片（三）

覆盆子

甘温之性，皆有补益之功；藤蔓之子，皆能下入肝肾。覆盆子甘酸而温，属蔓草类，此其所以有温肾缩小便，补肝乌须发之效也。惟吾谓覆盆子之温补肾阳，由古人试验而得。何则？本草昉自神农，神农之本草经，但述某药治某病极鲜，某药补阳，某药补阴，某药解表，某药攻里之概括语。盖由后贤由其所列主治，推阐而知，是以吾人研究药物，功用固宜熟记，主治尤当详究。如桂枝，《本经》云，吐吸，故治喘（外感风寒之喘）有效。远志，《本经》云，主咳逆，故化痰有功，而后世本草，皆未云有此功用也。

按覆盆子中含油质，而性甘温，既能生精又堪温肾，以治阴亏及阳之症，允称上品。

附　子

诸家对于附子之药理，颇多发明，兹摘其要。

凡用乌附药，并宜冷服者，热因寒用也。盖阴寒在下，虚阳上浮，治之以寒，则阴气益甚而病增，治之以热，则拒格而不纳，热药冷饮，下咽之后，冷气既消，热性便发，而病体随愈，不违其情，而致大益，此反治之妙也。

附子秉雄壮之质，有斩关夺将之气，能引补气药行十二经，以追复散失之元阳。引补血药入血分，以滋养不足之真阴，引发散药开腠，以驱逐在表之风寒，引温暖药达下焦，以去除在里之冷湿。

乌附非身凉而四肢厥者，不可僭用。服附子以补火，必防涸水。若阴虚之人，久服补阳之药，则虚阳益炽，真阴愈耗，精血日枯，而气无所附丽，遂成不救者多矣。

附子性悍，独任为难，必得大甘之品，如人参、熟地、炙草之类，皆足以制其刚而济其勇，斯无往不利矣。《本经》附子主风寒咳逆，邪气，后世缘此多以为治风之药。其实经文深奥，义别有在也。夫风有伤与中之分，伤者伤于营卫，中者中于经络脏腑，伤营卫者，寒郁于表，而易化热，宜麻桂，决不宜附子。中经络脏腑者，寒根于里，而阳本虚，用麻桂，又贵用附子。附子非风药，而《本经》之主风寒，盖指中风之风寒言，非指伤风之风寒言也（圭按：所谓风伤营卫，风中经络脏腑，不过分别风寒侵人之深浅。如麻桂症，病在外为轻；如四逆症，病在内为重；并非气血上逆，脑腑出血之中风，古说混淆最宜细辨）。

附子之作用，吾于四逆汤与理中加附子汤二方，霍乱剧症，往往效可操券。脉伏者能使之出，是其有强心之功用也。神昏者能使之苏，是其有兴奋神经之功用也。溲闭者能使之通，是其促进肾脏泌尿之功用也。便泻者能使之止，是其协助大肠关键之功用也。霍乱菌病，不用别药，用此附子之方，竟能起死回生，既愈别无遗患，是可知其有灭菌之功用矣。

槐角

《纲目》谓："折嫩房角，作汤代茗，主头风，明目补脑，吞黑子以变白发。"又引扁鹊明目使发不落云："十月上巳日，取槐子去皮，纳新瓶中，封口二七日。初服一枚，再服二枚，日加一枚，至十日又从一枚起，终而复始，令人可夜读书。"又引《梁书》言，"瘦肩吾常服槐实，年七十余，发鬓皆黑，目看细字。"据此，则知本品对于明目乌发，确着奇效。而所以明目乌发者，亦惟凉肝滋燥之力。盖黑睛属肝，发为血余，血藏于肝，肝有泻而无补，多热而少寒。故决明子作枕，能治头风明目，枸杞子、甘菊花为丸，陆定圃称为明目第一方，同一理也。

五加皮

本品《本经》云：益气，疗小儿三岁不能行。《别录》：治男子阴痿，小便余沥，按诸症皆属肾气不足，而五加能治之，则其有补性可知。故仅受风湿，肾气充实者，即不相宜。又本品浸酒饮之，奏效尤确。王纶所谓风痰饮酒，能生痰火，惟五加一味，浸酒日饮数碗，最为有益。诸浸酒药，惟五加与酒相合，且味美也。兹将《谈野翁试验方》录下：五加、地榆刮去粗皮，各一斤，袋盛，入好酒二斗中，大坛封固，安大锅内，文武火煮之。坛上安米一合，米熟为度，取出火毒，以渣晒干为丸，每量服五十九，药酒送下（圭按：丸药不易消化，故滋补之品，作丸如熬膏，何况浸过之药渣，此说不可从也）。临卧再服，能去风湿，壮筋骨，顺气化痰，添精益髓（圭按：顺气化痰，本草原有是说，惟用五加皮以顺气，则不如陈皮，用五加皮以化痰，则不如半夏，至于添精益髓，盖就补肾气之功，推广言之耳）。

桑根白皮

本品之病理作用，泻火二字，足尽之，火降则痰无由生，此方书所谓止嗽也。火降则气不上逆，此方书所谓定喘也。《内经》言壮火食气，火平则气安，此《本经》所谓益气也。肺热壅遏，下降无权，水道因而不利，四肢遂至浮肿，降上焦之气，即是行下焦之水。此《别录》所谓利水道也。若夫治五劳六极羸瘦，古籍虽言之谆谆，究其实际，衰弱之病，讵可进泄气之品乎（李杲谓桑皮皮性不纯良，不宜多用）。

黄柏

黄柏之功用，不过泻下焦湿火，并无滋阴之力，斯义也。王宫绣曾道之，试节其说，用证吾言。黄柏性禀至阴，味苦性寒，故独入少阴泻火，入膀胱泻热，必尺脉洪大，按之有力，方可炒黑暂用，使湿热顺流而下，阴火因而潜伏，则阴不受煎熬，而阴乃得长矣。非谓真阴虚损，服此即有滋润之力也，故于实热实火则宜。若虚热虚火，则徒有损而无益，奈今人不问虚实，竟有谓去热治劳之妙药者，而不知阴寒之性，能损人气，灭人食，命门真元之火，一见而消亡。脾胃运行之职，一见而沮丧，元气既虚，又用苦寒，遏绝生机，莫此为甚。苦口婆心之言，学者当谨记也。

半夏

半夏善降胃气上逆，呕吐用之，效如桴鼓。日医野精猛男曰，英国军医阿来甫患胃症，屡屡呕吐，绝食者久矣。其弟与美医宁马氏协力治之，呕吐卒不止，乞诊于余（野津猛男自称，下同），当时已认患者为不起之人，但求余一决死生而已。宁马氏等遂将患者之症状及治疗经过一一告余，余遂向两氏曰，余有一策，姑试行之，遂辞归，检查汉法医书，制小半夏加茯苓汤（生姜、半夏、茯苓三味），贮瓶中，令其服用。一二服后，奇效忽显，数日竟回复原有之康健。至今半夏浸剂，遂为一种镇呕剂，先行于医科大学，次及于各病院与医家云。

时贤张锡纯云，此证若用大半夏汤（半夏、人参、白蜜三味）加赭石尤效。因吐久则伤津损气，方中人参能补气，白蜜能生津，加赭石以助半夏下降之力，则止呕尤速也。

蚤休

蚤休之治小儿惊风，与全蝎、蜈蚣、僵蚕、蕲蛇、虎睛等药之治惊风不同。盖全蝎等药治惊之药理，为舒缓神经。蚤休、钩籐、牛黄、天竺黄治惊之药理，为清肝泻热，一为直接作用，一为间接作用，是以惊风之由风寒，惊吓、食积而成者，蚤休等药，即无可用之理矣。惟虫药治惊，亦有等级，全蝎和平，蜈蚣猛烈，蕲蛇、僵蚕介于二者之间，古人治主有兼养血者，盖虫药性燥，防伤阴耳。

元明粉

属盐类泻药，盐类入肠，其作用有二：（一）妨碍全肠吸收管之吸收。（二）盐之本身，本含水分，故能稀释坚粪，亢进蠕动，而达泻下之目的，古人谓盐能软坚者以此。

元明粉系用朴硝同莱菔煮，再用甘草煎，莱菔为消化药，甘草为缓和药，朴硝经此制炼，猛烈之性化为和平，有通便之效，无伤正之弊，且朴硝之性，原属咸寒，清凉攻下，兼而有之。故仲景于身热便硬，腹满谵语之阳明里症，用为君药也。每用四钱至八钱，空腹化水服之，治目赤停食，温病便秘，常习便秘，热性黄疸等。

郁李仁

《本草经》治大腹水肿，面目四肢浮肿，利小便水道，《和汉药考》列于利尿药。云有利水之效，适应于水肿病。其言盖与《本经》同，通便之说，始于金之李杲，后人宗之。凡遇老人便难，病后便秘，辄于方剂中加本品二三钱，以润燥通肠，而利水水肿之作用，反湮没不彰矣。

蓖麻子油

自蓖麻子压榨而得，乃油类泻药，味颇恶劣，宜和浓茶、咖啡服之。其泻下之药理，半属蓖麻酸之刺激，半属油质之滑润，合山道年治小儿蛔虫，同薄荷油疗赤利初起。《张氏药物讲义》曰：“愚治多日大便不通，遍服他药，皆无效者，恒重用蓖麻子油两许，便遂通下，其人并不瞑眩。”观此，可知本品实为最优之缓下剂，而《本草备要》

“气味颇近巴豆，内服不可轻率”之言，实难轻信矣。

仲圭按：巴豆油峻下，每服只能一滴，蓖麻油缓下，每服可至八钱，二药性质，适成反比。

泻 叶

状如小淡竹叶，色绿而微黄，沸水泡之，状若浓之绿茶，功能兴奋肠运动神经节，增加蠕行运动，每用五分，六小时后，即得通调之软便，其力盖较大于大黄也（少用健胃，多用泻下）。

（以上三篇见《中医世界》1929、30）

200. 方药碎话

门人萧熙，尝病遗精，以芡实粉仁常服而愈。盖以前者之止涩，收摄精管，后者之利水，舒缓膀胱（膀胱尿液充盈，压迫精囊，每致梦遗。曩见医药新闻报载滑精方。用莲子、车前二味，用意相同，当亦有验。方为费子清所传，费亦余门下士也）。

附遗精外治法，侧睡，左足屈，右手置右颊下，左手垫右肘下，如向左侧睡，其姿势则与上述相反。据云，此法系达摩遗传弟子保精学道功夫，行者多效。至本病内服方，以桂枝加龙牡汤为最佳（遗久体虚，长服此方，兼以断欲，无不愈者）。

本草载：“梁庄肃公血痢，陈应之用胡黄连、灶心土、乌梅等分为末，茶调服而愈。”查乌梅、灶心土为温性收敛药，黄连、茶叶为凉性收敛药，配合为方，有止血、止痢、镇呕之特长。血痢久痢，洵至合拍。东人多纪桂山曰“俗所传奇方，多出于本草附方”，观于此，而益信其言之非妄也。

白头翁汤治赤痢身热、口渴也。《皇汉医学》引方舆輗之言曰：“痢热非白虎所能治，而连、柏、白头翁能治之。”一也，痢下纯血，肠壁肿且溃矣，不能再行攻下。惟消炎止血，方合病机。方中黄连、白头翁、秦皮皆消痰性收敛药，二也。从药效推勘病理，可知本方之治热、渴，无疑义矣。

丁译普通药物学教科书曰：“尝有汉方医劝余曰，汉药总不可为愚，肠加答儿，或赤痢以槟榔子及木香合一钱五分，一合半水，煎至一合而用之，则著卓效。”查槟榔能刺激迷走神经，使肠之蠕动迅速；木香为苦味健胃药，《和汉药物学》谓治肠加答儿，去里急后重，是二药者。中医治痢固恒用之，惜多掺杂他品，效果不显，兹为表而出之，亦一家用良方也（按此方治赤痢初起，或里急后重特甚者，有效）。

槟榔不但为痢疾要药，又能杀绦虫，法于服药之前后，断食一餐，使虫困惫，明晨亟煮槟榔红枣汤饮之，服后三小时，再继以下剂，则死虫随粪而出矣。

仲景大黄黄连泻心汤，原治伤寒心下痞（陆渊雷氏谓心下痞即伤食）。然设重用大黄以去实，黄连以消炎，移治食积，亦良效。

用三承气之标准，按余意，中焦痞满，下焦燥结者，宜大承气汤。中焦痞满，下焦燥结不甚者，宜小承气汤。无痞满，但有燥结者，宜调胃承气汤。盖三承气皆为下剂，其效专在大黄。枳朴之去满，为痞闷而设也。芒消之软坚，佐大黄以推荡燥矢也（芒硝乃盐类下药，只能软化坚粪，无亢进蠕动之力）。

薄荷乃麻醉药，有麻醉大脑、消失痛感之能。凡齿痛、胃痛、疝痛、偏头痛，治以薄荷脑或薄荷煎剂，收效甚确。《本草备要》曰："薄荷，猫之酒也；犬、虎之酒也；蜈蚣，鸡之酒也；桑椹，鸠之酒也；莽草，鱼之酒也，食之皆醉。"玩"猫食则醉"一语，足证本品有麻醉作用，不独猫也，即其他动物及人类服其大量，亦必昏沉如醉，惟用小量，能放大毛细血管，促进汗液分泌，故时医发汗方中，颇借重之。

（见《神州国医学报》1933）

201. 方药碎语（一）

棉　子

袁中郎杂识载："侯师子年老，双足软不能行，有人教以炒棉子捣碎，和米饭为丸，足健如初。时一医在侧云，某曾用此方治梦泄并痔亦效，奇方也。"考棉子系草棉之子实，气味辛热，功能补虚，暖腰，治损。凌云集方健步方，用棉花子仁一斤，净肉，用烧酒三斤炒干，枸杞子四两酒浸，杜仲四两，盐水煮炒，菟丝子四两酒炒，归身二两，破故纸四两，酒洗炒，胡桃仁四两，共为末，炼蜜为丸，桐子大，每服三钱，空心滚汤下。此方温补肝肾，坚筋壮骨，治高年阳衰，腰腿酸软无力，阴虚有火者忌用。《集验良方》长春丸，治肾虚精冷，用鱼鳔一斤，蛤粉炒成珠极焦，棉花子取净仁一斤，去油净，酒蒸，白莲须八两，金樱子去仁毛净一斤，金钗石斛八两，炒蒺藜（圭按：当是沙苑蒺藜）四两，枸杞子四两，五味子四两炒，鹿角五斤，锯薄片，可水煮三昼夜，去角取汁熬膏，和药末为丸，梧桐子大，每服三钱，此方温补肾经，涩精填髓，乃滑精年久，体大虚损之妙方，梦泄初起宜清心火者切忌。周氏家宝方治痔管漏，棉花子仁炒，急性子炒，蓖麻子仁炒，各等分为末，每服三钱，空心好酒下。轻者半月，重者一月，管自退。此方蓖麻子追脓拔毒，急性子透骨软坚，辅以棉子之补虚益损。对于痔漏，确有追毒化管之力。观以上三方，可知棉子之疗足软、梦泄、痔漏，其效端在补虚耳。陈邦贤医师传方：棉花根煎汁服治肺痨、神经衰弱等虚弱病极效。每用一两至四两，棉根本草未收，棉子虽见本草，而功用主治，记载甚略，兹特表而出之。以供药学家之研究，吾友裘吉生医家尝谓余曰，搜集儒家笔记中之医事、卫生、方药、诸端，编纂成书。是为儒家医话。采取医家著作中之养生节欲诸诗，排比成编，是为医家诗话。两书诊余流览，足为益智之宗，惜裘翁诊务冗繁，握管鲜暇，未克将此别开生面之佳著，专诸梨枣。今见袁中郎杂识足软验方，联想及此，故并记之。

牛 乳

牛乳为优良之滋养品，病后饮之尤宜。惜多不纯品，且易于腐败，余拟以黄豆四〇分，落花生、甜杏仁各三〇分，照制豆浆法制成浆液，名曰人造乳。清晨燉饮，补身之力，不亚牛乳，且润肺化痰，降气止咳，对于咳嗽，肺病、胃病、虚弱等证，更为有益。盖黄豆含蛋白质甚丰，落花生含脂肪甚丰，杏仁含固定油蛋白质、杏仁酶，三物佥含维生素甲乙，故人造乳与牛乳比较，除缺乏维生素丙丁及淀粉量稍歉外，其他实无逊色。至牛乳诸缺点，人造乳反无之。

黄 精

黄精为百合料黄精属之根茎，种类甚多，南北都产，而以湖南产味纯甘者为正。此物蒸之极熟，味颇甘美，可代粮食。古人称为米铺，补诸虚，益脾胃，祛风湿，核其性效，与玉竹近似。著为一种滋养缓和药，体弱之人，冬令服之，弥佳。服法：先煮去苦味，然后浸酒、熬膏（收膏时少加黄酒，则不易变坏）。蒸捣为饼，俱无不可。

桃 花

桃花入药，始于《本经》。近世医工，罕有用之。按本品能兴奋肠壁神经，亢进肠部蠕动，而促宿粪下降。与旃那、大黄、芦荟，同为泻下药。证诸本草，言桃花除水气，消肿满，利大小肠，考之方书，用于大便艰难，产后秘塞，痰饮宿水，脚气肿满等证。故桃花者，实一种良好之天然泻药也。当农历三月，采白桃花（入药以白色为上）阴干研末，每服三分至八分，体虚者以薄粥调服。

庚辰深秋作于巴蜀

202. 方药碎语（二）

失血之种类甚多，见于上窍者，如咳血、呕血、鼻衄是也。见于下窍者，如远血、近血、肠风、脏毒是也。其在男子，又有血淋一症；在女子又有崩中、漏下二症。更有不论身体之何部，因轻微之外伤，而起致死的出血者，血友病也。欲详论各症之疗法，非数万言莫能尽，兹选录三方如下，皆方药简单，功效确凿，可以自疗，可以济急，愿医士、病家共珍之。

一内服方

甲　痰中夹血

痰中夹有血丝血点，肺痨病者，往往见之。可用白及四钱，三七一钱五分，煎服。按白及不但止血，兼可减少气管之分泌（即痰）。且味属微苦，适合胃脏，虽久服而无妨消化，三七止血无留瘀之弊，合以为方，诚肺病咳血之要药也。

乙　呕血盈盆

呕血虽较咳血易治，但失血过多，往往诱起心脏衰弱，而致虚脱。延医诊疗，每嫌迂缓，可用花蕊石二钱至五钱，煅存性，研如粉，以童便一钟，男和酒半盅，女和醋半钟，煎温送下（方出《十药神书》）。亟止其血，再以独参汤补气，然后从容商治，自无意外之变。

丙　金创流血

五六月间，取苎蔴叶和石灰捣作团，晒干研末，止血极灵，且易结痂（方出《本草纲目》）。他如生半夏，或龙骨研粉敷之，亦良效。

黄雌鸡饭

元邹铉所著《寿亲养老新书》中有黄雌鸡饭，治产后虚羸，补益。用黄雌鸡一只，去毛及肠肚，生百合一颗洗净，粳米饭一盏，将粳米饭、百合入鸡腹内，以线缝定。用五味汁煮鸡令熟，开肚取百合粳米饭，和鸡汁调和食之。食鸡肉亦妙。圭按：肥鸡含水分七〇·〇六；蛋白质十八·四九；脂肪九·三四；非淡素物一·二〇；灰分〇·九一。中西医家皆认为最富滋养分之鸟肉，治产后虚羸、年老体衰之食补品。百合含蛋白质三·三〇；脂肪〇·一一；淀粉，四·一五；木质一·二四；灰分一·五五；水分六九·六三，功能补虚羸，益衰老。本草称“百合新者可蒸可煮，和肉更佳”。此方以鸡肉配百合，益以补脾清肺之粳米，不但鲜美可口，抑且相得益彰，对于气血衰少之产妇，诚为事简功宏之补剂。其用黄雌鸡亦有深意，盖哺乳动物及鸟类之营养价，牝肉恒胜于牡肉也。

考《随息居饮食谱》谓百合专治虚火劳嗽。甄权云，百合治热咳。愚意黄雌鸡饭移治肺病咳嗽，亦殊合拍，盖肺病治法，宜注重营养，以增加人身抵抗力。而营养品中，当推鸡为巨擘也。

203. 方药碎语（三）

《英郎随笔》云，先外曾祖传霍乱二方，合以济世，多所全活。

外治方：硫磺四钱，当门子二分二厘，母丁香四钱，肉桂四钱，吴萸四钱，生香附八钱。

上共研细，用时放脐眼中，上覆生姜，以艾灸之。

内服方：硫磺、元明粉、太乙丹、甘草、桂心、公丁香、白附子、细牙皂、川椒、干姜，上十味等分，研末服。

主按：英郎随笔者，谢子诵穆之读书笔记也。

诵穆为余言，上海老西门余姓妇，年四十一，籍绍兴，苦白带，饵银耳而患绝。按银耳含类似亚拉伯树胶之质，其性黏着，其功补益。故吾友章次公医士用治无梦之久遗，张寿山医师用治无痛之慢性白浊，皆奏良效。且此物补血开胃，独擅胜长，肺病咳血，尤称对证，诚佳品也。

（以上三篇见《国药导报》1941）

204. 中医常识（一）

海　藻

【释名】藻乃水草之有文者，洁净如澡浴生于水中，曰水藻（甘，大寒，治热痢，止口渴，捣汁敷热毒肿痛）。生于海中，曰海藻。产胶州，洗去咸水，焙干用。

【气味】苦咸寒，有小毒。

【功用】消瘰疬（肝经血燥，有火则筋急而生瘰疬）、瘿（此症因外感六邪荣卫气血之凝，郁或内伤，七情怒气，湿痰之停滞，致气血凝聚而成，多生于肩项等处，色红突起，皮宽不急，根小下垂，属阳症，不可轻用刀针）、瘤，除卵肿疝疼（皆苦能泄结，咸能软坚，寒能除热之效）。

【用量及配合】二钱。同黄连治瘿气初起。

【禁忌】脾寒有湿，及病非实结者忌之。（海中之药皆然，不独海藻应忌。）

【方剂】治项下瘰疬及瘿气。海藻一斤，绢袋盛之，以清酒二斤浸之。凡二三日，每服二合，日三次，酒尽再做。其滓曝干为末，每服方寸匕，日三服，不过三四剂即瘥。

蒲　黄

【释名】蒲黄、香蒲、花蕊之黄粉也，多用于丸剂散剂。

【气味】味淡，微甘微辛。

【功用】生用活血，心腹疼痛，游风肿痛，癫仆血闷（用生蒲黄半两，煎汤灌下即醒），痔疮出血（水送服一钱，日三次），女子月闭，腹疼，产后瘀血。腹疼宜之炒熟（不宜炒黑，恐失本性），止血、吐血、咳血、衄血、二便下血、女子血崩带下，宜之。外用敷疮痈肿疼，同蜜调敷。

【用量及配合】一钱至二钱。合干姜末治舌胀满口（蒲黄凉血活血，干姜引火，外散阴阳，相济从逆兼施）。同槐花、侧柏叶、炒芥穗、枳壳治肠风（肠风即大便下血，惟所下者色鲜而清，系阳明有热，风邪外乘，故以荆芥散风，侧柏、槐花、蒲黄凉血，枳壳调气）。

【禁忌】无瘀者勿用。

【方剂】失笑散：治一切心腹疼痛，能破瘀结，消痈肿，去产妇儿枕痛。

蒲黄，五灵脂，等分研末。

蒲黄散　治膀胱热甚，血涩淋痛。

蒲黄，冬葵子，生地黄各五钱，捣罗为细末，每服一钱，清水一大盏煎至六分，去渣温服（生地养阴凉血，蒲黄行血止痛，冬葵子利水通淋）。

益智仁

【释名】脾主智，此物能益脾胃，与龙眼名益智。同出岭南，形如枣核皮仁，皆似草豆蔻，入药取仁，盐水炒。

【气味】辛热无毒。

【功用】温中进食，补肾扶脾，摄涎唾（胃冷则涎涌），缩小便（肾与膀胱相表里，益智辛温固肾），安心神，止滑精（能补心气，命门之不足）。

【用量】钱半至三钱

【禁忌】血燥有热，因崩带遗精者不可误用。

【方剂】缩泉丸治脬气不足，小便频数。益智仁、乌药等分为末，酒煮山药糊丸如梧子大，每服七十丸，空心盐汤下。（藏器治夜多小便，取益智仁廿四枚入盐同煎，服云有奇验。）

【杂论】此物温养下元，益火生土，故肾虚滑精，胃虚多唾，以及三焦命门气弱者，用为要药。

荜拔

【释名】荜拔一作荜茇，出南番。岭南亦有类椹子而长青黑色，醋浸一宿，刮去皮，粟子令净。

【气味】辛热无毒。

【功用】温脾除呕逆，定泻，理心疼。

【用量及配合】八分。得诃子、参、桂心、干姜，治脏腑虚冷，肠鸣水泻。

【禁忌】古方用此甚少，以其耗散真气，动脾肺之火，且损目耳。

【杂论】昔唐太宗苦气痢，久未痊，服名医药不应，因诏访求其方，有卫士进黄牛乳煎荜茇方，御用立效。盖一寒一热，能和阴阳耳（方用牛乳半斤，荜茇三钱，同煎空服顿服）。

蛇床子

【释名】蛇床子，《本经》名蛇粟、蛇虺。喜卧于下，食其子。故有蛇床、蛇粟之名，子如黍米，黄褐色，入药按去皮壳，取仁微炒。作汤洗浴则生用之。

【气味】苦辛而温。

【功用】去脾湿，补肾虚，男子强阳事，妇人暖子宫，除风湿阴痒，擦疮癣多功。

【用量及配合】三钱。同巴戟天、远志、牛膝、何首乌、阳起石，治男子阴痿。

【禁忌】肾火易动，阳强精不固者勿投。

【方剂】金匮蛇床子散，治妇人阴寒，蛇床子仁研为末，加白粉（即铅粉，为止痛生肌之品，内服杀虫治痢）少许，和令相得如枣大，绵裹纳阴中，自温。

高良姜

【释名】高良姜当作高凉姜，此姜出高凉郡（即今广东茂名、电白等县），故名，入药用根，煨熟或以东壁土拌炒（东壁土屋之东壁上土也。常先见日得少火之气，故取以炒药，以助脾阳而胜湿浊）。

【气味】辛大温无毒。

【功用】暖胃散寒，消食醒酒，治胃脘冷痛，霍乱吐泻。

【用量及配合】八分。同五灵脂为末，治心脾冷痛，同茴香治寒疝（疝属肝经，病多因寒湿所致）。

【禁忌】本品辛温大热，惟治客寒犯胃，胃冷呕逆，伤生冷饮食，致成霍乱。若火热注泻，心虚作痛，法咸忌之。

【方剂】高良姜散，治产后霍乱，腹中绞痛，高良姜、当归、草豆蔻各等分为细末，每服二钱，粥饮调下。

【附录】子名红豆蔻，辛温无毒。质浮属阳。功能散寒燥湿，温肺醒脾，消食解酒。禁忌制法同上。

补骨脂

【释名】补骨脂言其功也。胡人呼为婆固脂，俗遂讹为破故纸，出南番者色赤，出岭南者色绿，酒浸蒸用（此药性燥，毒须用酒浸一宿滤出，以东流水浸三日蒸之）。

【气味】辛大温。

【功用】兴阳事，止肾泄，固精气，治腰疼。为壮火益土之要剂。

【用量】三钱。

【禁忌】血虚有热，及大便燥结者戒之。

【方剂】本品十两，酒浸蒸。胡桃廿两去皮烂研，蜜调如饴，每晨酒服一大匙，治虚寒喘嗽疼痛。本草本品胡桃各四两，杜仲八两，蒜头一两，打烂蜜丸，即市售青娥丸，治肾虚腰痛，久服壮筋骨活血。

郁 金

【释名】能开肺金之郁，故名。

【气味】辛苦而寒（张石顽作辛苦平，以本草性寒为误，谓安有辛香而寒之理）。

【功用】凉心热，散肝郁，破血下气。凡吐血、衄血、血淋、妇人经脉逆行，产后败血冲心，及宿血心痛并宜。郁金末加姜汁，童便调服，其血自溃。

【用量】一钱半。

【禁忌】阴虚火亢，吐血不关肺肝逆气者，不宜用也。

【方剂】郁金丸，治癫狂久不愈。郁金四两，佐明矾一两为丸，朱砂为衣。

【释名】名义未详，生西戎及广南诸州，根如生姜，而茂在根下如鸡鸭卵大小，不常九月采削去粗，蒸熟曝干，入肝经药，醋磨入心。

【气味】辛苦而温。

【功用】专破气中之血，治妇人血气结痛，跌仆损痛，奔豚痃癖。

【用量及配合】一钱半。与三棱合用治积聚。

【禁忌】气血两虚，素无积聚者，用之反损真气。

【杂论】本品为磨积之药，但虚人得之积不去而真已竭，殊可虞也。须得参术健运，补中寓泻，乃得力耳。

荆三棱

【释名】三棱草有三棱也。生荆楚地，故名。荆三棱以著其地，色黄体重，状若鲫鱼而小真者绝少，今世所用皆草三棱也，醋浸炒或面裹煨。

【气味】苦平。

【功用】专破血中之气，散血结，治积聚结块，血结腹痛，产后恶血等症。

【用量及配合】钱半。常与蓬莪术并用，以消积破瘀。

【禁忌】洁古云，三棱能泻真气，虚者勿用。东垣破积诸方，皆与人参赞助，即此意也。

【杂论】俗传昔人患癥癖死，遗言令开腹取之，得病块干如石，文理有五色，以为异物削成刀柄后，因以刀刈三棱柄消成水，乃知此物可疗痛癖也。

紫　苏

【释名】苏从稣，舒畅也。苏性舒畅行气，和血，故谓之苏，处处有之。肥地面背皆紫者为佳。夏采茎叶，秋采子，干用。

【气味】辛温无毒。

【功用】味辛入气以快膈，色紫走血以止痛，性温发汗以散寒。茎、子主治稍异，别之如下：头痛骨疼，肢节不利诸症，宜叶，盖叶善散风，解表也。安胎顺气，宽中利膈，宜茎，以茎力稍缓也。定喘下气，消痰开郁，宜子，缘子能散结，又能润下也。

【用量及配合】一钱。同陈皮、砂仁行气安胎，同藿香、乌药温中止痛，同香附、麻黄发汗解肌，同芎䓖、当归和血散血，同桔梗、枳壳利膈宽肠，同莱菔子、杏仁消痰定喘，同木瓜、厚朴散湿解暑，治霍乱脚气。

【禁忌】表虚气弱、肠滑者忌用。

【方剂】苏叶、葱白煎服。治感冒风寒，苏叶一味煮服，治食蟹中毒。

荆 芥

【释名】原名假苏。因其气味辛香，似乎苏也，生汉中川泽，今处处有之。初生香辛，可啖，古方罕用。近世医家为要药，并取花实成穗者，曝干用。

【气味】辛苦而温。

【功用】祛风邪，散瘀血，破结气，消疮毒，为风病、血病、疮病之要药。

【用量及配合】一钱　同葱根捣汁漱口，治风热牙疼。同青薄荷汁熬膏为丸，治一切偏风，口眼喎斜。

【禁忌】表虚有汗，血虚寒热，及阴虚火炎而致头痛者，俱忌之。

白 芷

【释名】古名香白芷。所在皆生，吴地尤多，入药微焙。

【气味】辛温。

【功用】辛能散，故治阳明头痛，眉棱骨痛，牙痛，鼻渊，目痒泪出。温能燥湿，故治女人漏下，赤白痈疽，肠风痔漏，痒疡癣疥。

【用量及配合】一钱。加紫苏、麻黄能表而驱风寒。加防风、荆芥，祛风而达皮肤。加藁本、川芎，使上行头目。加天麻、僵蚕，使追逐面风。加山栀、黄芩能清风热于肌表。加独活、苍术能散风湿于四肢。加黄芩、黄连，堪清湿热于肠胃，加羌活、独活，堪除痛痒于一身。

【禁忌】有虚火者勿用，痈疽已溃宜渐减。

藁 本

【释名】根上苗下似禾藁，故名藁本。

【气味】辛温。

【功用】祛上焦之风邪，清下焦之湿气，故太阳头痛（其痛连脑）。妇人疝瘕必用之。

【用量及配合】八分。配木香辟上焦雾露之风邪，配白芷，治头面皮肤之风湿。

【禁忌】头痛挟内热者忌之。

芎 䓖

【释名】芎䓖本作营，出关中者曰京芎，出蜀中者曰川芎，出天台者曰台芎，出江南者曰抚芎。

【气味】辛温无毒。

【功用】少阳经头痛，血虚头痛，非此莫疗。肝经诸风，头面游风，非此莫治。一切宿血、新血、鼻血、吐血、溺血、妇人经血，非此莫养莫破。一切痰气、疝气、心腹郁气，诸般积气，非此莫开莫达。

【用量及配合】一钱。同牡蛎治头风吐逆，同细辛止金疮之痛，得地黄酒煎，禁崩漏下止。得陈艾汤，调末验孕妇动静。佐以升麻，则升提气血。使以白芷则上行头面。用以养心血而通瘀血，必同当归。用以散初起之风寒，必同紫苏。用以治诸疮，排脓托里，必同黄芪。用以养心定志，而开达心气，必同茯苓。用以温中快气，而又通行肝脾，必同白术。

【禁忌】凡气升痰喘，虚火上炎，呕吐咳逆，俱禁用单服，久服令人暴亡。

木 香

【释名】原名蜜香，因其香气如蜜也。缘沉香中有蜜香，遂误此为木香。昔人谓之青木香后，人呼马兜铃根，为青木香，乃呼此为南木香、广木香以别之。

【气味】辛苦而温（元素、好古并云气热）。

【功用】本品之功用，行气二字足括之。于上有泄肺之功，于中有运脾之力，于下有疏肝之能也。为止呕逆反胃，散痃癖癥块，疗霍乱，治泻痢，开郁安胎，醒脾开发胃，莫非降气、破气、行气之效。灵胎谓木香以气胜，故其功在乎气，洵不诬也。

【用量及配合】八分。合槟榔治中下二焦结滞，合橘皮、肉豆蔻、生姜，治胸腹间滞塞冷气。合黄连治暴痢。

【禁忌】香燥而偏于阳，肺虚而热，血枯而燥者禁用。

当归

【释名】为女人调血要药。服之能令气血各有所归，故名。有大小二种，大者名马尾当归，多肉少枝，气香肥润为最胜。小者名蚕头当归，质黑气薄，坚枯不堪入药，须慎择之。

【气味】甘辛而温。

【功用】气香走脾，质润补血，故能透入中焦营分，而为补营之圣药。凡阴虚不足，精神困倦，惊悸怔忡，健忘恍惚等症俱为要药。

【用量及配合】三钱　同人参、黄芪则补气而生血，同牵牛、大黄则行气而破血，同芍药以敛血，同川芎治头痛，同白术以生血，同地黄以凉血。

【禁忌】极善滑肠，泻者禁用。

芍药

【释名】芍药犹婥约也。此草花容婥约，故名。有赤白二种，白者补而敛，赤者散而泻。

【气味】苦酸微寒。

【功用】泻肝火，安脾肺，和血脉，收阴气。

【用量及配合】二钱　同白术补脾，同参芪补气，同归地补血，同芎䓖泻肝，同甘草止腹痛，同芩连止泻痢，同防风发痘疹，同姜枣和营卫。

【方剂】本品三钱，合当归、黄芩、黄连各八分，木香、槟榔、甘草各五分、肉桂三分，七味名芍药汤，治初痢。盖以归芍调血，木香、槟榔调气，芩连清热，甘草和中，用肉桂者反佐法也。

香薷

【释名】气香叶柔，故以名之。

【气味】辛温无毒。

【功用】属金水而主肺，解阴暑而利溲，霍乱、水肿依为要药。（弘景曰：霍乱，煮饮无不瘥者，除水肿尤良。）

【用量及配合】八分

【禁忌】气虚无表邪者忌之。

【方剂】本品一斤，水一斗，熬极烂去滓，再熬成膏，加白术末七两，和丸梧子大，名深师薷术丸。治通身水肿，每服十丸日，五夜一至，小便通利为效。

【杂论】吴仪洛曰，香薷性热，阴暑宜用以温散。若阳暑则宜清凉，误服之反成大害（阳暑即伤暑症，见心烦口渴，身热自汗，脉虚，宜白虎加人参汤。阴暑即夏月伤寒症，见身热头痛，恶寒无汗，脉紧，宜葱豉汤）。

泽兰

【释名】生于泽旁，名泽兰，取叶，酒洗用。

【气味】苦甘微温。

【功用】养血气，破宿血，利关节，通九窍，消癥瘕，散水肿。

【用量及配合】钱半。合芎䓖、童便为产科要药，功胜益母，同玄胡、归尾、赤芍、白术、牛膝、三棱、莪术，治血癥。

【禁忌】性虽和缓，终是破血之品，无瘀者勿轻用。

【方剂】王香岩经验方治经阻不行，肝郁肾亏，血虚气滞之病。兼治癥瘕血瘀，气结。本品与紫丹参，制香附，赤茯苓，仙半夏，全当归，赤芍，益母草，红通草，小青皮，根生地。

【杂论】兰草走气分，故能利水道，除痰癖，杀虫辟恶，而为消渴良药。泽兰走血分，故能治水肿，涂痈毒，破瘀血，消癥瘕，而为妇人要药。虽是一类而功用稍殊，正如赤白茯苓、芍药，补泻皆不同也。

马兜铃

【释名】蔓生附木而上，叶脱时其实尚垂状，如马项之铃，故有此名。采取净实，以绢袋悬于屋东角，干后劈开去筋膜，取净子焙用，根名土青木香，涂诸热毒。

【气味】辛苦而寒。

【功用】苦能入肺降气，寒能泻热除痰，辛则寒中带散，故肺热痰喘，声音不清，固属要药，即肠风痔瘘亦可用之。（因肺与大肠为表里，肠热本于肺脏所移，肺清则肠热，与之俱清矣。）

【用量】一钱至二钱

【禁忌】肺虚挟寒者，畏之如蝥。

【方剂】补肺阿胶散，治肺虚有火，咳无津液而气哽者（钱乙方），阿胶（蛤粉炒两半）、马兜铃（焙）、甘草（炙）、牛蒡子（炒香各一两）、杏仁（去皮尖七钱）、糯米（一两）。此方以马兜铃清热降火，牛蒡子利膈滑痰，杏仁润燥降气，阿胶滋肺之阴，甘草、粳米补肺之虚，庶气顺则哽除，充则津生，火降而咳宁矣。

【杂论】《千金方》治水肿腹大，喘急用马兜铃煎汤，日服之。《简要济众方》治肺气喘急，用马兜铃、甘草为末，噙服。可见本品之功确为泻肺以行水，下气以平喘，或云能补肺阴者非也。

百 部

【释名】其根多者百直连属，如部伍然，故名。取肥者竹刀劈去心皮，酒浸焙。

【气味】甘苦微温。

【功用】温润肺脏，寒嗽、暴嗽、久嗽咸宜（《千金方》用百部煎膏入蜜，不时取服，可疗卅年老嗽）。小儿肺寒壅嗽，微喘有痰（《证治准绳》方）。百部炒麻黄去节，各三钱，杏仁四十粒去皮尖，微炒研，研末煮枣肉，和丸如皂角子大，每服三丸，不拘时温汤下，日三四次。

【杂论】此物为治肺痨虫，专药功与天门冬相似，但宜于寒嗽，且无论久近均皆有效。

205. 中医常识（二）

植物类

菟丝子　强壮剂

【释名】本品初生时之根，其形似兔。而子中有丝，故名。入药取子，酒淘净，晒干，收瓷器内。

【气味】甘辛而温。

【功用】补肾阳，治脾虚，明目祛风，强筋健骨，盖温补三阴之要剂也。

【用量及配合】二钱至四钱，同牛膝治腰脚痛，同车前子治难产。

【禁忌】肾家多强阳不痿，大便燥结者，忌之。

【方剂】双补丸治血损（简便方）

菟丝子、熟地等分为末，酒糊丸，梧子大，每服五十丸

茯菟丸　治遗精白浊（和剂局方）。

菟丝子五两，白茯苓三两，广莲二两为末，酒糊丸，梧子大，每服三五十丸。

【杂论】徐大椿曰：子中之最有脂膏者莫如菟丝，且炒熟又芳香而润，不滑，故能补益肝脾。据此可知本品之补力全在脂膏，若磨之为粉，焙之令干，功用大减矣。此物虽能补肾而治溺有余沥，精寒自出，但性实助火。《老学庵笔记》云，族弟服菟丝子发痈，是其明证。

钩藤　镇痉剂

【释名】本品出梁州，叶细长，其茎有刺若钩钩，故名。入药去梗，纯用嫩钩，久煎无力，故宜后入。

【气味】甘微寒。

【功用】平肝风，除心热，治大人眩晕，小儿惊痫。

【用量及配合】三钱，得甘草治痫疾，同紫草发疹。

【禁忌】性稍寒凉，无火者忌。

【杂论】黄宫绣曰：钩藤为心肝要药，缘肝主风，心主火，风火相煽，则风因火而愈炽，火因风而益盛。其在小儿，则病惊痫瘛疭，大人则病头旋目眩，故必用轻平宣泄，

俾其下降，则风静火熄，而病除矣。

覆盆子　强壮剂

【释名】此物益肾脏，缩小便，服之可覆其溺器，故名。入药去蒂取子，淘净捣成饼，用时以酒拌蒸。

【气味】甘酸而温。

【功用】温肾固精，补肝明目。起阳痿，缩小便。

【用量及配合】二钱至四钱，同蜜熬膏，治肺气虚寒。

【禁忌】性极固涩，小便不利者忌服。

【方剂】五子衍宗丸　治男子精气亏乏，中年无子。杞子九两，菟丝子七两，覆盆子三两，五味子三两，车前子三两，研末，加蜜八两为丸。

【杂论】李士材谓覆盆子强肾，无燥热之偏，固精无凝滞之害，故兼能泽肌肤，乌须发也。

防己　利水剂

【释名】李士材云：防己如险健之人，幸灾乐祸，能首为乱阶，若善用之，亦可御敌，其名或取此义。

【气味】大辛苦寒

【功用】通腠理，利大小便，泻下焦血分湿热，为疗风水之要药。

【用量及配合】一钱至二钱。得黄柏、知母，去下焦湿热，得米仁、石斛、茯苓、木瓜、萆薢治脚。

【禁忌】东垣谓虚人用防己，其害有三：谷食已亏，复泄大便，重亡其血一也；湿在上焦气分，而防己泻下焦血分二也；伤寒邪传肺经，气分湿热，而小便黄赤，禁用血药三也。

【方剂】防己茯苓汤治皮水，跗肿按之没指，不恶风，水气在皮肤中，四肢聂聂而动。防己三两，茯苓六两，甘草三两，黄芪、桂枝各三两，水煎服。

防己黄芪汤　治风水，恶风汗出，身重脉浮。

防己一两，黄芪二两二钱半，白术七钱，炙甘草半两，剉散，姜枣煎服。

【杂论】吴仪洛曰：足伤寒湿为脚气，寒湿郁而为热，湿则肿，热则痛，防己为主药，盖行水祛热之功，恰恰于脚气之治也。

206. 中医常识（三）

威灵仙　行气剂

【释名】威言其性猛，重言其功神，生山上，陕西、河东、河北等省皆产之。根有丛须数百条，长者三尺余，色深黑，俗名铁脚威灵仙，忌茶面。

【气味】辛咸而温。

【功用】诸风可治，痛风更宜，去腹内冷滞，祛膈间痰水。

【用量及配合】一钱至二钱。得砂仁、砂糖治骨鲠，得木瓜治腰脚诸痛。

【禁忌】久服损气耗血，如体弱气虚及阳盛火升、血虚有热者皆忌。

【方剂】威灵仙丸　治年高气衰，津液枯燥，大便闭结。（世医得效方）

威灵仙、蜜炙黄芪、枳实各等分，研为末，炼蜜和丸，如梧子大，每服五七十丸。

【杂论】本品辛能散邪，咸能泄水，为行气祛风湿之良品。横则攻窜，尤属长长，故能疏宣五脏，通行十二经络，用于积年风湿痼疾，大有殊功。

紫葳花　通经剂

【释名】赤色曰紫葳，此花赤葳，故其藤附木而上，高数丈，故又名凌霄，根花皆入药，功用相同。

【气味】甘酸而寒。（或云辛，本品有破血之力，宜兼辛味。）

【功用】泻血热，破血瘀，为女科血热必用之药，与丹皮性质相似。

【用量及配合】一钱至钱半，与密佗僧为末，唾津调敷，治酒齇鼻。

【禁忌】其性走而不守，虚体孕妇并忌。

【方剂】治妇人血崩方（《丹溪纂要》）。

本品为末、每酒服二钱，后服四物汤。

207. 中医常识（四）

使君子　杀虫剂

【释名】俗传潘州郭使君疗小儿，多是独用此物，后医家因号为使君子。

【气味】甘温。

【功用】杀诸虫，治疳积。

【用量及配合】一钱至三钱，得芦荟治疳热。

【禁忌】忌热茶，犯之作泻。

【方剂】使君子散 治蛔疳。（《证治准绳》）

使君子十个（瓦上焙），甘草一分（胆汁浸一宿），白芜荑一分，苦楝子五个（炮去核）研为末，每服一钱，清水调服。

山豆根 解热剂

【释名】此物经冬不凋，苗蔓如豆，故名。产广西，八月采根晒干用。

【气味】苦寒。

【功用】清热解毒，治咽喉肿痛，龈肿齿痛（含之咽汁）。

【用量及配合】三钱。同白药子，治喉风。

【禁忌】苦寒败胃，食少而泻者忌。

【方剂】治喉痈（《永类方》）。

本品醋磨，噙之追涎，即愈。

土茯苓 解毒剂

【释名】此物蔓生，与茯苓为古松灵气结成者不同，根圆如菝葜，连缀而生，大如鸡鸭卵，有赤白两种，白者良。

【气味】甘淡而平。

【功用】祛湿热以利筋骨，利小便以止泄泻，治筋骨拘挛，杨梅疮毒。

【用量及配合】四钱至八钱，得金银花、皂角子、五加皮、苦参，治杨梅疮毒。

半夏 化痰剂

【释名】“礼记月令”：五月半夏生，盖当夏之半也，故名。入药用根，姜汁炒，忌羊血饧糖。

【气味】辛温有毒。

【功用】除湿化痰，降胃安冲，止呕定喘，治咳嗽头痛不眠。

【用量及配合】二钱。佐黄芩治热痰，佐南星治风痰，佐干姜治寒痰，佐陈皮、白术治痰痞，以生姜炒治孕妇湿痰。

【禁忌】古人有三禁：血家、渴家、汗家是也。若无脾湿，且有肺燥，误服半夏，追悔莫及。

【方剂】橘皮半夏汤，治停痰冷饮呕逆。

半夏，陈橘皮，生姜，水煎温服。

玉粉丸，治结痰不出，语音不清，而年久者。

半夏半两，桂心一字，草乌半字，为末，姜汁浸，蒸饼为丸，芡实大，每服一丸，夜卧含咽。

【杂论】日医野精猛男曰：英国军医官阿来甫，患胃症，屡屡呕吐，绝食者久矣。其弟与美医宁马氏协力治之，呕吐卒不止，乞诊于余（野津猛男自称下同）。当时已认患者为不起之人，但求余一决死生而已，宁马氏等遂将患者之症状及治疗之经过，一一告余，余遂向两氏曰：余有一策，姑试行之，遂辞归，检查汉法医书，制小半夏加茯苓汤，贮瓶中，令其服用，一二服后，奇效忽显，数日竟回复原有之康健，至今半夏浸剂，遂为一种镇呕剂云。

天南星　化痰剂

【释名】原名虎掌，因其叶形相似，天南星之名昉于唐人中风方中。入药取根，以矾汤或皂角汁浸三昼夜，曝用，或酒浸一宿，蒸熟，竹刀切开，以不麻为度，或姜渣黄泥和包，煨熟用，或于腊月取黄牛胆汁、和南星末，纳入胆中，风干用。

【气味】苦辛湿燥，有大毒。

【功用】胜湿除痰，治风散血，破坚积，消痈肿，为风痰壅盛、惊痫风眩之要药。

【用量及配合】生用五分至一钱，胆制一钱至二钱，同半夏、海藻、昆布、大黄为末，醋敷，消痰凝结核，同防风等分为末，治破伤风，及刀伤扑伤。

【禁忌】血虚燥疾，及孕妇皆忌。

【方剂】玉壶丸　治风疾、头晕、目眩、吐逆烦懑、饮食不下。南星，半夏，天麻，白面糊丸，姜汤下。

【杂论】南星、半夏，性虽类似，实有分别，半夏专走肠胃，故呕逆便闭，得之以为向导。南星专走经络，故中风麻痹，亦得之以为向导。半夏辛而能散，仍守意，南星辛而能散，决无守性，其性烈于半夏也。(节《本草纲目求真》)

（以上四篇见《三三医报》1929）

208. 寒咳良方——杏苏散

肺体虚灵，古称娇脏。外感六淫，俱足为病，而生咳嗽，久咳不已，气虚津伤，结核乘之，痨瘵以成，是以肺脏卫生，不可不讲。而咳嗽一症，尤当加意调治也。浙江国术馆董事张君镜潭，饮酒吸烟，夙有痰疾。民国十八年冬，点水成冰，朔风如剪，因事外出，感冒风寒，回寓即觉形寒鼻塞，入夜咳嗽频频，吐痰盈盂，且咳时脑胀胁疼，尤为不舒。余与张君，本系同居，是夜因事宿于旅邸，翌日返舍，亟来邀诊。余思风寒咳嗽，莫妙于吴淮阴之杏苏散，照录原方，嘱购一剂，服后咳止痰稀，不日痊愈。按杏苏散用枳壳、桔梗、前胡、杏仁、苏叶、甘草、半夏、陈皮、白茯苓、生姜、红枣等十一味，除苏、枳、苓、草外，余皆化痰止咳之物，而姜枣之和营卫，桔前之驱风寒，一药双关（既化痰，又解表），得力尤巨。宜乎张君之恙，一鼓而平也。

（见《幸福报》1930）

209. 疏肝和胃散（裘制经验）

【主治】治肝胃痛，虽年久者亦能奏效。

【药品】制香附二钱，甘松钱半，刺猬皮钱半，沉香曲二钱，川连七分，淡吴茱萸四分，川连九分，焦鸡金钱半，生白芍钱半，如胃寒脉迟不用，姜汁一瓢，甘蔗汁一盃。

【加减法】痛甚不堪，忍者加净乳香。体寒者去白芍，加淡干姜，甚则淡附利。酒家或体热者，去香附，加枳椇子。如遇夏秋，并加藕汁。年久成顽固性者，即韭汁亦可加，狗宝各体可用。

【附记】本方为裘吉生先生经验方之一。何廉臣公阅是方，特显“裘制经验”四字。圭曩岁研究肝胃痛症，承先生录视，施之临床，果有奇效。爰公于世，以备采择。要知医生手定之方，具有理法，而无流弊，国诸普通验方，尤可宝也。

（见《三三医报》1925）

210. 论东垣清暑益气汤不宜于暑病

《内经》曰：岁火太过，炎暑流行。又曰：相火之化，暑主于夏。张仲景曰：太阳中（伤也）热者，暍（《说文》暍伤暑也）是也。汗出恶寒，身热而渴者，白虎加人参汤主之。可知暑为天之热气，地之火气，故中于人也。呈壮热口渴，汗出溱溱之象，长沙以白虎之寒，汤涤暑邪，人参之补，扶助元气（暑必伤气）。洵本标兼筹，针锋相对之方，即后贤以益元散治暑轻体实。生脉散加石膏，疗阴虚伤暑，亦属合拍。独号称大家之李东垣，所定清暑益气汤，真离经叛道之方也。盖方中升葛之升，芪术之补，胥痼邪增热之品。若持此温补中州之药，治暑热弥漫之症，吾恐一剂而病危，再剂而人夭，操刀杀人，罪将安归，奈何高明如石顽鞠通，不加订正，反而采用，讵震于大医之名，而并信其方耶。善夫洄溪之言曰：清暑益气汤杂出不伦，古人制方之义，至此而尽，医道之一厄也。当头一棒，对病一针，诚李氏之诤友矣。王氏孟英，擅长温热，鉴于是方，流毒无穷，又不能禁庸庸之流，弃而不用，乃耗心绞脑，别拟妙药，以清暑养津之味，挽抱薪救火之祸，造福病家，庸有涯哉。爰录其方于后，以备同道之采择焉。

王孟英改定清暑益气汤

西洋参，麦冬，竹叶，生甘草，粳米，石斛，川连，知母，荷杆，西瓜翠衣。

【方义】本方由仲圣白虎加人参汤、竹叶石膏汤二方，脱化而出。以西洋参易人参，以石斛易石膏，去半夏之辛燥，加黄连之苦寒，及荷杆、瓜翠，以解暑泄热。夫白虎加人参汤，原为暑病主剂。今易人参为西洋参，石膏为石斛，则清火生津，益臻中正，竹叶石膏汤，长沙疗瘥后虚羸，故以益阴化热为旨，移治中暑之素体阴亏者，尤称合宜。细阅全方，面面俱到，较诸东垣原方，何啻霄壤之判乎。

（见《绍兴医药月报》1925）

211. 六味丸不宜于阴虚论

六味丸人人知为滋补三阴之主方，药肆制售销行广，然细考方中诸药，殊不宜于肝肾阴虚之体，盖泽泻味甘寒，功专利湿消水，主治风湿痺、乳难。夫阴血既亏，焉堪泻利。矧已有茯苓，何必重用此品（徐洄溪曰，泽泻乃通得脾胃之药，以其淡渗能利土中之水耳）。此不宜于阴虚者一。丹皮味辛寒，泻血中伏火，通经脉，破积血。《本经》主治中风瘛疭、痉惊痫，除癥坚瘀血，原非和平之品。汪昂称其和血生血不可信也。虽阴虚者火必炽，肝易逆，但其本在水亏，只须填补真阴，则炽者熄而逆者靖矣。初不必拘泥于寒凉，所谓壮水之主以镇阳光也。此不宜于阴虚者二。至山萸之辛温，尤非阴小足者所可重试，乃医者以本方补泻兼施，不失呆滞，方誉仲阳之高明，而遵用不遑，抑何陋欤。

魏玉横曰："《医学钩元》有目病不宜服六味，辨谓泽泻、茯苓、山萸不宜于目，余谓凡肝肾虚皆不宜此三味，不惟目也。"斯真见道之言而先获我心者也。

或曰聆子之论，深佩灼见，但六味既不适于阴虚，古来成方浩繁，究以何者为有利无弊乎？余曰，治病宜随症用药，若执方以临病即蹈议药之恶习，吾未见其当也。惟《广笔记》中之集灵膏既以二地、二冬滋阴，枸杞补血（王秉衡曰：杞子纯甘色赤，专补心血），复恐其滞腻也，运之以人参欲其下达也，降之以牛膝，况人参补气，气充则血自生，故魏柳洲用此方而屡奏奇绩也。

212. 增液汤果有通便之力乎

吴鞠通曰："阳明病，无上焦症，数日不大便，当下之。若其人阴素虚，不可行承气者，增液汤主之。"夫伤寒温病，传至阳明，其治本同，有壮热、口渴、烦躁之象者，用白虎汤；有潮热、谵语、汗出、腹满、便硬诸症者，投承气汤，清其热，通其腑，俾全身细胞之氧化作用减低，则消耗之津液，自易渐复，此古人"急下存阴"之真义也。若惧病人素体阴虚，不胜硝、黄之峻下，则仲圣有麻仁丸、猪胆汁导法，后贤有黄龙汤、承气养营汤，皆治津液内竭，阳明当下之症。又皖省全椒某名医，遇此症，恒于承气汤中，加人参一味，以防便后虚脱之变。盖师大论白虎加人参之例，用意亦殊周密。独鞠通之增液汤，谓有通便之力，可以代用承气。主虽谫陋，辄期期以为不可耳。

考泻药之生理作用：（一）为妨碍全肠管之吸收，使多量药液软化坚结之粪便，故服后不发腹痛，仅有腹鸣，如朴硝、元明粉等盐类泻药也。（一）为刺激肠壁，令其蠕动亢进，分泌加多，故服后必发腹痛，甚或引起子宫积血，为孕妇所忌，如大黄、芦荟等植物性泻药是也。增液汤系元参一两，鲜生地、麦门冬各八钱，三药皆不作用于肠管，安有泻下之效能？兹特摘述各家之学说，以证余言之有据。

元　参

1. 益精、明目、利咽喉外，用于骨蒸传尸、伤寒、阳毒发斑、瘰疬、结核、痈疽、鼠瘘等。（石原保秀）

2. 元参乃解热药、消炎药，对于咽头炎、扁桃腺炎、瘰疬、结膜炎等，供备内用。（和汉药物学）

3. 以治肿疡、瘰疬等。（小泉荣次郎）

地　黄

1. 属玄参科地黄之根，其未晒干生根，谓之地黄，蒸干者，谓之熟地黄，晒干者谓之干地黄。用于妇人崩中、血晕、瘀血、积血、鼻衄、吐血外，并用于通经、利水、滋肾补血等。（石原保秀）

2. 有止血、利水、强壮、强心、解热、镇咳、镇静、镇痛等诸作用。然以之应用于临床上，当以血脱、血虚，即贫血虚弱，与脐下不仁为主目的、烦热及其他症状为副目的。(汤本求真)

3. 含有铁质、糖质、淀粉、苦味质，为止血强壮药，及肺结核患者之咯血，并除祛日晡潮热。（章次公药物讲义）

麦门冬

1. 为黏滑性消炎药，兼镇咳、强心、强壮、利尿药。(汤本求真)

2. 用于润肺、强精、泻热、祛痰、镇咳、呕吐、痿躄等。《荷兰药镜》言，可用此代 Salep（石原保秀）

3. 为肺脏各病之解热药，其医治作用，为化痰止嗽。(化学实验新本草)

4. 多用为滋养祛痰剂。(刘曜曦)

5. 本品富有黏滑万籁之物质，有促进咽喉、气管分泌之效，故使痰易于咳出。凡呼吸器有炎症，病者症见干呛无痰，或痰中夹血，麦冬皆得治之。(章次公)

6. 有缓通大便之效，此则因黏滑性物质，能妨碍肠间水分之吸收，使肠内容物不得成稠厚状态，故余恒用二冬膏以润肠燥。(章次公)

综观上列各说，可知元参为解热药，地黄为强壮药，麦冬为化痰药，均非阳明府实所宜。惟吾友次公先生有“麦冬缓通大便”之说（陆渊雷先生云，以经验言，麦冬不能通便，惟大便本溏者，有造成泄泻之弊，所谓败事有余，成事则不足耳)。其所持理由，则以“黏滑性，物质能妨碍肠管之吸收”，细味斯言，亦殊可商。盖黏滑性物质，非绝对不能吸收者，如白及、阿胶，其黏滑之性远胜麦冬，苟不能吸收，何以在临床上屡收奏止血之伟效耶？若谓此等黏滑性物质，其妨碍吸收之局所，仅限于大肠，用克缓下积粪，不知消化程序，初有一定，饮食至于大肠，必先经过胃与小肠，则所谓黏滑性物质者，不早为胃之血管，肠之绒毛，吸收垂尽耶。退一步言，即认麦冬有缓下作用，但地黄性属收敛，功堪止血，一下一敛，互相牵制，其效盖亦仅矣。故余以此方仅适应于温病瘥后，用以滋阴清热。若高热昏谵之际，非特不能通便，且恐腻滞之物反足助邪生病耳。《温病条辨》中焦篇十一条“增液汤主之”句下，复赘“服增液汤已，周十二时观之，若大便不下者，合调胃承气汤微和之”四语。默体鞠通心理，殆亦知通幽荡积，非增液所能，故作模棱之词，预为卸责地步，乃征以围方后评曰：“二十年来，余以此法救温病体虚之当下者，取效屡矣。颇以为独得之秘，而不知鞠通之有是方也。”此真古人所谓“文同嚼舌，诗如放屁。”征诸事实，必不尔也。

或问：“吴氏此方，虽不能通便，却可增液，温病之便闭，犹舟楫之搁浅，增液则便通，亦犹舟得水而前进焉。答曰：所谓增液者，增大肠水液也。换言之，即取身外水分，稀释身内燥火之意，疗法中具此作用者，惟盐类下药，温水灌肠，足以当之，增液无能为也。”此种偏重理想之谈，实为中医衰落之一因，学者存此观念以治，则魔障重重矣。

[附方]

麻仁丸仲景方

麻仁　芍药　枳实　厚朴　大黄　杏仁

黄龙汤节庵方

大承气汤加人参，地黄，当归（圭按，《张氏医通》方有甘草，无地黄）。

承气养营汤待考。

小承气汤加知母、当归、芍药、生地。

（见《医界春秋》1931）

213. 麻杏石甘汤治验

邻居陈君耀东之弟，九月下浣，自禾返杭省亲，忽抱采薪，召余诊视，询知壮热不寒，头痛渴饮，便秘而溲短赤，胃呆而寐不安，细核此病，殆即时师所谓温病乎。余用生石膏七钱，薄荷二钱，后入，杏仁三钱，甘草二钱。次日下午复诊，则已脉静身凉，诸症大减。更以石膏，竹叶，米仁，半夏，炙草，太子参，善其后（按此即仲景竹叶石膏汤去麦冬、粳米，加米仁）。徐洄溪谓为伤寒解后，虚羸少气之善后方。伊母语余母曰："沈先生知我家清寒，以至廉之药，愈小犬之疾，余真感谢不已也。"

此病壮热引饮，人人知为温病，亦人人知用凉解，今不避烦琐，记之简册，布诸医林者，所以证张君锡纯之论，确切不移，即以明仲师之方，实可兼治温病也。

张君尝作温病治法详于伤寒论解，载于《中医杂志》第廿七期，谓“麻杏石甘，大小青龙，小柴胡，白虎，白虎加人参，大小承气，大小陷胸，白头翁，黄芩，茵陈栀子柏皮诸汤，皆可用于温病”，兹但后录麻杏石甘汤一节如下。

一为麻杏甘石汤，其方原治汗出而喘无大热者，以治温病，不必有汗与喘之兼证也。但其外表未解，内有蕴热者，即可用。然用时须斟酌其热之轻重，热之轻者，麻黄宜用钱半，石膏宜六钱（石膏必须生用，若煅之，则闭人血脉，断不可用）；若热之重，麻黄宜用一钱，石膏宜用一两。至愚用此方时，又恒以薄荷叶代麻黄（薄荷叶代麻黄时，其分量宜加倍），服后得微汗，其病即愈。盖薄荷叶原为温病解表最良之药，而当仲师时，犹未列于药品，故当日不用也。

“麻杏石甘治温病”之说，不自张君始，昔修园陈氏，早见及此，时贤陆君渊雷亦云：“观温病、风温之证候，舍麻杏石甘及白虎，殆无的当之方。”（《伤寒今释》一卷页十一）再考方中诸药，则吾人认为主要药之石膏、麻黄，一能遏止造温，一能放散体温，要之皆有退热作用，热退则伴发热而来之各种症状，亦云消雾散矣。

南海谭次仲先生，著中药性类概说凡例一文，中列治初中末三期，流行发热症三方，兹选录其一，以为治温病者，添一法门也。

柴胡六钱，黄芩钱半，薄荷一钱（后入），炙草一钱，连翘四钱，栀子皮四钱，竹叶三钱，丹皮三钱。

于高热渴极，舌焦谵语时可加石膏四五钱，或正羚羊角半钱至一钱（先煎）。

（见《光华医药杂志》1933）

214. 指迷清返魂丸

【傅方纪实】此方系逊清浙湖名医吴古年先生之所定。先太夫千子凌五公，肆业其门，口授此方，先生著有《本草分队》一书，惜未付梓。

【主治】专治惊恐失态，痰迷心窍，妄言妄笑，神不守舍，一切文武癫狂、五种痫症痴病。

【方药】真天竺黄二两，青黛二钱，拌元参二两，盐水炒化橘红一两，姜半夏一两，川郁金一两，陈年牛胆星一两，酒炒当归一两，真川贝母二两，上上乌沉香三钱，煨明天麻七钱，真熊胆一钱，九孔石决明二两，赤茯神一两，盐水炒柏子仁一两，鲜石菖蒲七钱，全梢钱半，当门子麝香五分，生苍龙齿一两半，甘草水制远志六钱，飞辰砂五钱（留出二钱为衣），猪心血拌炒丹参一两，面裹煨枳实五钱，灯心同砂琥珀三钱，合欢皮一两，猪胆汁黄芩一两，怀原生地（切片忌火）两半，炒断丝白僵蚕两半，钩钩一两，酒炒川连三钱，雄黄精五钱（同生明矾二钱用阳城罐置火上炼和成丹砂研末），生姜汁五钱，赤金箔念张，黑犀角尖末三钱，鲜竹沥一斤

【制法】上三十六味，如法炮制，各研细末，先将现掘蚯蚓，煎熬取油，和姜汁竹沥腊雪水法丸。或用甘草煎汤为

丸，如绿豆大。以留出之辰砂二钱为衣，倘有财之家，加入珍珠犀黄散三钱，更效。

【服法】每日空腹时，以鲜竹叶心廿片，莲子心七分，钩钩三钱，薄荷尖三分，煮汤送服一钱或二钱，不可间断，一料即效。

【治验】江宁知府唐昆华之侄，患痫症，服此药一料而愈。

（见《三三医报》1925）

215. 验方一束

升丹方制法

水银一两，白矾一两二钱，牙硝（一两二钱，皮硝不可用）先将矾硝二味研细，再入水银，用小广锅（双，盛药，再以和碗一双，覆于锅上，用细白纸搓作纸索，醮水微湿，筑于碗口，另用细矾末掺纸上，再用生石膏粉满盖碗底，以铁秤锤压碗上毕，以大钉四枚钉，须用砖护住，火方有力）。第一炷火文，第二炷火开（三炷香间，须防走漏）第三炷火大武，当以扇拂之，冷定开视，而丹成矣（丹在碗上，药渣弃去不可用）。

治劳伤失血痿软食（刘天和方）

糯米一升，水浸一宿，沥干、慢火炒令极热，磨细罗过，如飞面，将怀庆山药一两碾末，入米粉肉。每日清晨，用半盏再入砂糖一茶匙，胡椒末少许，滚汤调食（此方大有滋补之力，久服之，精寒不能成孕者亦孕）。

（见《幸福报》62期）

216. 古方之奇效

本报三十二号家庭医学常识栏，周永康先生所记之舌肿胀麻木实验方，略云余家使女，于去冬腊月，其舌忽然肿胀，麻木不仁，厚倍常舌，延请内科、外科相继诊治，不见寸效，后以生蒲黄糁敷而愈。圭按：此古方也，出许叔微《本事方》，云有士人妻，舌忽胀满口，不能出声，一老叟教以蒲黄频掺，比时乃愈。又“芝隐方”亦云，宋度宗欲赏花，一夜，忽舌肿满口，蔡御医用蒲黄、干姜末等分，干搽而愈。盖舌为心苗，心火上炎，舌乃肿胀，蒲黄味淡而兼辛甘，功能凉血活血，入心包络血分，清心之火，而散血之郁（舌部血液，因热而郁，故见肿满）。火降血散，舌胀自平。芝隐方更佐干姜者，所以引火外散，从逆并施也（干姜分量，应比蒲黄为少，如左金丸川连六两，吴萸一两之意）。据是以言，古方之效远胜时方，而市医处方必胪列功用类似之药十数品，以壮观瞻，即有奇效单方，亦不肯违俗独用，是诚怪事。爰于医校授课之际，对于上述效方，充分发挥，以冀莘莘学子，他日毕业问世共革此陋俗焉。

（见《卫生报》1928）

217. 吴兴凌嘉六先生经验方二则

和平正气丸

专治外感风寒，中暑中湿，内伤饮食，病瘟病热，头疼腹痛，胸闷呕恶，霍乱吐泻，转筋厥逆，以及疟疾下痢，时行瘟疫，臭毒瘴气，不服水土等证。孕妇尤宜，不忌。

姜制川厚朴七钱，麸炒江枳壳八钱，姜汁炒山栀子一两五钱，苦桔梗七钱，酒炒条黄芩一两五钱，焦山楂肉一两五钱，黄土炒白芍药一两五钱，焦麦芽一两五钱（生晒），细叶香青蒿（子梗同用）一两五钱，焦陈六神曲一两五钱（生晒），紫苏（子梗同用）一两五钱，炒莱菔子一两（生晒），广藿香带梗用二两五钱，净连翘一两五钱（生晒水炙），甘草三五钱，炒银花二两，煨广木香七钱，抱木茯神一两五钱，土炒焦冬术一两，带皮茯苓一两五钱，制茅山术五钱，酒水炒抚芎七钱，姜汁拌川黄连七钱，四制香附一两五钱，竹沥制半夏一两五钱，带壳阳春砂仁五钱，盐水炒新会陈皮一钱，炒光杏仁一两五钱，明雄黄（莱菔汁煮过三钱）。

上三十二味，炮制如法，各研细粉。再另用：

大腹皮绒三两，青荷梗四两，炒开口川椒五钱，鲜竹茹四两五钱，以四味煎浓汤，和入腊雪水各半，泛丸如韭子大。每服一钱，水煎汤服。急者吞服，老年、小儿减半。孕妇不忌，重者加倍。

按霍乱吐泻，无论寒热，大忌米谷姜糖，饭滞米汤、粥饮豆浆，切勿沾唇，禁止七日。一或犯之，无药可救。倘吐泻后腹中饥渴，可用生藕绿豆煮熟以代饮食，一切汤药，慎勿热服，戒之戒之。

（见《三三医报》1924）

218. 非非室验方选（一）

▲治水肿

取黑钱鱼二尾，（每尾约斤余）将肚内各物除去，洗净，用大蒜头及青葱塞满鱼腹，外将枯荷叶包好，再涂以黄泥，置火上熏之，至泥干将落，鱼香溢出时，即将泥与荷叶并蒜葱一并除去给患者食之，每日一尾，重则十余尾，轻则六七尾，肿水由小便排出而愈。

▲治久痢（张石顽）

石榴皮烧灰，人参汤下一钱，屡验。（榴花曝干研细吹鼻，止衄最速。）

▲治腹内绦虫

石榴皮煎汁，（不限多少）愈浓愈妙，乘饥时服下，但服后宜禁杂食，则见效愈速。（按藏器云：酸榴皮煎服下蛔虫，酸石榴之形较小，绦虫、蛔虫，同为人体寄生虫，既克下蛔，必能下绦，此不难连相而知也。）

▲治冻疮

用大白萝卜一个切成两截，用小刀将其肉挖烂（切勿把外面的萝卜皮挖破），即将切下的一截盖上，再以竹钉插紧（因免灰土侵入），乃置炭火内煨熟，取出。其肉已化为汁，将此汁频频搽患处，破皮者即结合，红肿者即消散，洵神方也。

▲喘嗽面浮

蛤蚧尾一对，约三五钱，酥炙，化蜡四两，和作六饼，每用一饼，化糯米薄粥内，热呷（此方治肺肾虚喘良效）

▲治痰疾

胡桃三枚，姜二斤，卧时嚼服，即饮汤，复嚼桃姜，静卧必愈（此方治寒痰甚佳）。

▲代参汤　气血双补，功埒人参。

黄芪，甘草炙，杞子，龙眼（此方补而不腻，虚人最宜）。

▲治遗精

核桃仁四两捣烂，黄蜡二两化开，合丸，桐子大，每服一钱，滚水下。

（见《如皋医学报五周汇刊》1930）

219. 非非室验方选（二）

治霉疮结毒（解要）

木瓜一味为末，白汤送下。

治汤火伤（王秉衡）

龙眼壳研末掺敷。若焚之，可辟蛇。

治金疮磕跌诸伤（前人）

龙眼核研细末，敷患处，立即血止痛除，愈后无瘢。

米油（前人）

专治精清无子，黑瘦者，服百日，即肥白。

粥锅内滚起沫团，浓滑如膏者是，以大锅能煮五升米以上者良。

治三阴疟（前人）

以南天烛隔年陈子蒸熟，每岁一粒，早晨白汤下。

治瞽目重明（王孟英）

冬至日，取大莱菔一枚，开盖揠空，入新生紫壳鸡卵一个在内，盖仍嵌好，埋净土中，约四五尺深，至夏至日取出。用女人衣裳包裹，藏磁器内，否则恐遇雷电，龙即摄去，谨之。卵白卵黄，俱成清水，名赛空青，乃神方也。用点诸目疾，虽瞽者可以复明。

治小儿疳积病

多食海带，功效确实。

治蜈蚣咬伤（刘伯温）

胡椒嚼封之，即不痛。

治血崩（丁济华）

阿胶，当归各一两，红花八钱，冬瓜子五钱，水煎服，大效

青龙白虎汤（杭州道院乩方）：专治时行风火。喉痛喉间红肿等症。并可预防。

鲜青果，鲜莱菔，二味煎服。

治竹木入肉（本草）

瞿麦为末，水服方十匕。或煮汁，日饮三次。

治脱肛（本草）

以石榴皮、陈壁土加明矾少许，浓煎熏洗，再加川倍子炒研末，敷而托上之。

治大便虚秘（本草）

海松子、柏子仁、麻子仁等分研泥，熔白蜡和丸，黄芪汤下。

治产后瘀血上冲（梅师）

生藕煎汁服（宋大官作血衃，误落藕皮，血遂涣散不凝）。

治遗精（奠一）。

荷叶研末，酒服三钱，极验。

治百虫入耳（本草）

韭汁灌之即出。

治梦遗溺白（陈藏器）

每日空心，生吞韭子廿粒，盐汤下。

治误吞铜器（本草）

荸荠、胡桃同食即化（汪机曰：荸荠合铜钱食之，则钱化，可见为消坚削积之物）。

治食积

鲜荷叶包饭煨灰，研末，清汤送下（凡消何物之积，即以其物煅服，无不立效）。

胎上冲心（王秉衡）

葡萄一两，煎服立愈。

解误服人参（本草）

山楂煎汁服之即解（人参专补气，山楂专破气）。

解诸药毒（赵恕轩）

浓煎甘草汤凉饮，或饮地浆水，或以白扁豆生研末，凉水和服。

解白果毒（前人）

白鲞头煎汤频灌。

解烧酒毒（前人）

（一）莱菔汁青蔗汁随灌。（二）绿豆研水灌。（三）枳椇子煎汤灌之。

又外治法（前人）

（一）热豆腐遍体贴之，冷即易，以醒为度。（二）井水浸其发，并以故帛浸湿，贴于胸膈。

治胞衣不下（王秉衡）

用芡叶囫囵不碎者一张，煎汤服，立效。若芡叶裂为两片者，胞衣亦分裂而下，真奇方也。

治难产及子死腹中（以面赤舌青为征）

以蟹爪煎汤服之，即出。

治小便不通（本草）

以田螺捣烂，入麝香少许，帛系脐下一寸三分。

治中暍

凡人行役烈日中，卒然昏晕，急移置凉处，徐徐灌以地浆水。

治小溲数多（本草）

山药（矾水煮）、白茯苓等分为末，每服二钱，米汤下。

治久疟不痊及老人患疟（陈子庄太守）

燕窝三钱，冰糖三钱，先一日燉透，至次日疟作之前三个时辰，加生姜三片，滚三次，将姜取出服之。倘胃不能纳，即但啜其汤亦可。一剂不愈，至再至三，无不愈矣。

十灰散（葛可久）治吐血咯血

大蓟，小蓟，荷叶，扁柏叶，茅根，茜根，栀子，大黄，丹皮，棕榈皮，十味等分，烧灰存性，研极细末，以纸包置泥土上一夕，出火气，每服五钱，藕汁或芦菔汁或京墨汁半碗调服。

按王孟英曰：诸药烧黑，皆能止血，故以十灰名其言，然止涩之品，仅棕榈一味，余皆清血之热，行血之滞，破血之瘀者，合以为剂，虽主止血而无兜涩留瘀之弊，雄每用之，并无后患，何可视为劫剂乎。

白头翁汤（张仲景）治热痢，便脓血。

白头翁三钱，北秦皮三钱，黄柏一钱，黄连五分，水煎服。

治痢疾

苦参子（即鸦胆子）七粒，以桂元肉一张包之，七包为一剂，分三次服。

按此方只宜于症实体实，久痢虚体，概不宜服。

治泄泻

车前子五钱煎服。

按经曰："湿多成五泻"，可见腹泻多由湿成。且大便泄泻，小便必少，更可证三焦之水液，不入于膀胱，而入于大肠，车前功专渗湿利便，故能奏效。

治汤火所伤皮肤溃烂（林屋山人）

生地榆为末，和香油调敷，甚效。

菩提丹（张寿甫）治二便因热下血，应验如神。

苦参子去皮，用益元散为衣，每服廿粒，白砂糖化水下。

按张寿甫曰：苦参子善清血热，而性非寒凉，善化瘀滞，而力非开破，有祛邪之能，兼有补正之功，诚良药也。

治久泻（张寿甫）

生山药八钱，轧细过筛，和水调入锅内，置炉上，不住以箸搅之，两三沸即成粥。加熟蛋黄二枚、百布圣一瓦、(二分六厘）白糖一匙，当点心食之。

治小儿夜啼（本草）

黑牵牛末一钱，水调敷脐上即止。

（见《三三医报》1925）

220. 非非室验方选（三）

神仙粥　专治感冒风寒暑湿头痛，并四时疫气流行等症。初得病三日，服之即解。

糯米半合，河水两碗，生姜五大片，于砂锅内煮一二沸，次入带须大葱，约五至七个，煮至米熟，再加米醋小半杯入内和匀，乘热呷粥，或但饮汤，即于无风处睡，以出汗为度。录《医话丛存》

按本方以糯米补养为君，葱、姜发散为臣，而又以酸醋敛之，屡用屡验，非寻常发表之剂可比也。

经霜冬瓜同皮硝煎汤洗之，极效。“如无冬瓜，白莱菔代之。”

治肺痈《本草经疏》

用陈年芥菜卤，久窨地中者，饮数匙，立效。

治一切肿毒　凡臃肿作痛，毒将发时，即服此方，无不内消。（见《折肱漫录》）

生黄芪五钱，当归梢八钱，金银花五钱，黄柏三钱，水酒各一钟，煎一钟服之。

辟疫方（王孟英）

以枇杷叶拭去毛，净锅炒香，锡瓶收贮，泡汤常饮，取其芳香不燥，不为秽浊所侵，能免夏秋一切时病。

杜痨方　专治骨蒸痨热，羸弱神疲，腰脊酸疼，四肢痿软，遗精吐血，咳逆嗽痰。一切阴虚火动之症，轻者二、三料全愈，重者四、五料除根。若先天不足之人，不论男女，未病先服，渐可强壮，常服更妙。以其性味中和，久任亦无偏胜之弊，屡收奇效。勿以平淡而忽之。（王孟英）

枇杷叶“五六十斤，刷去毛，鲜者尤良。咳甚者加多，不咳勿用”。

红莲子“四两，不去心皮”。

梨“二枚，大而味甘者良，去心皮，切片”。

大枣“八两，同煮熟后去皮”。

炼白蜜“一两，便燥多加，溏泻勿用”。

【制法】先将枇杷叶放砂锅内，甜水煎极透，去渣，以绢沥取清汁，后将果蜜同拌，入锅铺平。以枇杷叶汁淹之，不咳者但以甜水淹之，盖好。煮半炷香，翻面再煮半炷香，收瓷罐内，每日随意温热，连汁食之。冬月可多制，夏须逐日制小料也。

【加减法】咳嗽多痰，加真川贝母一两，研极细，起锅时加入，滚一二沸即收。吐血藕节捣汁同煮。

治瘰疬及乳岩方（杨素园传）

丹雄鸡金骨一付“生取”千里奔，“即驴马骡修下蹄甲也五钱”，紫降香“五钱”，当归、生甘草“各一钱”，槐树“三十寸”。

上六味以鸡骨入麻油锅内，微火煎枯，入后药。亦用微火煎枯，去渣，二油一丹收成膏，浸冷水中，拔去火气，不论已破未破，谅大小贴之，以愈为度。

治面疔方（前人）

活鲫鱼一尾，杵烂，入研细辰砂，拌匀，围之，火即渐散，渐微渐小，其疔自拔，百试百中。

（见《三三医报》1926）

221. 方剂偶释

枳术丸

白术之功用有二：（一）为补脾。（二）为燥湿。枳实之功用亦有二：（一）为消食。（二）为除痞。故本方既能健脾进食，又堪除湿消痞。荷叶升清阳，粳米和胃气，所以佐白术以益脾也。陈皮辛温运气，苦温燥湿，故痞闷

（湿滞于中，则心下痞闷）。必加麦芽、神曲，开胃消积，故伤食必资。此以术为君，枳为臣，合为健脾除湿之方也。若以枳实逐停水为主，白术燥脾湿为辅（原方枳实七枚，白术三两，水一斗，煎三升，分三服）。按中等之枳，约重一钱五分，七枚共重一两五分。徐大椿谓三代至汉之分两，较今日不过十之二，则白术三两，适得今之六钱，即仲景之枳实白术汤。治心下坚，大如盘，水饮所作，君臣一易，主治遂异。可见中医方剂之神妙，诚驾乎西医之上矣。

222. 论泻药

泻药约分三种：即植物性（如大黄泻叶）、盐类（如朴硝、元明粉）、油类（如火麻仁、蓖麻子）是也。植物性泻药之作用，在刺激肠管；盐类泻药之作用，在妨碍肠管之吸收；油类泻药则取其滑利。大概盐类、油类之泻下作用较植物性和缓，植物性与盐类合用，则其效倍增（如调胃承气汤）。又植物性泻药，能使子宫出血，以奏通经之效，故常合通经剂以治经水不利（如下瘀血汤），但孕妇须忌用之。此外如当归、肉苁蓉、桑椹、硫磺，俱有缓下作用，而当归合芍药（均须大量）治赤痢。大剂苁蓉治老人血枯便难，辄有捷效。

（见《神州国医学报》1933）

223. 中医应用处方集

时令病

伤风　感冒

主证：喷嚏，鼻塞，咳嗽，头痛，恶风，发热，身体倦怠。

△疏散泄肺法，杜苏梗，牛蒡子，广橘红，冬桑叶，薄荷梗，白杏仁，象贝母，净蝉衣，苦桔梗，粉前胡，滁菊花，挟食者加南楂炭焦六曲。

△香苏散　统治四时感冒。

制香附，苏叶，陈皮，炙甘草，生姜，鲜玉葱，有汗加桂枝，无汗加麻黄，鼻塞流涕加薄荷。疼喘呕逆咳嗽，酌加半夏、云苓、杏仁、桑叶、贝母，嗳腐吞酸加枳壳、建曲，食滞加麦芽、山楂，头痛，骨节疼痛，酌加川芎、羌活、独活，发热甚加黄芩、栀子、淡豆豉。口渴加天花粉，胸闷不舒加栝蒌仁。数日不大便，舌苔黄，腹中满，酌加大黄、玄明粉。难以安眠加姜汁、炒竹茹。妇人经水适来，加丹参皮。

△神白散　治恶寒，发热，肢酸，骨痛，无汗。

白芷，甘草，淡豆豉，生姜，葱白

湿温　肠窒扶斯

主证：热型弛张，晨轻午后渐增，舌苔厚腻，胸次窒闷，脉搏不与体温成正比例，大便溏泻或秘塞。

王香严湿温三法：

邪在卫分，证见微寒发热，头痛胸闷，便泄溺赤，或渴，或否，宜清膈热，开中焦，利湿热，如连翘、薄荷、焦山栀、黄芩、郁金、藿香、豆豉、广皮、蔻仁、滑石、连草。

邪在气分，证见身热口渴，胸闷呕恶，骨节酸痛，白瘖不透，宜宣肺化痰，解肌泄热，如连翘、浙贝、牛蒡子、杏仁、竹茹、青蒿、郁金、豆卷、山栀、芦根、薄荷。

邪陷营分，证见神昏不清，耳聋无闻，舌绛而燥，脉弦而数，宜清营泄热，泄热宣窍，如羚羊角、银花、丹皮、鲜石膏、竹沥、石菖蒲、万氏牛黄清心丸。

△三仁汤　治湿温身热，胸闷，体重，泛恶，不饥，苔白微黄，渴不引饮，溲黄。

杏仁，通草，米仁，厚朴，滑石，白蔻仁，竹叶，半夏

仲圭曰：此方开上闸，启支河，燥中焦之温，为湿温尚未化热，舌苔厚腻之主方。

△甘露消毒丹　主治发热，倦怠，胸闷，腹胀，肢酸，咽肿，斑疹身黄，颐肿，口渴，溺赤，便秘，吐泻，疟，痢，淋浊，疮疡等症。但看病人舌苔淡白，或厚腻，或干黄者是暑湿热疫之邪，尚在气分，悉以此丹治之立效，并主水土不服诸病。

飞滑石十五两，绵茵陈十一两，黄芩十两，菖蒲六两，川贝，木通各五两，藿香、射干、连翘、薄荷、白蔻仁各四两。

各药晒燥，生研细末，每服三钱，开水调服，日二次。或以神面糊丸如弹子大，开水化服亦可。

△牛黄清心丸　治温邪内陷包络，神昏舌强，胸闷懊侬，舌绛苔黄。

牛黄、雄黄、黄连、黄芩、栀子、犀角、郁金、朱砂各一两，珍珠五钱，冰片、麝香各二钱五分，研末蜜丸，每重一钱。金箔为蜡匮，功效较万氏牛黄清心丸为胜。

（见《广东医药旬刊》1943）

224. 李代桃僵之戒烟妙法

余戚某君，服务于金融界，染烟霞癖甚深，月入百金，半耗于是。家中食指浩繁，以是时虞不给，其夫人甚贤淑，屡劝戒除。某君亦颇自苦，立意绝之，顾每以四肢酸软，涕泪交流，忍无可忍而破戒，事与难违，徒呼负负。夫人寻得一计，自任煎膏之劳，而阴和以红茶一成，秘不使知，果无他异。月余膏尽，煎时，复和以二成，亦未被觉，于是逐渐递增，历年而其所吸之膏，已成为纯粹的茶膏，然彼固仍认其为云土原料也，吸之似觉神清气爽，与历次无异。夫人见计得售，忻慰莫名，惟仍不向道破。盖本经验所得，吸烟者初无所谓瘾，仅属心理作用，设或告以秘密，必致失败也，故此君迄今仍在大吸茶膏，以解厥瘾。余闻而深服夫人之智，因念同胞中不乏与某同瘾者，特志其梗概如上，以备其家中采纳焉。

（见《幸福报》1929）

225. 论退热剂

余于二十八年五月十九日，身忽发热，午后热势升腾，至夜为甚，手足心焦燥，虽不恶风，而衣棉不温。头胀大便溏泻，昧爽遗精盗汗，脉浮数，至第三日，热仍不撤，乃依虚体感受温邪例，投辛凉解表轻剂。如桑叶、连翘、豆卷、象贝、竹茹，橘红，黄芩，佩兰，茯苓，楂炭等味，煎两大碗，注保温瓶内，口渴即饮。翌晨脉静身凉，神爽体适。此病盖为神经性流行性感冒，所服之方，类似银翘散、桑菊饮。叶薛雷王之方，巧小轻灵，经方家斥为（果子药三字见栎荫拙著《医剩》）果子药。谓此等功过不显之药，轻病服之渐愈者，体功战胜病邪之力也，重病服之增剧者，坐失治疗时期之过也，但余服叶方，辄捷于影响。不得云非药效。夫小方轻剂，不克任重致远，而体虚证轻，反为恰好。细思温病退热之方，当以仲景麻杏石甘汤（可以薄荷易麻黄）与洁古清心凉膈散（即凉膈散去硝黄，加桔梗）为首选，一则石膏伍薄荷，一则芩连合薄荷，皆符“体若燔炭，汗出而散”之经训。虚人病温，或温轻热微，则银翘散已堪胜任。如表邪入里，壮热躁，渴欲饮冷，唇焦齿黑，谵语不眠者，余师愚清温败毒饮最为合拍。其方重用石膏、犀角、生地，助以芩、连、丹、芍、元参、知母、栀子、竹叶、桔梗、甘草，大举挞伐，菌虽顽强，亦必披靡。余氏之方，原治瘟疫发癍，故名其方曰清瘟，但移治温病气血燔热，似无不合，观其用知、膏、甘草，白虎汤也（减粳米一味）。犀、地、丹、芍，犀角黄汤也。芩、连、栀子，黄连解毒汤也（减黄连一味）合三方之力，以扑灭燎原之火，焉有不济者乎。他如神犀丹（犀角、菖蒲、黄芩、生地、银花、金汁、连翘、板蓝根、香豉、玄参、花粉、紫草）之治痉厥昏狂，清营汤（犀角、黄连、连翘、元参、麦冬）之治营热舌绛。犀连承气汤（犀角、黄连、大黄、枳实、生地、金汁）之治热壅便秘（此方与白虎、承气对待，一治血热壅滞，一治气热壅滞），皆今方中之佼佼者。

（见《复兴中医》1941）

226. 606 命名释义

六〇六之为梅毒圣药，夫人而知之矣。但为何以注诸六命名，恐知者尚鲜。兹请略言，颠末藉供助，或为吾同道诸公所乐闻乎。日本医学博士哈达曾游学德邦，与彼地名医爱而喜利相友善，爱氏医学博士也。鉴于全球之癞病及热带地方之睡眠病，尚无特效之药，因摒弃一切，悉心研究，纵发明药剂千余种，然施诸临床尚无确实之效果，仍继续考究，不稍衰其初志，此西人治医之毅力，所以有今日之声誉也。博士发明之药编号码于瓶上，以志次第之先后，一日哈达造爱氏之庐有所请益，见博士方埋首案上，殚心竭虑以研究其所学，似无暇与已周旋，遂于无聊中启橱窗取博士发明之药一瓶白于主人，快快归寓，偶施于发梅毒之动物体内，数日有微效，亟商于博士合力研求，卒成今日治疗梅毒唯一之良药，其名曰杀而伐而生，因哈达当日所取之瓶其号码六〇六，遂改今名，盖纪念此瓶耳。

六〇六之主要成分为砒，素对于杀灭丝状螺旋菌殊有卓效，故为梅毒之无上良药。且吾闻诸《内经》曰：“大毒治病十去其六，常治病十去其七，小毒治病十去其八，无毒治病十去其九。”盖恐偏之质反伤正气耳。夫硫素毒药也，以之治病不得过剂，盖彰彰矣。

六〇六为梅毒之特效药，非凡属花柳可以统治也，故淋病与下疳各有专门之疗法，即各有其注射液，在绝对无用六〇六之理，乃今之病家及医师一逢花柳症概行注射六〇六，其悖甚矣。

六〇六之注射普遍恒在尺泽之处，每见肌肉丰盛之人，静脉深藏，屡索赔不得，苟非熟练之医师鲜有不疑惑者，深愿吾同道以人命重，若非手术高妙，慎勿轻于从事也。（今之中医兼打六〇六者甚夥，但肇祸之事亦时触耳，鼓爰作是言，以资劝告。）

（见《三三医报》1924）

227. 一个奇治跌伤之伶人

余学医十载，而未尝悬壶，言乎经验，尚觉欠缺，所谓

奇病更未遭逢，惟尝闻友人裘君小乔谈蟋蟀治愈跌伤一节，洵足当怪治之目。长夏无事，搦管记之。以实本报。（以下皆裘君语）

余（裘君自称）髫龄时，喜蓄鱼虫，而于蟋蟀，嗜之尤深。岁必罗致数十，日以聚斗为乐。杭城后市，蟋蟀之贩卖场也。有虫癖者，胥求于斯，中有老翁，林其姓，耕读其字，业此垂廿稔矣。老翁尝以斗蟋蟀专罄其家，故经验殊丰，人又和蔼，购者争趋之，所入颇不恶，余以购虫与老翁稔，暇时辄与闲话。一日，告余蟋蟀治病之奇效。云曩在歇浦，设摊于丹桂茶园之侧，购者较日前尤众，一夕有老主顾张君，携一虫寄其摊，是虫身伟善战，价值数十金，未几，有戏装未卸之艺员，突至其摊，攫张君所寄之虫，纳入口中而去，老翁骇极欲泣，而张君适至，乃相将至丹桂后台责问，始知某艺员系名票友，今夕客串于此，不意演至四杰村翻杠时，忽失手而堕，伤及内脏，势颇沉重，因蟋蟀治跌仆损伤甚灵，故急趋老翁摊前攫食，刻已稍瘥，即照值赔偿，并于病愈后设筵宴张，以道歉云。仲圭曰：蟋蟀能通膀胱，治癃闭，载于本草，见于验案。若疗仆损，实未前闻，因思奇方妙法，见于笔记者颇多（如三棱之消癥块、鹅血之治噎膈、蜚虫之敷蛇螫、旧毡帽之愈头痛），医工为活人计，正宜旁搜博览，上而羲皇尧舜之事，下而民间浅陋之谈，不问其治法之出乎君臣，只求其效验之在乎片刻也。（下期请臣舜先生续）

（见《幸福报》1928）

228. 异哉湿泥草可治伤寒症

西医治疗热病，除内服解热药外，并用囊冰罨病者之身，设备完美之医院，更有空气甚寒之室，使病者居其中，以蠲胸膈之烦热，而助药物之不逮，此正符吾国医经“热者寒之，寒者热之”之古训。原为热病正当之物理疗法，乃浅识之士，辄诋斥之，不也轻试。不知是法吾华四千年前早已发明。《素问·五常政大论》曰：“行水渍之，和其中外，可使必已”。渍，浸也，言患热病之人，当浸其身于冷水中，则壮热一除，病可立愈。《本草纲目》云：“伤寒阳毒，热甚昏迷者，以冰一块，置膻中良。”膻中在两乳中，以冰罨病人之膻中，犹西医用冰帽覆病人之额上，则其法较诸古昔更为进步矣。今且述一故事，以证冷罨对于热病，确有伟效也。昔有程元章者，家本富有，仆婢甚众。一婢曰梅香，忽病伤寒，医治不愈，越数日，大热如焚，口渴喜冷，胸次烦热，手足躁动，粥饮不进，神志昏愦。元章谓不可治，弃入屋旁茅亭，以待绝命。明日天未晓，闻叩扉声，群谓鬼物，莫敢启。婢曰：我梅香也，病已无事，乞即归家，众辨其音，果然。乃启门，惊问其病何以亟愈？婢曰，昨日午夜，仿佛见一黑物，将湿泥草遍罨我身，环绕三四匝，便觉心下开豁，四肢清凉，全无所苦，始知身在茅竚中。盖茅亭傍池，池中多鱼鳖，梅香于上年浴佛日，尝购一大鳖放池中，含湿泥草罨其身者，即曩所放之鳖也。主按：梅香所患，乃阳明热盛之症，阳明者，胃也。胃之迷走神经上通于脑，脑被热灼，故现神志昏迷，手足躁动之象。据症论治，自以清热为第一义，外罨湿泥，亦退热之一法，事虽奇突，理实可信，泚笔记之，告我同志，或谓梅香以爱惜物命，而大病得愈，亦仁人应有之善报也。

（见《幸福报》1929）

其他论文

229. 非非医话

(一) 女佩姜

王孟英《随息居饮食谱》:“初伏日，以生姜穿线，令女子贴身佩之，年久愈佳，治虚阳欲脱之症甚妙，名女佩姜。”主按：虚阳欲脱，即心脏衰弱，脉微肢冷之症，干姜一药。《药征》曰：“主治结滞水毒，旁治呕吐、咳嗽、下痢、厥冷、烦躁、腹痛、胸痛、腰痛。”《汉药神效方》曰：“用作健胃、镇呕、驱风、消化药。”据此，干姜之于虚脱，只治肢厥吐利、烦躁等症。若不辅以附子、甘草，恐无挽救之力。而孟英竟谓“女佩姜治虚阳欲脱之症。”岂生姜一经女佩，其功遂不可思议耶。此浅学如余，莫测高深矣。

(二) 黄柿

王孟英饮食谱:“干柹即柿，甘平，健脾补胃，润肺澹肠，止血充饥，杀疳疗痔，治反胃，已肠风。”主按：文中“止血已肠风”之说甚确。胡常瑛之夫人，患痔血，余令常啖黄柿而愈。盖柿含鞣酸，有收敛肠膜，制止出血之效，又饮食谱疗热痢、血淋。用柿饼细切，同杭米煮粥食，亦同此理。惟疗血淋，恐不甚效。

（三）痢疾忌鸭

拙编医案选粹第一章痢疾，附录亡友费普炎（普炎字泽尧，尝任本院教授。）说痢一篇，盖仿《临症指南》之例，以示本病治疗之大概也。该文内引《本草汇言》“泻病食鸭则成痢，痢疾食鸭为难治”二语。院生吴湘珠，因见有患痢者，垂愈矣。以不慎口腹，食酱鸭而复发，来叩其故。余搜索枯肠，终不得圆满之理解，乃效古人“乞醋与人”之法，转询高明之朋好，其答词如下。

痢疾忌食鱼肉诸腥，犯者难治，不特鸭也。盖诸腥难消化，必到肠之下部，始能吸收，而痢之病原微生物，又多栖息于肠之下部，其产生之毒素，因吸收诸腥，而一同入血，则令全身症状加重。孟氏《食疗本草》谓：“鸭肉滑中，发冷利脚气。”则肠部不健全者，尤不宜食鸭，故令痢初愈者复病耳。

吾友所说，深中肯綮，特着于篇，以告病家，并以释吴同学之疑云。

（四）肠寄生虫驱除药

槟榔不但消食下滞，为痢疾要药，又能杀肠寄生虫（蛔虫、绦虫、蛲虫），法于服药之前夜断食一餐，使虫因惫，明晨亟煮槟榔红枣汤食之，服后三小时，再继以下剂，则死虫随粪而出矣。

《医药评论》六十二期有灭蛕一方，云系上海仁济医院所经验。用使君子、槟榔子、苦楝皮、白丑四味，按前三味皆灭蛕药，后一味乃泄下药，配合颇有法度，其效当在前方之上也。

越医何廉臣先生云："积热生虫，为小儿成疳之原因，当以去积杀虫为首要，安虫散最有捷效。安虫散为胡粉、槟榔、楝木皮、鹤虱各三钱，白米粉钱半，铁器内火熬，砧杵，共为细末，每服三分，重则半钱，米饮汤关服。"圭按：疳即肠寄生虫病，方中槟榔、楝木皮能杀绦、蛔、蛲诸虫。鹤虱本草谓杀蛔虫，胡粉《医学大辞典》云即铅粉，治小儿疳痢、疳气。

（见《中国医学院院刊》1928）

230. 非非室医话

▲霍乱险症治验（二）

沈奉江《医验随笔》曰：仆于光绪壬寅正月病春温，绵延三月，始进糜粥，至四月间，吾锡时疫盛行，沿门合境，死亡者踵相接，仆亦传染疫症，吐泻暴作，指螺皆瘪，目眶黑陷，声嘶呃逆，烦躁转筋，险象迭生，群医束手，危在俄顷，衣衾棺木齐备，咸谓生机绝望矣。当一息奄奄时，向家慈索食甘蔗汁少许，服后心烦撩乱稍定，吐泻呃逆，肢冷如故，一昼夜连饮数十碗，呕任其呕，服还是服，而呃逆吐泻，心烦撩乱顿止，病势爽然若失。（圭按）霍乱大吐大泻，最伤身中水分，水分既耗，血液浓厚，艰于运行，遂致心脏衰弱，肢冷脉伏，危象毕露，生机且绝，此际之惟一急救法。厥惟注射生理食盐水，补充水分，俾复原状。庶乎脉伏渐起，吐泻随止，而化险为夷矣。沈君于一昼夜间，饮蔗浆数十碗，殊与注射盐水同意，用克迅奏肤功，特病在初程，毒势方盛，吐泻未久，则宜偏重驱邪，毋烦汲汲顾本，且蔗浆有功。凡富于水分之果品，亦可酌量措治也。

▲疟疾验方（三）

曩阅《广济医刊》，载疟疾方。用砒霜一钱，如绿豆大，每服五丸至七丸，一次即愈，重者再服一剂，无不瘳者。惟愈后宜忌米饮。据云其邑富户某，施送此药，迄今三世，名闻遐迩，济人无算。（圭按）砒石燥痰（丹溪云：无湿不成痰，无痰不成疟，故治疟首当祛痰）截疟，诸家本草，原有明文，惟性热而毒，故佐以绿豆之甘寒解毒，且绿豆之量，十倍于砒，每服又只五七粒，自无中毒之虞。考疟之病源，系麻拉利亚原虫，侵入血液，滋生为害。惟砒与桂枝能殄灭之。故金鸡纳及六〇六，为本病之特效药，此丸以砒为主，犹西医之注射六〇六也。揆诸病理，既无扞格，施之临床，自显殊功。

▲猫犬之传染病（四）

至戚抱璞君，夙有嗜猫癖，余每顾其家，辄见所蓄诸猫，或蹲或卧，若者为玳瑁种，若者为日月眼，若者为雪里拖枪，乌云幕月（皆猫种名），种种名称，不一而足。又有尾短而躯较小之外洋种，更为珍货。余日前返里后，即造其庐，数月阔别，未能摒弃繁文，寒暄之余，绝不睹猫踪迹，异而询之。彼曰："向有之猫，因沾染毒□菌以致有孑遗已，试为子述其巅末。余有侄，年未弱冠，忽撄羸疾，顾食量一如常人，每饭非餍肥甘不可，进食时辄以牙齿嚼咀之物，唾弃于地，以饲其所豢之洋犬，不数月，侄因瘵疾不治。而犬亦转瞬就毙，尤可异者，斯时余所蓄诸猫喂之食，辄嗅而却步，知必有疾，乃延西医，施以清毒之针，迄无所效。无何，诸猫亦相继毙命。于是大惑不解，欲研究其原委，穷思竟日，始悟传染所由来，盖犬食病者唾余，致染微生虫蔓延之毒，而余与侄，所居仅隔一进，以是诸猫每至犬食器中，况尝其食余残沥，至辗转传染，同归于尽。吁，可畏也。”（录申报）（圭按）肺结核为慢性传染病之一。其传染之途，纵非一端，要以痰涎唾津为最易。盖其中含结核菌甚夥耳，有肺痨病者，痰宜吐入器内，（器内加消毒药水）进食勿与人共，二事最宜遵守，否则一家之人鲜有不传染者。观斯篇之犬猫俱尽，可以憬然悟矣。

▲牛乳性凉（五）

客有询余曰：俗谓牛乳性温且火，然耶否耶。曰：牛乳甘，气微寒，功能养心肺，润大肠，解热毒，泽皮肤，主治消渴热哕劳损，按三症皆原于火，而牛乳并治之。其性非温，灼然可见，矧陈藏器有冷补之明文乎。此物润燥生津，独擅胜场，病后调理，允称佳品。余素体阴虚火亢，饮用牛乳，将及一载，只见其利，未蒙其害，尤足破俗说之荒谬焉。惟据西人云，牛乳含维他命甚富，不可多滚，致失此质，又与酸物相反，误和食令人腹中癥结，此饮牛乳者，所当知也。

▲白及对于吐血之药效（七）

尝阅某医志，有中西医相通一则，力谓余于辛亥夏，自杭返里，忽患咯血倾盆者三日，家人惶甚。严君素知医，即以白及数两，煎汁治之寻愈。今年春，以感冒咯痰久。又引起旧疾，趋浙江病院求治，钱崇润先生令服白阿胶和食盐水，一剂亦愈。考白阿胶之性，厥能促血液之凝结，使不至再有破绽，而中医治法之白及，其汁中亦含胶汁，此其所以有同效欤。圭按：白及性苦平，入肺经，有补肺逐瘀生新之功。凡吐血、咯血、肠风金疮皆可用之。《圣惠摘玄》云：吐血水内，浮者肺血也，沉者肝血也，半浮法沉者心血也。各随所见，以羊肺肝心蘸折及末，日日服之，最佳。据此可见白及之治吐血，昔贤早已实验，而笔诸简册矣，而近世医工，反鲜采用，坐令特效方药，湮没不彰，讵惜哉。

231. 非非室杂录（一）

愚杭人，执教鞭于甬江，乙丑圣诞，应友人张幼棠之召，附轮赴镇海，顺道谒王子仲生，为愚述其夏令所治湿温、暑温诸证，佥以大冬瓜半个，鲜青蒿一握，为主，随症加佐使数品，浓煎一瓶，一日饮毕，无不立愈。按冬瓜寒能清热，淡可渗湿，性通利便，兼解暑邪，青蒿苦寒泻湿热，芬芳不伤脾，以治暑及湿温之热多于湿者，确属针锋相对，且鲜药味全，量重力专，迅奏肤功，自无疑义，爰为抉出，以视同道。

尝闻人云，西药撷精弃粕，效速而害亦巨，中药皆系原质，功缓而过亦鲜，此言殊难尽信。盖医师能审症的确，选药精当，往往有复杯而愈者。友人吴蕙川于乙丑春日，忽患齿痛龈肿，肿势波及于颊，至口不能张，乞治于愚。愚诊其脉数，询其溲赤，且年周甲子，阴精已亏，爰仿玉女煎意，用生地四钱、石膏四钱、牛膝三钱，川石斛三钱，一剂而痛止，肿消大半，而口亦可张矣，令再服一剂，以善其后。

庖丁陈厚甫，失明有年，双目外视，仅有白光，莫辨人物，甲子春日，愚客甬江，探之能医，来寓乞方，相其目，并无医障，惟少神光，大便燥结，晚景不佳，拟育阴平肝，润便明目之方与之，数剂无功，因思是病，非十数汤剂，所能奏效，嘱以杞菊地黄丸，早晚各服三钱，以淡盐汤送下，而静养节怒，尤为首要。今春晤其人，不仅目光恢复，体亦较强矣，可见杞菊六味丸，对于目疾，确有奇效。陆定圃赞为“明目第一方”洵非虚语（陆氏谓减去六味，单用杞菊，尤觉尽善），惟王道之品，暂服无功耳。

232. 非非室杂录（二）

宁波商报副刊，登有《慕潜庐医话》，系奉化王宇高手笔，王君执教鞭于鄞东，课余之暇，潜心医学，兹甄录数则，以见小学教员之研究岐黄者，大有人在也。

黄芪补气，甘草补中，杞子补心血，龙眼补血液，古人有用此四味，以代人参者，吾欲法之。

邹氏《疏证》云，芍药开阴结，大黄开阳结，故肠中燥结，则用承气，腹中满痛，多用芍药。夫大黄之荡涤肠胃，而为泻药人皆知之，芍药之开阴结，人多不知，且多拘于味酸而性敛，用以止泻者。宇高按《本经》言芍药曰，主邪气腹痛，除血痹，破坚积，寒热疝瘕，止痛，利小便，益气而已，是可知其性亦开泄之品也，岂只收敛哉。至芍药止腹痛一层，不论古今医士，所公认也，痛则不通，不通则痛，岂有酸敛之物，能止痛哉，医皆谓腹痛由于木克，芍药为平肝之妙品，故能止痛云云，斯言也，是又未之深思矣。肝木郁则无脾土，木郁则达之，正惟开泄之品，能达木郁耳，收敛者能之乎，故余深服邹氏之言芍药开阴结，为独具只眼，善读神农本药，而不为群贤所惑也。

世咸谓老人阳衰，而朱丹溪辈则反谓阴亏。余尝思之，人老则气血并衰，阴阳具虚，宁有只虚其阳，而不虚其阴，或只亏其阴，而不亏其阳之理哉。至于由七情六淫之侵入，而或亏其阴，或虚其阳，要与壮年人无异也。故余于老人之补剂，如属阴亏，则用人参、杞子、天冬、麦冬、生地、牛膝、仙灵脾之集灵膏。如属阳虚，则用茅术、川椒、熟地、薯蓣、炙草、茯苓、茴香、川乌之草灵丹，此二方《重庆堂随笔》载之，《四科简效方》亦采之，可知王氏祖孙于养老之方，正与余契合也。

《素问·脏气法时论》曰：“毒药攻邪，五谷为养，五果为助，五畜为益，五菜为充。”《五常政大论》曰：“大毒治病，十去其六，常毒治病，十去其七，小毒治病，十去其八，无毒治病，十去其九，谷肉果菜，食养尽之。”于此可见药之治病，不可过其分寸。凡所谓用药断病根者，以此病可以食养，而不为食所复也，非谓如斩草当拔其根也，余病可食养而复元者，少壮与藜藿人尤相宜。洪南沙集载劳苦人呕吐，老米粥，厚滋味，寝食数日，而强健如故，竟可勿药而愈，亦自可信也。

233. 非非室杂录（三）

乙丑夏仲，暑假旋杭，访裘君吉生，藉悉大病初愈，不胜操劳，而《三三医书》二集，会将毁版，提要之撰，刻不容缓。因嘱不佞承乏，主以事蜀振兴中医，不克以才疏辞，只得勉力从事，晨往夕返，兼旬而完其事。一日，社友周君亦在座，谈及“肾脏，中说藏精，西说滤血”，立言迥异，周君固笃信古说者，因曰：“若肾不司藏精，何以遗精者，辄苦腰痛乎?”斯一问题，确属疑义。愚亦无从措答，至今思之，有理可释。盖遗精有生理、病理之分。生理的遗精，因精满而溢，乃生理之现象，强壮青年，每多患此；病理的遗精，或以心肾之亏，或缘相火之强，或由湿热之伤肾，说因不一，要为病理之变化，久久不瘳，精液亏耗，神经衰弱，而起体疲腰痛，记忆不佳诸病状，其腰痛者，非内肾痛也，不过痛当其位耳，是因坐骨神经，陷于衰弱，故坐立稍久，腰即觉痛。凡高年虚体，莫不如是，不独遗精者为然，若订正其名，应曰“局部神经痛”方为得当。至古圣言肾，有指精囊者，如“肾者主蛰，封藏之本，精之处也”是，亦有指内肾者，如“肾合膀胱”及“膀胱者，肾之府”是（肾与膀胱相合，则必有输尿管，为之交通），读古书者，宜分别观之，庶不混淆矣。

昔贤不明解剖，对于膀胱一腑，每多臆说，而启上口有无之争。迨唐容川发明三焦即连网，谓连网联着膀胱，水液自此渗入，举世风从，目为定论，不知其说实背生理也。盖血液流行全体，以营养分送诸组织，即摄取其老废物，运至肾脏滤出，经输尿管而贮于膀胱，待尿液充盈，乃以脑神经之命令，而泄诸体外，故经曰："膀胱者，州都之官（言膀胱为尿液聚脏之所，类乎州都之人物荟萃也），津液（犹浊液也）藏焉，气化则能出矣"（尿液之贮藏，虽在膀胱，排泄之权，却操诸脑，气化二字，应作神经解，言以神经之作用，而后外泄也）。倘肾脏发生疾病，工作弛缓，则废物内积，浸成肿胀。故经又曰："肾者，胃之关也，关门不利，故聚水而从其类也"。良以由口入胃之汤水，吸收于毛细管，混和于血液，而自肾中马尔匹拿囊及细尿管漉于肾盂，下入膀胱，肾之关门不利，水分不克，尽量滤漉，聚而为病，理固宜然，中西印证，不差缕黍。"肾合膀胱"古训昭然，奈何唐氏逞其才智，故远生理，创为其说，而使后人如入五里雾中耶。矧尿中含水，盐类尿素、尿酸、四物，若依唐说"水液由三焦渗入膀胱"，则其余三物，固血中废料，由何道路而入三焦乎，至其解气化能出名句，尤觉荒唐，不值辩驳。

234. 非非室杂录（四）

东医东洞吉益曰："《名医别录》言石膏性大寒。自后医者怖之，遂置而不用。仲景举白虎汤之证，无大热，越婢汤之症变云。而二方主用石膏，然则仲景之用药，不以其性寒也，不难概见。余骂信而好古，为渴家而无热者，投以石膏之剂，病良已。方炎暑之时，有患大渴引饮，而渴而不止者，使服石膏烦渴顿止，石膏之治渴不足怖也，可以知已。”又曰：“后世以石膏为峻药，而怖之太甚是不学之过也，仲景氏之用石膏，其量每多于他药，恒半斤至一斤，盖以其气味俱薄故也。”斯与时贤张锡纯石膏宜重用之论，若合符节，而一援《本经》，一证伤寒，汇而观之，无余义矣。东洞又曰：“用之之法，只须打碎，近世以其性寒，用火煅之，臆测之见，余无取焉。大凡制药之法，制而倍毒，则制之。去毒则不制，以毒外无能也。”观此石膏之忌煅用。东洞亦早见到，足征识才所见同，惟欲医林佥明斯义，医报宣传，犹病不广。最或刊或小册，到处分送，俾温热重候，医师放胆重用，病家信服不疑，挽救民命，当必尤溥。世之慈善家，其以是言为然否。

客有询本草善本于余者，答曰：诸家本草，每谓本经言简意赅，精微处自有神妙不测之用，惟其文字高洁，每多含意未伸，非得慧心人悟彻隐微，得其真解，亦最易自趋歧途，所以后人之说药性者，辄有似是而非，演成幻景之弊。迨唐以降，本草愈繁，主治更备。非不明白畅晓，言之成理，有时足补《本经》所未及。然已多数浮泛，难以尽信，甚至将《本经》旧说，别伸一解，而失之毫厘，谬以千里，全非古人之本意者，所在多有，贻误后学，为害亦巨。李濒湖《纲目》网罗一切，最为渊博，有时不得不病其繁，然罗列古籍，汇为一编，听学者自为抉择，可谓集其大成。以后诸家，缪氏经疏，差有发明，而时失之庸，似少精义。《徐氏百种录》文笔简明，阐发精当，最是上乘，惜其太少，不敷应用。石顽逢源，大有独得之见，启迪后人不浅，皆治药物学者不可不读之书。余若叶天士、张隐菴、陈修园，喜方气化，貌似高深，实则空谈，何裨实用。又若汪氏之备要，吴氏之从新，则仅于《纲目》中，撮取一二，以为能事已足，实如乞儿乍入宝山，舍珠玉而拾瓦石，不值识者一笑耳（以上节录《疡科纲要》）。惟何廉臣之《实用药物学》，按西法分类，每品注明用量，体裁最善。学者若昭何氏分类，将《本经逢源》重加编辑，而以《徐氏百种录》附入，作为参考，则众闩咸具，允称善本。吾子既习本草，敢以是举之成备功期期也。

（以上四篇见《三三医报》1925）

235. 珍本医书集成序

典籍久经世变，必渐至散佚，取各史艺文、经籍等志，校其存佚易见焉。肤芜之作，存否固无足重轻，名著失坠，则不特学者之所惋惜，亦文化低落之忧也。保存古籍，莫如刊印丛书。李慈铭云：士大夫者有志于古，而稍有力者，无不网罗散佚，春拾丛残几于无隐之不搜，无微之不续，而其事遂为天壤间学术之所系，前哲之心力，其一二存者，得以不坠，著述之未成者，荟萃而可传。凡遗经佚史，流风善政，嘉言懿行，皆得以考见其略，而后之人，即其所聚之书，门分类别，各因其才质之所近，以得其学之所归，于是丛书之功，在天下为钜。李氏之说，诚深得刊行丛书之指也。

故丛书之名，至唐宋而始著，唐陆龟蒙有《笠泽丛书》，宋王楙有《野客丛书》，二书虽蒙有丛书之名，尚非丛书之体，陆氏本为自编之诗文，以其丛脞细碎，遂以丛书名之，实则一人之专集耳，王楙之书，籀其所记，皆辨证考订之属，与洪迈之《容斋随笔》，体例相同，亦与后世所称之丛书有别，然其名固出于是矣。其真能汇刻群书，开明清以来丛书之体者，则自宋宁宗嘉泰二年俞鼎孙之《儒学警悟》始，后七十二年，而有宋咸淳癸酉古鄮山人左圭之百川学海，然二书虽具丛书之体，反不以丛书名，其名实兼备，则始于明程荣之《汉魏丛书》，此丛书之流委也。汪君辟疆盖论之详矣。

医家之有丛书，始自元杜思敬之《济生拔萃》，凡十八种十九卷，《东垣十书》、《丹溪全书》等，元季俱有刻本，下此则推为王肯堂之《古今医统正脉全书》，凡四十四种，二百四卷，此书纂辑出自肯堂之手，梓印则吴勉学主其事，其绩亦不可没也，逊清学者，竞刻丛书，若张海鹏之墨海金壶，吴省兰之艺海珠尘，孙星衍之平津馆，姚觐元之咫进斋，医书皆厢于其林，医家自刻之丛书，多良楛同列，其精莃不苟者，可屈指数也。

绍兴裘吉生先生，积数十年之精力，聚医书三千余种，先后刻医药丛书（分木刻活字两种）《国医百家》、《绍兴医报汇编鲟溪医书》、《三三医书》等二百七十余种，树医学丛书之巨观。以三三名书名，谓医者必读三世之书，求三年之艾，始三折其肱也。先生所梓，皆孤本秘笈，世所罕见。顾珍抄旧刻，尚有未尽刊布者，以是复有《珍本医书集成》

之辑，遗文秘册，复显于世，去取谨严，卷帙繁富，盖不数歙之鲍，吴之黄，南海之伍，金山之钱也。先生于目录医方病名本草之学，皆思挹源汲流，勒为专书，惜牵于人事而不果也。三三医报一卷有敬请海内医家分编医学要籍一文，即先生思合群力以成此钜制也。仲圭、诵穆之治医，早岁寻声遂响，不克辨其得失，近年粗识指归，颇思浚医学之精要，整理之使有条贯，尤望海内医人，泯其畛域，齐其趋向，共襄中医复兴之大计。第学力犹薄，少所表见，伏处市井，亦无由展其怀抱，今于此书之行，裘先生属以襄助校理之事，工竣付梓，又使之撰序，遂觉引发其狂言，海内大方之家，当不以为狷易也。丙子五月，杭县沈仲圭萧山谢诵穆合序。

（见《光华医药杂志》1936）

236. 女科折衷纂要序

中华素称礼教之邦，男女分别綦严。妇人寂处深闺，罔知交际，故于生殖器，讳莫如深，而自生殖器发生之疾患，亦秘而不宣。对家人然，对医生亦然。医者欲于三指盈寸之地，断明其为何病，殊戛戛难矣。是以昔人有“宁医十男子，莫医一妇人”之谚也。而稽考古书，如《内》、《难》、《金匮》，对于女性生殖器之解剖、生理、病理，大都语焉不详。学者既莫能于载籍了解生殖器之生理、病理，复无由取尸体解剖而实地检查，徒以个人之管窥，妄测身内之脏器。于是诸说纷起，莫衷一是，使读者如入五里雾中矣。兹者欧风东渐，社交公开，顽固之空气为之一变，而诊治女子，亦不若曩日之困难矣。特是吾国妇科诸书，除由气化上推阐尚觉精凿外，其涉及形质者，胥属凭空臆测，难于取信。苟有人焉，取西人之生理、病理，以印证中土古籍，俾数千年来蒙混之说，昭然若揭。而治疗一道，亦有正规可循，斯不但有大功于医学，且造大福于女界也。本书博收约取，折衷至当，复得折肱老人（晓五先师晚年自号折肱老人），鉴定于前，永言先生参注于后，愈觉尽善尽美，叹谓观止，虽于形质上间有袭谬仍误之处，要亦时世为之，订正之责端赖后生，岂得苛求作者与。

中华民国十三年八月后学沈仲圭谨书于非非室

（见《三三医报》1924）

237. 时逸人先生新编中国急性传染病学序

急性传染病，世俗所称为时疫者是。盖病原微生物，客于人体，以坏其真，而致邪气发病，恶气所发，散而传播，常之则灾害生，故传染病，其所挟以作乱者，皆病原微生物尔。

方其中伤人也，留连肉腠，毒素乃生，因而流入血，环周全体，发为寒热，而形以困薄；此固细菌毒素，危害造血脏器。若溶解赤血球，则外见贫血，更伤脏器，于脾为肿，甚则左胁下痛。静顺之变，为肾障碍，以故小便中恒含有蛋白质，其在猩红热，则害肾犹烈，辄易起一种肾炎，此为难治。若侵袭消化系，妨害消化吸收分配排泄等作用，谓之营养障碍。

伤寒后，发狂麻痹，白喉后麻痹，皆神经官能，为毒素所毁伤，是为神经障碍。如破伤风毒，溯神经而上，狂犬病毒，专攻脑脊髓，盖其若焉者！抑传染病患者，设令检察血液，其白血球数量，每形增多，或见减少者，若麻疹、疟疾、伤寒败血症等，则又当别论。

有感染病菌后，即于传染部分，发生炎症者，如疖、丹毒、痈疽及淋浊等是，鼠疫菌传染，其传染部份，初不起变化，必延入淋巴腺，始行肿胀，结核菌亦然。须至其定所，乃呈明显症象，淋病之人，尿道内淋菌，常趋附关节，而生淋毒性关节炎，此病菌随血行转徙，而分其势于他部者，链球菌创伤传染，多诱发败血重症，盖以其既窜入血，则增殖奇速，瞬息弥漫周身。如产后发高热，即因此故。

大抵传染病为厉，其残狠如是，然则扞拒之道，乌可不讲。夷考方书，而论者盖寡，或则择焉不精，语焉不详，岂医者失其道，抑天将以齐术也。时逸人先生，新撰《中国急性传染病学》，研究受病之原，用药之法，持此以御病菌，盖可以不惑，固可传之作也，于是乎书序，辄不知思悠然远矣。岁在玄默脉滩阳月沈仲圭萧熙同序于上海中国医学院。

（见《医学杂志》1933）

238. 吐血肺痨指南序

仆近受西湖中医虚损疗养院之聘，襄理医务，得与本院医务主任裘吉生先生时相过从。裘先生系仆之忘年之交，惟年来几驱奔走，极尠抵掌谈医之机会。一日先生出《吐血肺痨指南》一帙，谓仆曰：“此贵邻王君慈航之大作，属为供其一得，以告病家，余因诊务旁午，握管鲜暇，且王君书中赞余之，不一而足，今复为文以扬之，适蹈互相标榜之嫌，子于中医，研究有素，著作界中，雅负时望，盍为伊序之。”仆受而读之，觉其所论，处处与肺痨病情吻合。如云，治痨宜补肾水，培脾土，忌理中温补。味芪助火，引火归元，苦寒泻火，二陈消痰。又云，六味地黄丸，王孟英杜痨方，药性和平，配合神妙，久服不辍，病自脱体。又云：饮食方面，忌姜椒芥蒜，生冷滑肠，宜各随所好，常啖百合、甘梨、米仁、莲心、芡实、扁豆、大枣、猪牛脊髓、乌骨鸡、淡菜、海参、鸡卵、牛奶、鱼类、鲜蔬等有益肺病之食品。（圭按：如小麦、黄豆、绿豆、青豆、苋菜、萝卜、落花生、羊乳等之富含钙质。发菜、菠菜之富含铁质。小白菜、花生油、蛤蜊、鱼肝之富含维他丁。病人食之，获益最大。）调摄方面：切戒劳、色、烟、酒，宜优游于空气鲜洁，温暖之地（以上撮述大意）。凡此种种，佥为肺痨病人之金科玉律，允宜遵守勿替者。慈航先生本非医士，而其所言，切合学理如是。语云，“久病成良医。”观于此而益信矣。仆因体弱多病，自十八年从师习医，忽忽十有二载。平时钻研古籍，流览新书，未敢一日不弹此调，深信肺痨病人，治疗选用中药（如《顾氏医镜》之保阴煎，以甘寒养阴法，兼顾脾肺肾三脏），调摄采取西法（如日光、空气、滋养食品，长期休息）。病非三期，痊愈可望。奉劝病肺诸君，毋恐怖，毋躁急，摒弃一切，安心静养，则此书确此疾之指南针也。

民国二十三年九月杭州沈仲圭序

（见《神州国医学报》1934）

239. 四嚣斋罗氏医学丛书序

罗氏民友，字燮元，籍隶江津，行医沙市，历20余年，声誉卓著，且常以改进中医为己任。故对于中西医学，均无主奴之见，民二十七年冬，日寇攻陷武汉，荆沙岌岌可危，乃返故乡，整理旧文，潜心著述3年间，成书八种，曰：《温病新编》，《疟疾三字经》，《温病评要》，《温病方歌》，《微菌学历代发明考》，《医案存精》，《医学杂俎》，《增补时方歌括》等，即《四嚣斋罗氏医学丛书》是也，另有《药性三易歌》，尚未脱稿之《西溪夜话补注》，及《六经串解歌括》，《新编四诊纂要》，则颜曰余生集，各书内容，大都发煌古义迎接新知，使中医成为科学化，并使研究中医者，获一捷径也。

罗君治医，学理与经验并重，伤寒与温病合参，用能诊断精确，立方稳健，而病无不瘳，民九之夏，沙市霍乱猖獗，死亡甚众，罗君允同乡之请，设诊于四川协立济医局，悉心救治，是年霍乱症状，一经吐泻，即现手足厥冷，甚有肤表亦冷者，但都渴欲冷饮，心烦不宁，时医认为四逆症，十鲜一效，罗君遵《伤寒论》法，脉滑而厥者，宜予白虎汤，并参用竹叶石膏汤，又饮以大量西瓜汁，不半日而吐止脉起，全活者，十得七八。盖中医所谓霍乱，泛指一切吐利，及弧形菌作祟之虎力拉，与夫夏秋之急性胃肠炎也，故证有寒热，治如天渊。《张氏医通》云："夏日感冒吐泻霍乱，甚则手足厥冷少气，唇面爪甲皆青，六脉俱伏，吐出酸秽，泻下恶臭，便溺黄赤，此炎伏厥阴也，为热极似寒之候，急宜作地浆，煎竹叶石膏汤，误作寒治，必死。"罗君据滑而厥，为里有热，医通据吐泻酸臭，便溺黄赤，为热极似寒，均投以竹叶石膏汤，可谓先哲后贤，所见并同矣。刘岐《钱乙传》云："宗室子，病呕泄，医用温药加呕，乙曰：'病本中热，奈何以刚药燥之，将不得前后溲矣，宜与石膏汤'宗室与医者，皆不信，后二日果来。乙曰，'仍石汤症也'竟如言而愈。钱乙以石膏汤治呕泄，与罗君以白虎汤治霍乱，俱应手而起，可见宗室子，与民九霍乱，皆为急性胃肠炎，外虽肤冷而内属实热，故一服清凉，如水灭火，炎症尽除，病自霍然，此中医治法，应辨表里阴阳，察寒热虚实之明证也。"

罗君自沙回里，诊病著书，不遗余力，成罗氏医学八种，卒以心力交瘁，寝成失眠，彻夜目不交睫，待病渐痊，仍理首握管，继续努力，未几，病复作，且加剧焉，然罗君谓一息尚存，此志不懈，会大文即自鄂归，随侍左右，于是父口述，子笔记，卒将三易歌等四种杀青，集名余生，盖有由也。余尝云，著作家一书之成，良非易易，其一安一句，都由心血脑汁融化而成，多在因此失去健康者，如陆汪洁，编万病验方大全而患不寐，周子叙，译帝汉医学而患脑神经衰弱，及罗君因努力著述而成重疴，岂非皆显著之例证欤。

余学植荒落，不知藏拙，念六年来，属稿数十万言，医林硕彦，常由文字姻缘而成良友，罗君谬采虚声，将其大作，序例及自传，请王瑜书带渝，坚嘱为序，余尝读罗君发表杂志之佳作，早已心仪其人，今欣闻罗氏丛书告成，自有不能已于言者，爰就诊暇，略抒鄙怀，聊志景仰云。

民国三十五年丙戌于陪都中医院门诊部

（见《华西医药杂志》1946）

240. 中医训练所第一届毕业同学录序

回忆甲申之冬，李君复光创办中医训练所于陪都，谬加余以教育长之虚衔，是时余在北碚中医院主持院务，不克来渝，与诸君一堂聚首，切磋疑义，辄引以为憾也！乙酉冬初，余离碚来渝，任职陪都中医院，公暇至所讲授内科，畴昔之愿，至此始获实现，但以身心衰羸，未曾预编讲义，内科各病，殊少详尽之演述，此又深自内疚者也。韶华荏苒，转瞬即届毕业，诸君大都利用职务余暑，往所听讲，热心研究学术之精神，诚甚嘉尚！惜学程短促，医理渊深，恐未能尽得其奥窔，尚有待于继练之进修。进修之道，一言以蔽之，“临症不忘读书”而已，或集同志若干人，定期开会讨论，剖析疑义，发抒心得，此于学问经验，尤有长足之进步焉。

书籍为知识之府库，吾人欲增高治病技术，以上十全其九之效，必须多读古人书，旁参现代医刊，博览约取，启发智慧，惟中医典籍，浩如烟海，非加抉择，势难遍览，爰就管窥，略举如下：

浏览之书：《张氏医通》（张璐）、《徐氏医书八种》（徐大椿）、《潜斋医书十四种》（王士雄）、《中国医学大成》（曹炳章）、《医宗金鉴》（清御医院）。

精读之书：《顾氏医镜》（顾靖远）、《医醇胜义》（费伯雄）、《医方简义》（王馥源）、《医学心悟》（程国彭）、《时病论》（雷少逸）。

专科之书：内科：《类症治裁》（林义桐）、外科：《外科全生集》（王洪绪）、女科：《济阴纲目》（武之望）、儿科：《钱氏儿科案疏》（何廉臣）、温病：《温热经纬肺痨》：《十药神书》（葛可久）、《不居集》（吴澄）。

医案随笔：宋元明清名医类案，《全国名医验案类编》，《柳选四家医案》，《重庆堂随笔》（王秉衡），《冷庐医话》，（陆定圃），《医话稿》（赵晴初）。

参考之书：《猝病新论》（章太炎）、《仲景学说之分析》（叶劲秋）、《陆氏论医集》（陆渊雷）、《中医与科学》（谭次仲）、《知医必辨》（李冠仙）。

上列各书，如欲卒读，亦需时日，则就个人闲暇之多寡，每类选读二三种，亦可获得中医之基本学识，惟古书读法，当着眼其宝贵之经验，忽略其虚玄之理论，撷菁遗粕，其道在是。

昔先师王香岩夫子，尝诏余曰："为医者，胸中不可无灵方"，灵方之来源，固出赖师友之传授；但多可由书本中获得之，请举数例，以证吾言，王孟英麦冬汤按云：即不因房劳而气液两亏不能受重药峻补者，余亦用此法，接续其一线之生机，每多获收，推而广之，可以养心营，可以润肺燥，可以缓肝急，其用多矣（《温热经纬》卷五第一一三方麦冬汤按语）。又引徐氏之言曰：乌梅丸，治久痢之圣方（温热经续卷五九九方白头翁汤按语）。

程国彭云：余制此药（指止嗽散）普送，只前七味，服者多效，又云：制药（指治痢散）普送，效者极多，惟于腹中胀痛不可手按者，此有宿食，更佐以朴黄下之（见医学心悟），程氏此方，盖专为痢疾初起而设也。

张公让云：余较多用秦艽扶羸汤（按此方治肺病潮热），常去参归而加南沙参青蒿、白薇，其功效有时胜"受尔邦"（见《中西医学比观》、《汉法医典》）。

谭次仲云：最著效用者，当推《外科症治全生集》之阳和汤，方中以熟地为君，用至两余，合鹿角胶、肉桂等，颇有补血强壮之力，故慢性结缔组织炎中医名为阴疽者，每奏卓效（见《中医与科学》、《中药性类概说》）。

披阅古今方书，若此类者，大有美不胜收之概，学者平时熟记于心，临症处方，摇笔即来，岂必等师友之传授，与一己之经验，而后始有灵方哉？

王君自强，编本所同学录既竣，索序于余，乃将“临症不忘读书”，“医者须有灵方”二端，稍衍其义以归之。

时在丙戌附孟冬中浣杭州沈仲圭序

（见《华西医药杂志》1946）

241. 现代医药论文选辑序

清·唐大烈仿《吴中医案》之旧帙，辑《吴医汇讲》之新编，奥义显词，统为求教，长篇短节，并曰无拘。凡属医门佳话，发前人所未发，可以益人学问者，不拘内外女幼各科，无不辑入。其有人云亦云者，旧籍已繁，兹不复载，凡诸公所著，于条论之前，分列姓氏，下注讳号爵里；如先世所遗旧稿，并注生年卒岁及令嗣某付刊。按唐氏编辑体例，类似近世之杂志，故云《吴医汇讲》为医学志报之权舆，非穿凿之言也。

余性喜流览杂志，学医时，畏《内》、《难》、《甲乙》之艰涩，辄以医报、医话为入门之阶梯，卒业后，又好执笔为文，投登医刊，念余年来，孜孜忘倦，如将历年披露各地医刊之拙稿，分类汇编，足可成一巨帙，故余于医报，犹林逋之梅鹤，视为终身良伴也。惟杂志所载长篇短稿，间有瑕瑜互见之处，且用出一册，各分栏目，积年既久，卷帙浩繁，如无索引，检阅为难，以故各志恒有汇选重刊之举。如《杏林医学》、《如皋医学报五周汇选》是也。

汪君浩权，举验并长，悬壶沪渎，声誉雀起，诊余之暇，搜集全国医志之菁华，选辑现代医药之论文，较之一地方一杂志之汇选，其精粹博大，有不可同日而语者，洵足供学者之参考，医家之观摩。余嗜医志成癖，尤视此为枕中秘也，承嘱制序，爰略述医志之起源，及汇选之重要二点，聊作芹献云。

丙戌冬月杭州仲圭序于陪都

（见《华西医药杂志》1947）

242. 沈君仲圭养生琐言小序

今将置一器于彼焉，砰砰而伐之，其存乎，其毁乎，不待智者而知也。试置一器于此焉，兢兢而保之，其存乎，其毁乎，亦不待智者而知也，则知人之卫生学之不可不讲也。然而卫生之义亦广矣，上自国家行政，下至个人衣食住行，害至而为之备，患萌而为之防，身处而为之适，其规划者巨，而调护者详也。余友沈君仲圭，示余以所著“养生琐言”，披览之，大旨颇注重个人卫生，取其切要也，言近旨显，指事类情，口讲一编，尽人可解，而妙在《内经·生气通天》，《四气调神》等论，已拮摘其菁华也，性欲卫生，小儿卫生，亦于是乎在也。而饮食之烹调，物质之滋养，分类条举，尤与《内经》五谷为养，五果为助，五畜为益，五菜为充之旨吻合也，是气血所由以资生也，非李笠翁袁随园等食谱可拟也。夫人一日不得食则饥，食而失其宜则病，关系于生命者重也。人果得斯编而读之，按节度而行之，则无往而不适其适也。君曰：可采行乎，余曰：善，故序之也。

中华民国十七年中秋刘蔚楚序于上海遇安斋

（见《三三医报》1929）

243. 医学体用序

业师王香严先生，即普耀，镇海人。为有清吴郡名医凌公晓五之入室弟子，博览群书，得其精要，盛行于吾邑者30年有奇。尝以生平心得，屡试辄验之方，命同砚笔述为论，都20余篇，题曰《医学体用》。盖以理为体，而以方为用，虽一鳞半爪，未成大观，但说理精到，立方工稳，非拾人牙慧，杂凑成书者，所可同日而语也。愚尝谓古今方书，纵极浩繁，然欲期用之必效者，殊觉寥寥可数。盖自来之著作家，未必胥为医学家，而盛行其道之名医，反无暇著述，是以读其书，固属精深透僻，而试其方，奚能药到病除耶。惟盐山张锡纯先生，存菩萨之心肠，就一生之经验，耗心绞脑，成《医学衷中参西录》八卷，载方一百数十，名言良方，遐迩争诵。吾归此作，虽不克媲美张氏，但方方都由实验而来，用之必能奏功，固与张书无二致也。是乌可因其卷帙菲薄，而使烟没不彰欤，爰及录副，分载各报，以供同好云。

民国纪元十三年岁次甲子孟春之下弦弟子沈仲圭谨序于鄞江旅次

《医学体用》目次

论三消症（并方义）（已载医学学说）

秋燥时气伤肺症治（并方论）

论湿温化热症治　（已载《三三医报》）

癍疹痧丹瘖，五种分别论治。（已载医学学说）

论喉痹咽烂，红肿结痛，身发丹疹，痰涎止壅。（已载《三三医报》）

论春温热入心营，神昏谵语，红疹隐约。（同前）

论中暑热入心包，壮热神昏不语，邪窜三焦，激动肝风。（同前）

论湿温身热恶寒体重，胸闷关节疼痛。

论秋燥寒热，气液受伤之候。

论冬湿风燥，酿痰咳嗽。（已载《三三医报》）

风温伤卫，袭营症治。（已载《绍兴医学月报》）

论猝中口眼㖞斜，不能语言，痰涎上壅。（已载《中医杂志》）

论虚劳咳血，形瘦便溏。（已载《中医杂志》）

论水胀，遍身浮肿，肤白时咳。（已载医学学说）

论气臌，胸满腹胀，青筋外露。

论噎膈，碍食肌瘦，二便不利。（已载中医杂志）

论寒饮咳嗽，遇寒气喘频发。

论热痰咳嗽，气喘自汗，触劳而发。

论目瞪神蒙，通宵不寐，得之惊恐。

论肝气犯胃，脘痛，呕吐酸水。

附录

牛骨髓功效之发明。（已载绍兴医药月报）

神效救疫丹方（已载星期增刊）

目录中所谓《绍兴月报》，即《三三医报》未改组以前之旧称，非现在杜何二公编辑之新报也。医学学说，亦系三三医社出版。

（见《三三医报》1924）

244. 增纂国药新辞典序

赵燏黄《中国新本草图志》自序谓，吾国古来国家颁行之药典有十一：（一）为《名医别录》。（二）为英公《唐本草》。（三）为《唐新本草》。（四）为《蜀本草》。（五）为《开宝本草》。（六）为《开宝重定本草》。（七）为《嘉祐补注本草》。（八）为《图经本草》。（九）为《大观本草》。（十）为《政和本草》。（十一）为《本草纲目》。是则明李时珍《本草纲目》一书，可谓吾国最近颁行之中华药典矣。赵氏又曰："李氏生长荆楚，宦游巴蜀，一草一木，泰半目验，《纲目》之作，搜罗百氏，访采四方，综历代本草之大成，重加整理，芟複补阙，析疑正伪，始于嘉靖三十一年壬子，终于万历六年戊寅，其间历二十七星霜之久，稿凡三易而成。全书分为五十二卷，列为一十六部，部各分类，类凡六十，标名为纲，列事为目，增药三百七十四种，方八千一百六十，共计一千九百三十八种，植物占八百五十四，煌煌巨制，灿然大备。"是则李氏纲目，可谓集吾国药物之大成矣。惟时珍生当明代，欧西之一切自然科学，犹未编入中土，是以每品之科属不明，用量不知，形态虽详，绘图不准，成分药理，并付缺如，其尤令初学感觉不满者，一为检查之困难，一为主治之庞杂，故此书纵极淹博，而悬壶医工，研习者殊鲜也。吾友叶君橘泉，将李氏《纲目》，赵氏《拾遗》，仿辞典例，从新编订，增药三十余，共为二千七百五十余种，增科学新说一千二百二十余段，内容较纲目约增十分之四，题曰《增纂国药新辞典》。凡上述李书诸缺点，此作已解决泰半，不特为时珍之功臣，药海之宝筏。若由政府颁行全国，谓为“现代国医界之药典”，似无不可耳。

民国二十二年冬月杭县沈仲圭序

（见《神州国医学报》1934）

245. 神农本经校注序

梁《七录》始载有《神农本草经》三卷，而《隋志》因之，当即陶隐居编《别录》所据之本也。唐宋以来，修本草者，皆用陶书，而单行本遂微，今所传本，大都从《太平御览》及《政和本草》中辑出，虽非梁录之旧，犹是陶之遗序，其三百六十五种之目，明李时珍称为宋本原文的然可信。今观其书，药名多合于尔之，病名悉合乎《内经》，可以正陆疏郭注之异同，可以考汉法唐方之正变。凡治经业医之士，皆当宝之。岂诸家本草所可同日语哉，医关人命，尤宜致力，北宋人不云乎，用神农之品无不效，用

《别录》之品，即有不效者，呜呼，尽之已，第以其词浑雅，其义深远，自非浅学所能晓，加以舛伪脱衍不一而足，至于药物名实之是非，本非墨守旧说所可尽，读之往往掩卷而叹。40年来，有得辄记随时弃改，今年八八，精力难继，姑录所存，以俟习斯术者择焉，光绪庚子孟冬苕川迂叟自叙。

（见《三三医书》1926）

246. 陆氏论医集读后感

余少喜阅书，民七习医后，对于医药书报，嗜之尤深。见一名著，尝质衣物以致之；获一佳作，迴诵再三不去手；年来脑病渐剧，气血交衰，然于读书作文，每不能节制，盖生平唯一之嗜好，仅此二者耳。

民十七，执教鞭于上海中医专校，得识陆渊雷先生，先生授伤寒课，以自然科学之原理，疏证仲景条文，学生百数十名，无不爱戴备至，后二载，先生与徐章诸君，共办国医学院。余亦一度教授其中，尔时先生教务旁午，未尝不心悦诚服，而叹为中医界仅见之奇材也。

今秋养疴吴山，读书自逸，闻《陆氏论医集》出版讯，亟索得一部，开卷快读，如晤故人。盖余素喜订阅《中西医志》，素心折先生，故凡先生发表医志之论著，尠有疏漏余目者，今睽违数载之方字，又重见于明窗净几间，欣忭之情，溢于眉目，使余能饮，当为之浮一大白。

书中论理之翔实，运笔之流利，旷观今日中医界中，苦志力学如此者，能有几人哉。余昔读高思潜、费泽尧诸氏沟通中西之作，非不赞叹，今与论医集相较，似觉稍逊一筹，泽尧已去世，思潜尚健在。此集如入彼目，吾知将点头叹息，而引为同志焉。

先生论药，颇推重章君次公，尝有“次公精于择药”之语。今观集中用药标准一篇，较之章君，殊不多让，如桔梗治痢，人参治胃衰弱之痞硬，桂枝、肉桂之功用相同等，皆千古不易之说。

余与先生，相识已五载，但共事医校之日，不过二年，此二年中，相与款款深谈者，更无几时。论私交，彼此殊淡然若水，然钦佩之私，固不以交浅而减其热忱，故斯篇之作，纯系学术上之公论，非有标榜之意存乎其间也。

癸酉初冬草于杭州吴山之非非室

（见《医报》1934）

247. 录竹窗随笔五则

【戒杀】天地生物，以供人食，如种种谷，种种蔬菜，种种水陆珍味，而人又以智巧饼之，饵之，盐之，酢之，烹之，炮之，可谓千足万足，何苦复约同有气血，同有子母，同有知觉，觉痛觉痒，觉生觉死之物，而杀食之，岂理也哉。寻常只说要心好，不在斋素，嗟乎！戮其身而啖其肉，天下之言凶心、惨心、毒心、恶心熟甚焉。好心当在何处？

【裘老书】有集养老书，日用服食，多炮炙生物，至于曰雀、曰雁、曰雉、曰鸳鸯、曰鹿、曰兔、曰驼、曰熊、曰猫，多豪贵少年所未及染指者，先德有言，饶君善将息，虽与死魔争，胡为老不息心，反勤杀害，误天下老人并其子弟，俱陷地狱者，是书也。孔子曰：老者安之，定不教渠杀生为安。孟子曰：七十食肉，亦定不教渠编食众生肉也，作俑者其思之（祀神不用牲）。杭俗岁暮祀神，大则刲羊蒸豚，次则用猪首鸡鱼之肉，予未出家时，持不杀戒，乃易与水果，家人虽三尺童子，无不愕然，以为必不可。予燃香秉烛，高声白神云，某奉戒不杀，杀生以祭，不惟某之过，亦非神之福。然此意某一人独断，其余皆欲用牲，倘神不悦，凡有殃咎，宜加余身，若滥涉无辜，非所论聪明正直者，家人犹为余危之，终岁合宅无恙，遂为例。

（为父母杀生）钱塘金某者，斋戒处笃，以疾卒，附一童子云，善业日浅，未得往生静土，今在阴界，然亦甚药，去往自繇。一日，呵其妻子云，何故为吾坟墓事，杀鸡为黍，今有吏随我，稍不似前之自繇矣。子妇怀妊，因问之，则曰：当生男，无恙，过此复当生男，则母子双游，予谨记之。候否以应，俄而生男，复妊，复生男，男随毙，母亦随毙，乃知一一语皆不谬，然则为父母杀生，孝子岂宜为乎。

统观四则，杀生之戒，义正词严，对于俗例，多所辨正，然仅就博爱一面言，若考诸医籍，肉类含菌至多，据西人精密计算，燔牛肉一磅，含菌五佰万万枚，夫一磅之肉，菌且如是其多，则人一月，年所啖，殆难缕指。胃汁纵具杀菌之力，不能如数殄灭，此胆汁病、胃肠加答儿、肾脏炎，慢性自毒诸病，所以数见而不一见也。改胃力薄弱之人抵御失职，为害尤巨，世人何不细审，而以毒物为美味耶。更从反面观察，蔬食之养料，并不灭于肉类，豆汁之补力，驾乎牛乳之上，况复消化易而血液清，性精慈而俭真备，有诸利而无一敝乎。（仲圭附识）

（憎爱）语云，爱其人及其屋上之乌，言爱之极其至也。忽缘变而情迁，转爱为憎，憎而又憎，向之爱安在哉，转憎为爱，亦复如是，是故爱不必喜，憎不必怒，梦事空花，本质非故。（人能学到此步，自然烦蠲除。主注）

（见《三三医报》1925）

248. 吴山散记（一）

先师王香严夫子，为归安凌晓五之门人，悬壶吾杭，垂四十载。求诊者踵相接，治温病多奇效，杭人因称其善治伤寒。实则夫子于杂病亦多心得，尝将生平历验之方，命同砚笔述成书，题曰《医学体用》。岁乙丑，余请裘吉生氏辑入《三三医书》，以广流传。兹录"肝气犯胃，脘痛呕酸"一方于下，以见夫子学验之一斑。方用代赭石、旋覆花、栝蒌、炒薤白、法半夏、炒竹茹、橘红、白茯苓、生姜、左金丸、金铃子、金石斛等十二味，按此方包涵栝蒌薤白半夏汤，旋覆代赭汤（去人参、甘草、大枣），竹茹橘皮汤（去人参、大枣），小半夏加茯苓汤，左金丸，铃子散（去延胡）六方，盖镇呕缓痛之复合剂也（惟金石斛一味与本病无关，似可删去）。岳母万氏素有肝气痛（按即神经性胃痛)，平日以小苏打粉为急救常服之品，乙亥冬日脘痛呕吐，胃呆身热，服小苏打及严医方不应，召余往视，余处川连、半夏、吴萸、金铃子、生姜、旋覆花、代赭石、云苓等品（原方未留副大约如此)，再服而呕止痛缓，盖遵师法而奏效也。

249. 吴山散记（二）

遗精延久，内分泌减少，以致神经虚弱，胃肠机能衰减，纳谷不香，食后饱胀，大便秘结，登圊艰苦，夜则寤而不寐，昼则精神委顿，家居悒郁无聊，出游又觉辛劳，此种症候，治疗最感棘手。盖补肾嫌其滞腻，止涩恐妨消化，连脾消食，又觉克消而不利于虚人，寻思久之，得三法焉。晨起注射赐保命，养脑培肾，昼服滋养健胃润肠剂，方如下，山药、生鸡、金焦、梦芽、莱菔子、鲜首乌、黑桑椹、肥玉竹、龙眼肉、炒枣仁、金樱子。睡前静坐一小时，静坐对于失眠，收效最确，惟坐时妄想丛杂，最难澄清，当设法以制止之，如坐时阖户熄灯，盘足闭目，口低念“阿弥陀佛”圣号，耳静听所念之声，手持念珠数之，如此口耳身心，同进并用，妄心自然由少而灭，真心自然由渐而显，是为修心之大法，学佛之捷径，不惟根治失眠而已。

250. 吴山散记（三）

病有非专恃药石所能根治者，如肺病与神经衰弱是也。欲望此二病痊愈，非长期疗养不可，病初二期肺结核者，苟能暂时放弃其所求之学问与所营之事业，转地于山水明秀之郊野，专以清新之空气，温和之日光，滋养易化之饮食，安静恬逸之休养，为治病之原则，复辅以禁郁怒，忌房劳，其疾盖未有不起也。神经衰弱之人，亦宜如此疗养，惟尤当注意眠食与心情，眠须充分，食须滋养，心情须愉快，三大要件，完备无缺，吾亦可保其必瘳。丁仲祜所著《肺病指南》以空气安静为主，中华出版之《神经衰弱疗养法》，以眠食二者为归，皆不主张滥投药剂，可谓大医高见，平易近人矣。

251. 吴山散记（四）

少食多顿

东坡“养生颂”云，“已饥方食，未饱先止，散步逍遥，务令腹空”，此即近世所谓，“多顿少食”，为胃病、肺病及虚弱衰老、产妇，病后之食养法也，将一日之食料分数回与之，食后或徐步，或假寐，或按摩胃肌，使胃肠负担之工作，既不繁重，复以物理方法助其消化，则胃机能虽柔弱无力，亦无虑食物之停滞矣。余昔览废止朝食论，毅然实行"二食主义"者，垂十余载，殊无若何效果。近年来且胃纳减少，体重减轻，寖成胃扩张之病，盖实行二食者，其中餐之食量，必视往昔增加，即坐失于饥伤于饱之弊，且劳乏之胃，每餐必饱，停留于中，未能速化，久而久之，胃囊扩大，失其紧缩之力，于是顽固不易治之胃扩张成矣。余以自身之体验，深知营坐业者，胃机能衰弱者，宜守东坡之训，如二食主义之易陷于多食者，务须审慎行之。

252. 吴山散记（五）

老人求睡诀

《难经》云："老人血气衰，肌肉不滑，荣卫之道涩，故昼不能精，夜不寐也。"此言老人日间精神颓唐，夜间酣睡难成，乃血气衰少之故，亦人身老弱之自然现象，本非医药所能挽回，但调摄之方，不可不讲。

曹慈山老恒言曰："寐有操纵二法，操者，如贯想头顶，默数鼻息。返观丹田之类，使心有所着，乃不纷驰，庶可获寐。纵者，任其心游思于杳渺无朕之区，亦可渐入朦胧之境，最忌者，心欲求寐，则寐愈难。盖醒与寐交界关头，断非意想所及，惟忘乎寐，则心之或操或纵，皆通睡乡之路。”按‘忘乎寐’一语，为求睡要诀，失眠之患，患在妄念丛脞，欲除反多，惟集意志于一事一物，方为有效，如默数鼻息。返观丹田，或取简单之词句，返复念之，或择所爱之诗歌，曼声低诵，皆使心神专一。妄念不起，而渐入睡乡之路者，此治老人睡眠障碍之心理疗法也。

王孟英《随息居饮食谱》云，“虚寒衰老之人，寒宵长夜，苦难酣眠达晓，宜制小银饼，略如鼻烟壶式，口用旋盖，以煖酒灌入，佩于里衣肚兜之间，酒可彻夜不凉。半夜醒时，饮而再睡，不烦人力，恬适自如。”按酒有催眠作用，饮其少量，无害健康，且王氏所言之酒，乃养身去病之药酒。补高年之衰羸，除中宵之反侧，尤觉一举两得，简便易行，此治老人睡眠障碍之食饵疗法也。

求睡之诀，除上述二项外，余如晚餐不可太饱，毋饮浓茶咖啡。卧室欲幽静，被褥欲轻软。尤要者，老年如临风残烛，在世之日无多，当看破一切，屏绝世事。庶乎日间神闲意适，就忱了无罣碍，不求寐而自得寐矣。

253. 吴山散记（六）

评六味地黄丸

尝阅清余懋《方解别录》，及时贤谭次仲《中药性类概说》，对于宋钱乙之六味地黄丸大加讥评。余懋曰：“金匮肾气丸以补肾为主，用地黄以滋水，附子以补火，因肾中有水有火，故宜寒热以杂陈也。乙癸同源，必兼理肝，以桂枝之辛温，萸肉之酸敛，丹皮之凉泄。因肝属阴藏，内寄相火，故宜温凉以并进也。土厚则水有所制，必兼实脾安胃，佐山药之甘平，茯苓之淡渗，泽泻之苦降，盖脾宜升则健。胃宜降则和，故宜通补兼施也。如离而为四（圭按：疑为三字之讹），乃脏腑分治之法也，合而为一，乃主客兼顾之法也。用意精深，布局严密，实诸方之圭臬，为万古之准绳。钱仲阳不知其精思妙用之处，妄将桂附删去，名曰六味，后人从而甚之，更加知柏，恣用苦寒，是扑灭其生物之自，安望其有卫生之功哉。”

谭次仲曰，“养阴剂最通用之方，为六味地黄丸，乃将金匮八味肾气丸，去桂附而成，不伦不类不成方，治疗上大概无效。世用之者，无非聊以塞责，医事之黑暗，良可慨欤。”

余观余谭二氏之论，合以服六味丸者乏显效之事实，足证此方虽无大过，亦鲜实效，尝思其故，殆因近今药肆炮制熟地，多不遵照古法九蒸九晒，主药已不得力矣，加以山药乃食品，非大量长服不效。泽泻泻肾，阴分过虚者不宜，方祇六味，三味已极可商，宜夫服食是方者之寡效也。查《珍本医书集成》方书类载六味丸，药品分量相同，制法稍异，半料以鹿角胶四两，化水泛丸，半料以参术膏（浸四两术倍之）化水泛丸。阴阳并补，脾肾同治，较原方为胜矣。

254. 吴山散记（七）

归脾汤之二变方

归脾汤出《济生方》，时医习用之，药肆亦制成丸剂出售，足见其流播之广也。本方之主治，据汉和处方学津梁所载，为思虑过度，劳伤心神脾，健忘怔忡，歇斯底里，神经衰弱等证。又据《明医杂著》云，加远志、当归，除用于健忘外，思虑过度而伤及心脾二脏之不能摄血者，或吐血衄血，或下血等症，皆效。观上所述，吾人得定一用本方之标准：（一）脑神经衰弱。（二）失血后之调理（限于脾不摄血之证）。考古方汇精之寿脾煎与《理虚元鉴》之归养心脾汤，皆出入于归脾，但妥帖周到，较之原方，实觉有过之无不及，为录于下，以宏归脾汤之应用。

【方名】寿脾煎。

【适应症】中气虚陷，神魂不宁，大便脱血不止，或妇人无火崩淋等证。

【组织】白术，远志，干姜，炙草，当归，山药，枣仁（炒），莲肉，党参。

【加减法】下血未止加地榆，大便滑脱不禁者加炙黄芪，气陷而坠者加炒升麻，兼溏泄者加炒补骨脂，阳虚畏寒者加制附子，去血过多，阴阳气馁，心跳不宁，加熟地。

圭按：此方即归脾汤（照《明医杂著》加当归、远志，下同），去黄芪、茯苓、龙眼、木香、加干姜、山药、莲肉。

【方名】归养心脾汤

【适应证】梦遗滑精（圭按：此方宜于遗精兼神经衰弱者）。

【组织】人参、黄芪、白术、芡实、五味、甘草、熟地、枣仁、茯神、山药、归身。

【加减法】遗甚加萸肉、莲须；思虑过度加莲肉，不禁加石莲、金樱膏；足痿加牛膝、杜仲、龟板胶。

圭按：此方即归脾汤去桂元、木香、远志，加山药、芡实、五味。

（以上八篇见《中医新生命》1936、37）

255. 录人生必读书五则

圣贤无他长，只是见得己多未是，所以孜孜悔过迁善，而为圣贤。凶恶之所短，只是见得自己是，而人多不是，所以刻刻怨物尤人，而为凶恶。语云：世人皆言人心难测，而不知己之心更难测，世人皆言人心不平，而不知己之心更不平，苟非细察，安得知之。

士君子处心行事，须以利人为主，利人原不在大小，但以君子处心行事，须以利人为主，利人原不在大小，但以吾力量所能到处，行方便之事，即是惠泽及人。如路上一砖一石，有碍于足，去之即是善事，惟在久久勤行耳，岂宜谓小善不足为。严君平虽卖卜，与子言：依于孝，与臣言依于忠，与弟言：依与悌，终日利物，而无利物之名，士君子有志于惠泽及人者，不可不识此妙理（由此推之，不可济物利人）。

施药不如施方，极善之言也，贫穷之人，常苦于无钱取药，听其病死，殊为可伤，余闻人言，海上单方，有不必费财，得之易而有奇效者，余每试之，是验，如好义君子，能各出所闻，遍贴于人烟凑集之所，则济人阴德，比于施药加十倍矣。

人生世间，自幼至壮至老，如意之事常少，不如意之事常多，虽大富贵人，天下之所仰羡以为神仙，而其不如意事，各自有之，与贫贱者无异，特所忧患之事异耳，从无有足心满意者，故谓之缺陷世界，能远此理而顺受之，则虽处患难中，无异于乐境矣。

世人用财，贵明义理，加厚于根本，虽千金不为妄贵，浪用于无益，即一金已属奢侈，是以丰俭贵其宜也。吾见有人，其待兄弟亲戚故旧也，丝毫必计，不肯稍假锱铢，及争虚体面，为无益之事，以炫耀欲人耳目，则不惜无穷浪费，此全不知本末轻重，而丰俭倒施者也，岂有善行足观哉。

俭之一字，其益有三，安分于己，无求于人，可以养廉；减我身心之奉，以关极苦之人，可以广德；忍不足于目前，留有余于他日，可以福后。

256. 录愿体集九则

事亲者，虽菽水当尽承欢，若到子欲养而亲不在，即椎牛以祭，不如鸡豚之逮亲存也。

见人做不义事，劝止之，知而不劝，劝而不力，使人过遂成，亦我之咎也。

继与人相争，只可就事论事，断不可揭其父母之短，扬其闺门之恶，此祸关杀身，非止伤长厚已也。

贫贱生勤俭，勤俭生富贵，富贵生骄奢，骄奢生淫佚，淫佚复生贫贱，此循环之情理。

凡遇不得意事，试取其更甚者譬之，心地自然凉爽矣，此降火最速之剂。

待有余后济人，必无济人之日，待有余而后读书，必无读书之时。

为人谋事，必如为己谋事，而后虑之也审（为谋而忠）。为己谋事，又必如为人谋事，而后见之也明（当局易迷局外易清）。

无病之身，不知其药也，病生，始知无病之药，无事之家，不知其福也，事至，始知无事之福。

看古今文字，立意求其佳处，则竟得其佳，立意求其疵处，则亦见其疵，君子于人之善恶也亦然，故取长略短，道必日益。

257. 录四戒汇纂四则

病有酒至，神以酒伤，仪以酒失，事以酒忘，家以酒耗，言以酒狂，怒以酒发，祸以酒倡，与其既醒而后悔，孰若未醉而先防（戒酒）。

夫妇，正也，然亦贵有节，若云正欲非淫，则家酿遂不醉乎，且人终身疾病，恒从初婚时恣情无度，多成痨法，甚至夭亡，累妇孀苦，当思百年姻眷，终身相偶，何苦从数月内，种一生祸根，前辈每遇子孙将婚，必谆谆以此戒之（戒色）。

顾泾阳曰：利字寻到本源处是义，究到末流处是害，故以义为主，利在其中矣，以利为主，害在其中矣（戒财）。

古箴曰：人之七情，惟怒难制，制怒之药，忍为妙剂，医之不早，厥躬斯戾，滔天之水，生乎其微，燎原之火，起于其细，两石相撞，必有一碎，两虎相斗，必有一毙，怒以动成，忍以静济，怒主乎张，忍主乎闭，始怒之时，止须忍气，忍之至再，渐无芥蒂，再忍三忍，即张公谊（戒气）。

258. 录孔子家语一则

鲁人有独处室者，邻之嫠妇亦独处一室，夜暴风雨，嫠妇之室坏，趋而托焉，鲁人闭门不纳，嫠妇自牖与之言曰：子何不仁而不纳我乎。鲁人曰：吾闻男女不六十不同居，今子幼吾亦幼，是以不纳也。嫠妇曰：子何不如柳下惠。鲁人曰：柳下惠则可，吾则不可，吾将以吾之不可学柳下惠之可。孔子闻之曰：善哉，欲学柳下惠，未有似此者。

（以上四篇见《三三医报》1925）

259. 辩十三期绩学庐随笔第三条之讹

夫人消化食物之途，大要凡三：一曰口腔，饮食入口，经齿牙之咀嚼，唾液之混合，变为碎屑，且将淀粉质分解为糖。二曰胃，碎屑由咽头经食道而入于胃，胃壁分泌胃液，并起收缩作用，以溶解蛋白质，而化碎屑为食糜。三曰小肠，食物经二度之消化，犹未尽净，故输入小肠，以行最后之化分焉。他若膵液胆汁，注于小肠之上端（即十二指肠），以助消化之不逮，故可目为消化系之辅佐也。征诸中说，昔贤言饮食有三化：一曰火化，二曰齿化，三曰胃化，三者并重，不可缺一。而经曰：“小肠者，受盛之官，变化出焉。”则小肠亦为消化系之一部矣。

据此以言，口腔为消化之第一步，齿牙之尽责与否，关系消化器之强弱甚大。盖未经细嚼，遽尔咽下，食物不曾十分细碎，淀粉何由充分溶解，胃肠必出全力，以代口腔之劳，一则太逸，一则太劳，言其结果，一则以少用而衰弱，一则以过用而致病。胃肠既病，谷纳必减，各组织之消耗，莫由补尝。而衰弱贫血诸病，因以蜂起矣。然则狼吞虎咽，虽曰细事，而一究其弊，竟足影响全体，吾人安可漠然视之。寿至九十，德国哲学家康德，日食一餐，每餐至一小时之久，老而弥健。其他因实行细嚼缓咽，而获高龄者，亦在所恒有。西谚曰："以其齿牙，掘其坟墓"。中谚曰："病从口入。"虽属警诫过食之辞，而速食之害，与之奚有异耶。

细嚼缓咽，学理既圆满，功效又卓著，原为人类正当之食法。独惜世人狃于积习，未能改良，故提倡宣传，正吾人之天职。讵有身为医生，而反随俗附和，发此怪论哉，呜呼俞君，可以休矣。

按西人取黄牛之胃，制成粉末，名曰胃液素（一名百匆顿），功专能消化蛋白质。盖以动物之胃液，补助人体之胃液，亦由中药之鸡内金也。乃俞君误会为人胃，谓"闻西人取人之胃液，试拌和于饭食各物中，质能糜化"，庸非大谬。考吾国以坎气河车入药，智者尚斥为不仁，以人之胃，疗人之疾，野蛮民族，亦不出此。而为欧西之文明，乃有此种自相残杀之举耶。

又按坚韧之物，惟高年虚体不宜，平常之人，正不妨多啖，以资锻炼肠胃。盖卫生宜积极而不宜消极，若食则滋养，衣则轻裘，居则大厦，适足养成娇弱之体，而失抵抗病菌之力也。故细嚼缓咽，正锻炼齿牙，使其坚强之法。俞君谓坚韧之物，不当佐餐，狼吞虎嚼，反为无害，颠倒是非，何至此极。

细嚼之理既明，请更论沐浴。

人体由数多细胞，集合而成组织，更由数多组织，相集而为器官，以行生活作用，其一举一动，一言一笑，莫不赖于组织成分之酸化而生活力。但酸化一久，废物生焉。此种废物，非唯无益，而且有害，故必放弃于体外，放弃之道有三，在上曰肺，在下曰肾，在全身曰皮肤，缘各组织产生之废物，随血液以运行，流至肺，藉呼吸以吹去之，流至肾，赖小便以排泄之，流至皮肤，由汗腺以发散之。夏令之汗，冬日之白屑，即组织因酸化而生之废料也，与空中尘埃相并，即成污垢，黏附表皮，设不勤加沐浴，以除去之，则纤小之汗腺，为其填塞，而一条排洩之路断矣。此中既断，血中废物，转输于肾，假道小便而出，则与口腔不能尽责，以致肠胃成病，实无二致，是故怠于澡身，为酿病之大原，而勤浴乃卫生之要务也。

窃维吾华养生诸书，备言“不可数数沐浴”者，当指热水浴而言。盖热水浴温度太高，一则血行失常，心脏易病；二则汗出太多，阴血易耗（经云，夺汗者亡血）；三则浴时温度高而毛张，浴毕外出，忽触风寒，多致感冒。故一般卫生家，咸认热水浴为不宜，仅用以疗病耳。

至言其效用，犹不止除垢一端，凡血行之促进，体温之增加，疲劳之恢复，精神之爽快，何莫非沐浴之功耶。

冷水浴除强身体固腠理外，兼治诸般疾病（详一卷十期拙作说水），苟能行之以渐，持之以恒，原无中外体质之分，因西人倡导之摄生法，皆经许多学者之研究与实验，而公于世。非中医闭门造车，不合时宜者可比也。

（见《三三医报》1924）

260. 改良三三医书之商榷

顷读本报九期，任君信甫主张《三三医书》改铅印为石印，改白报纸为油光纸，缩小字迹，加增书籍，以期本轻价廉，销行遐迩，一种保存国粹，赞助中医之心，跃然纸上，而所筹划，又确切不移，伟谋深算，钦佩靡已，爰将管见，条陈于下，与裘越州一商确之。

（一）石印字迹，不宜太小，宜仿《鲟溪医论选》,《潜斋医学丛书》之式，则巨细适中，不损目力。

（二）每集以册数为标准，不以种数为定额，大部一种，分订数册，小部二三种，合刊一册，（如潜斋丛书之例）册数不必过多，二十本足矣，假定每本定价一角五分，全书亦仅二元，推销不至碍手。

（三）选书务宜精益求精，不当兼收并蓄，试观张氏之“衷中参西录四期限版”每册一元，杨氏之“素灵生理新论”，每部四元，定价纵高，不碍销行，可见医生之购医书，其目标在书不在价也。

（四）为节省读者脑力光阴起见，不得不加标点符号，加引用语，若不加［ ］，易与作者之文混，精到语不用连圈，不醒目也。

（五）目录下注明页数，以便检查。

（六）卷末仿通常式，加印出版年月、地址、定价等，既便购书之人，复可为编目录作医史者之依据。

上列一条与任君意见略异二至六条均为任君所未曾注意。

（见《三三医报》1924）

261. 改革本报意见书

吉生道长

仲圭对于本报略有改良之意见，敬述如下籍供采择：

（一）各种文字宜加旧式标点，因一有标点既省脑力而文字亦益加醒豁矣（此条可请作者自为）。

（二）每篇文字之尾有曳白者，可加补白，盖各杂志皆如是也（此条可登报征求）。

（三）专著宜一种刊毕，再刊他种，则首尾衔接翻阅甚便。

（四）问案经一月之后而尚无来函答复者，宜左右自答之，或请高足分任其责。盖有问无答微特失问者之望，即读者亦减少兴味也，然艰深之案为学力所不及者不在此例。

（五）投稿有说理谬误及剿袭他人之文字为己作者不应刊登。

（六）投稿文字发表后，宜赠以该期医报一份或数份以答雅谊。

（七）社友俱乐部一栏甚佳，愿期期刊载也。

上列七则均属管见，是否可行还乞尊裁，然仲圭固深加考虑而出也。

仲圭十二，十二，二十七。

（见《三三医报》1924）

262. 介绍广东医药杂志

近年以还，各地有志之士，鉴于对付外界，非团结不可，研究学术，舍交换末由，于是医会医报，风起云腾，就中尤以《上海中医杂志》、《山西医学杂志》为中坚。顾其内容，佥载先哲遗著，时贤名论，相需最急之各科讲义，尚付缺如，近粤省医校学生会刊行之医药杂志，内有特载一门。凡全体生理、卫生、病理、诊断、医物方剂、疗治诸学，莫不分章析节，层次井然，博采旁稽，注释详明，诚教授之善本也。他若《医津一筏》、《痰饮经纬》等书，亦经世之作，爰赘数行，以作介绍。

书式　白报纸四号字精印，长七寸，阔五寸半，页数一百。

定价　全年连邮费二元二角，零售每册二角。

总发行行　广州麻行街广东中医药专门学校学生会（现已出至三号）

（见《医医三报》1926）

263. 与本报编辑书

去疾先生：

久疏笺候，时切蚷思！顷阅《重庆堂随笔》卷上清惊散方下王孟英引《笔花医镜》论“急惊”一段，与世界书局《珍本医书集成》陈修园《医医偶录》卷一“痰火闭灯”条下，两两印证，字句悉同；惟两书所出治法略异：医镜作“初起宜通关散开其嚏，得嚏则醒，次以竹沥或梨汁、芦根汁、和入石菖蒲汁灌之，火降痰平，则病自已，愈后宜清热养阴，勿投温补”。偶录于得嚏则醒下，作“轻者利火降痰汤，重者清膈煎加石菖蒲、竹茹，或抱龙丸，醒后清热养血汤”。

因忆

先生曾谓《偶录》与《医镜》两书内容雷同，疑《偶录》为伪书，今证以孟英所引与《偶录》相同两节，益信高见之不谬也！盖孟英博览群书，其所著述，体例谨严，决不至舍真本而引伪书也，特抽暇相告，以示钦佩云。

弟沈仲圭十月十二日

去疾按：沈先生多年未晤，余素性疏懒，少通音问，而先生乃时时存注之，其所以益我者多矣。今取其近札一通，录登本报，以饷同志。

（见《神州国医学报》1937）

264. 上裘社长书

吉生社长大鉴，窃谓中华古今医书，虽足汗牛马而充栋宇，但纯疵互见，玉古并存，设不严加甄别，定为正宗，深恐一入歧途，贻害苍生。敝师博览载籍，洞明优劣，指示从游诸子，于《内经》，宗薛生白之《医经原旨》；于《难经》，宗徐洄溪之《难经经释》；于仲景，宗日本丹波元简、廉夫之《伤寒论辑义》、《金匮要略辑义》；于脉学，宗脉象统类《脉学辑要》；于药学，就刘氏《本草述》，删繁就简，著为《本草节读》；于处方，宗吴仪洛之《成方切用》；于温热，宗王梦隐之《温热经纬》、吴坤安之《伤寒指掌》、何廉臣之《重订广温热论》；于杂病，宗石顽之《张氏医通》、林氏之《类症治裁》。他若孙思邈之《千金方》，王焘之《外台秘要》，以及张李刘朱四大家之书，虽为医家所必读，然必学有根基，自知取舍，方不致入主出奴，趋于偏驳也。特是敝师所举之书，均系罕见之本，欲事搜求，颇非易易。曾记同砚毛君，购《伤寒论缉义》、《金匮要略辑义》二书，代价二十金，尚系挽友向藏书家情让者。

先生以重价罗致之孤本，四方社友投寄之精稿，不惜巨资，刊印《三三医书》，非特先贤著作，赖以不朽，中华国粹，藉此保存，即嘉惠于后学，亦岂浅鲜耶。不佞旧藏有《脉学辑要》（此书为聿修堂业书之一，日本丹波氏著，中土向无翻印本，间有由东瀛运来之原版，亦为藏书家所收藏，久无购处)、《本草节读》二书（刘若金《本草述》，近年虽有《本草述钩元》石印翻本，但本书所节，校《钩元》尤觉简要，颇便初学习)，一为先哲孤本，一为时贤新著，且卷帙不多，便于翻印。鄙意拟附入“三三医书”二集刊行，以供同好，而免烟殁。未卜，尊意如何。尚新，赐覆。以定行止匆上。

敬颂　道祺

（见《三三医报》1924）

265. 上何印岩先生书

廉老道长伟察　迭奉

贵报披读一过，殊有“琳琅满目，美不胜收”之叹。使各地同道，能人手一篇，以资研求。则中华医学十数年后，不难拔赵帜而树汉帜，然皆我公提倡之力也。

先生学贯中西，术侔卢扁，尝出绪余。有《通俗伤寒论》、《医学妙缔》等书之作，唯前者仅出至中卷，后者只刊二册，读者有未窥全豹之憾，藏书家有残缺不全之慨。即：

台端中途搁笔，亦非嘉惠后学之至意，圭忝属神交，不揣冒昧，敢乞勉拨。

尊务，赓续著撰，脱稿之后，仍由三三医报社出版，则之二书纵非讲义，或不适医校之用，然说理之精凿，选方之恰当，为得未曾有，洵伤寒杂病之正宗，学者之规范，岂仅羽翼先圣，有功斯道而已耶。执事其有意乎，专颂诊祺。竚候 回玉。

（见《三三医报》1924）

266. 致袁桂生君书

桂生先生撰席：日前承锡养生三要一册，只领谢谢。圭于课暇，漱诵数过，始悉书系令叔纂辑，曰三要者，即卫生精义，病家须知，医师箴言三类也。每类萃集，胥历代贤哲精义，初不拘于医学一家，名言说论，可法可传。读斯编者，深思之余，继以力行，却病延年，可操左券，即不克切实奉行，而为二竖所缠，亦可知病时之调摄，汤丸之煮服法，以勷医药之力，而收驱疾之效。至于箴言一类，尤为警策，婆心苦口，显然可见。际兹医风不振，允称暮鼓晨钟。圭愿世之慈善家，与其流传单方，疗病于已发，莫如梓行此书，治疾于未然。矧单方之效于南者，恒不能效于北，验于甲者，辄不能验于乙，倘叙症不明，方药误投，为祸尤烈。是书所言，皆属金玉，明窗净几，展卷细读，圭知必有惕于疾病之痛苦，明于精气之宝贵，而豁然悔悟，幡然易辙者矣。然则袁公著述之功，讵可没哉。圭常阅西土卫生学，书中大意，无非空气宜新鲜也，身体宜清洁也，饮食宜滋养也，居室宜通风也。凡此种种，固属要着，然更有重于是者，厥惟心灵之卫生，盖躯壳之疾，轻而易愈；心灵之病，重而难疗。微特此也，心灵之力，恒能左右乎形体，杯弓蛇影，非确正乎。斯编所辑，不失偏颇，而“治心”、“除妄”“慈俭和静四字可以延年”三则，尤为心病良药。独惜世人，蔽于无明，日以菸酒声色，戕其形，忧思慎恚，伤其心，初时不觉，积久成病。洎夫诸恙蜂乘，急求医药，已属无及。况非草木所克疗乎，乃世之医生，对于是病，仅仅一纸方药，以为能事已尽，岂不谬哉。前读尊答王兰远君书（见三三医报一卷某期），谓劳疗一症，除药饵疗法外，尤应悛恶行善，修养心灵，此真见道之言，脱非阅世久远，哪能道得双字，良以病虽见于今世，因实种于前生，善恶因果，历历可证，故必广结善缘，始能消灭宿业，无如举世昧昧，非但不见信，转嗤为迂谈，此劳疗之症，所以每成不治也。肃此即颂　　台祺

（见《三三医书》1925）

267. 与时逸人先生研究甘草及呼吸静坐书

逸人先生雅鉴。大著《医学漫笔》与《药学漫笔》二书，立意警策，阐发精当，不愧名医作品。而虚怀若谷，征求批评，尤足钦。窃不自量，愿与先生一研究之。至管窥之见，谬误良多，惟祈教正。

（一）尊编中论甘草一则，对于“汪昂”宜重用之说颇多微词，窃谓用药之道，以猛烈和平分，用量之多寡者常例

也，以病机之浅深为用药之权衡者变例也。“仞庵”云：甘草性质平和，必须重用，方能建效者，言其常也。先生云：用药以病机为准绳，苟适于病者硝黄，不嫌其峻；不适于病者，苓甘亦足致祸；此言其变也。医工能守常而知变，将无往而不利矣，庸有草菅人命之诮哉。然则二贤之说各具至理，不容偏废也。近时“张寿甫先生”著石膏论，发明石膏宜重用之理，大声疾呼，痛告国人，其补偏救弊之功，与“汪氏”后先辉映也（按吴瑭《温病条辨》，凡例亦曰，甘草少量无效益，智者之见，大致从同矣）。

（二）尊编中（催眠术与医学）一则，谓呼吸静坐，无益有害，且斥为无知妄作。延误，误人。此圭期期以为未当也。盖深呼吸之益，尽人知之，行之获效者，指不胜屈。(庄子）曰：“吐故纳新”（孟子）曰：“养吾浩然之气”。呼吸之法，往昔贤哲早经重视，著之于篇，特文笔简要，不详言其法耳。常人呼吸浅短，身内之碳氧气，无由排除净尽，故血色紫黯，体弱多病。若练习深呼吸，气息既长，血液自清，而肺叶因深呼吸之鼓动力，又能发达，完全可免肺痨之灾，此呼吸之利也。若夫静坐，吾国儒释道三教并言其益（儒曰主静，释曰止观，道曰抱一），不过方法异微耳。盖吾人自侵晨以迄向晦，神明憧扰，无时或宁，物过用则敝，况至宝贵之精神乎。自不得不借静坐之力，以为休养之计。矧人虽分精神、肉体二界，但精神之作用，恒能左右乎肉体。昔法国一名医，研究心灵之力，曾从彼国政府借用一已判死刑之犯者，向此犯宣言曰“我当令汝滴血而亡”，旋用帛束犯者之目，故割裂其腕肤，又设一滴水，注于其旁，使犯闻水声，以为己血也。乃未逾一小时，犯者竟死。破验尸体羌无疾患，是心灵能致肉体于死也。夫心灵既能死人，自能生人故。（关羽）疗疾刮骨而不知痛也，据此，以言静坐养神，能使宿疾蠲除，定神畅旺者，非妄言也。曩读大作，知先生亦深信精神之能力者，何独于静坐而疑之。专此敬达顺颂　台祺

（见《三三医报》1924）

268. 答陆渊雷先生（一）

《怪病奇治》76页所载拙作《异哉湿泥草可治伤寒症》一篇。系客几在上海医专教授药物时之课外读物，因一管之明，未敢自是，故录刊诸医报，以乞贤哲之批评，果也抛砖引玉。蒙先生详加指正，私心快慰，莫可言喻，惟不才如圭，对于尊论“冷罨不能疗热病”之高见，犹有疑义未释，爰再伸纸濡墨，作二次之请益，台端志切研究，或不嫌其喋喋乎。

先生引《伤寒论》“病在阳，应以汗解之，反以冷水洗之，若灌之，其热被劫不得去，弥更益烦，肉上粟起，意欲饮水，反不渴者，服文蛤散”一节。断定冷罨不宜于热病。圭按：病在阳，即在表之谓，表病属寒者，宜辛温之品发汗；属温者，宜辛凉之品解肌，原无用冷罨之必要，且病在初程，烦热未炽，病者亦不求冷物之覆罨也。（未完）

269. 答陆渊雷先生（二）

先生又引《华佗别传》，“有妇人长病经年，世谓寒热注病者也。冬十一月，佗令坐石槽中，且用寒水汲灌，云当满百，始七八灌，战欲死，灌者惧，欲止。佗令满数，至将八十灌，热气乃蒸出嚣嚣，高二三尺，满灌，佗乃燃火，温床厚覆，良久汗洽出，着粉汗糁便愈”一节。断定冷罨系治寒病之法。圭按：传中未叙妇人病状，仅云寒热注，是寒是热，未敢武断，惟果属寒症，则以久病之躯，大寒之天，淋以百灌冷水，恐体功无力抵抗，而僵冻以弊矣，意者如南史所载徐嗣伯治房伯玉因服金石药而成伏热一案相似。外假寒而内真热，故以冷水激之，使热外达而愈也。（未完）

270. 答陆渊雷先生（三）

（一）先生又引李相国之孙，患强中，阳事勃举，全身壮热，为西医施冰枕、冰囊而戕其生一事。谓冷罨法流弊滋多，不可轻用。圭按：强中一症，《类症治裁》列于阳痿门。谓“由肝火太强，或由金石性发，宜泻火解毒。用知母、石膏、元参、生地、大豆、甘草”。推其肝火之所以强，实由肾亏不能养肝，故所用参、地、大豆，皆属

滋阴之物。病非实火，何需冷罨，稍解医理之人，断不致误用。盖此法治疗之范围，仅限于温邪入里，壮热烦渴之病也。(未完)

271. 答陆渊雷先生（四）

（二）先生又谓白虎证非冷罨能愈，按白虎症即阳明经病，阳明经病之状，为大热大渴大汗，斯时病者体内，一团火气，若不以石膏、知母清其热，外用冷罨除其烦，必致神昏厥逆随之而来。昔葛可久治一人，得伤寒病，不得汗，比葛往视，则发狂循河而走。葛就捽置水中，使禁不得出，良久出之。裹以重茧，得汗而解。近见医药新闻报载一佃农，得伤寒，渐至发狂，取厨下菜刀，斫伤妻臂，奔至田野。饥则摘桑椹以果腹，热则入河中以浴身，如是数日，全身发瘫而瘳。观此二则，事实昭昭，苟云冷罨不能治热病，恐亦百喙莫辨矣。(完)

(以上四篇见《幸福报》1929)

272. 寄高思潜先生书

思潜先生雅鉴，客岁季春，曾奉尽素，荷夏又赠木刻大版《霍乱论》一册，久久未得还云，意或误诸殷羡矣。洎读“三三医报”十五期，登有不佞致先生函，畴昔所虑，涣然冰释。又阅《绍兴医报》，尊致何廉老书。则稽答之故，更了然矣。执事怀才不遇，屈就教职，各地同志皆为叹惜，而不佞则更引起同情之泪也。盖圭之处境，正复相同，而才深惭不如，故子纵不遇时，犹可肆力著述，传流后世。圭则既疎于学，复蹇于运，滥竽教育。陨越时虞，较诸台端，相去几何。孟氏曰：天之将降大任于是人也，必先苦其心志，劳其筋骨，饿其体肤，空乏其身，行拂其所为。吾子今日之困苦，即将来成功之预兆，敢以此为君贺也。前读尊作，云有肝左脾右评议一篇，何勿录刊报章，以解张刘二公之纷耶，弟近来稍稍研究内典，得益不少，一切荣辱富贫之事，已不能扰吾方寸矣。敬颂

教安。并候

（见《三三医报》1925）

273. 与刘叔莼先生书

叔莼先生雅鉴，曩于江苏中医联会月刊。拜诵

左右征求验方启，药善好施，钦折弥深。谚曰：千方易得，一效难求。又曰：单方一味，气煞名医。可见验方之不易得，苟能得之，则收效之宏，有非他医药所能及者矣。此世之慈善家，所以汲汲焉，以刊传单方为急务也。查昔贤采集验言，专册流行者，如《验方新编》、《集验良方》、《经验广集》、《平易方》、《经验良方》、《简易良方》、《良方集

腋》、《卫生鸿实》、《拔萃良方》、《四科简科方》、《奇效简便良方》、《济生养生集》、《便易经验集》、《苏沈良方》、《玉历良方》。近年新刊者，更有《中西验方新编》、《中外医方会通》、《中国经验方》、《应验良方》、《材居救急方》、《验方别录》、《鲟溪单方选》、《鲟溪外方治选》、《周氏易简方》、《周氏集验方》、《洪氏集验方》等等。

殆难悉举，而《验方新编》一书，经丁中丞、梅中丞之提倡，尤不胫而走，家弦户诵。特是验方纵多，欲求投之必效，药到病除者，殊不可得。盖方之验于北者，未必验于南，方之效于甲者，未必效于乙。此地之燥湿，人之禀赋，有不同耳。矧病有寒热虚实之殊，药有温凉补泻之分。病情万变，药亦随之。因物付物，犹恐有误，而谓可以执一板方，以应变幻莫测之病耶，是故轻症轻方尚无大碍。若症涉深重，药属猛烈，其祸有不忍言者，夫传播验言，原属婆心济世，而结果反造许多恶业，此赵晴初先生所以谆谆垂诫也（见赵氏医话稿）。

执事痌瘝在抱，嗜善若癖，不惜脑汁金钱，刊传良方寿世，宏愿盛业，懿与休哉。惟于编辑之际，尚希舍猛取和。汰杂存纯，珍贵奇药，概在屏例，并于每方之下，注明见何症可服，见何症不可服。庶乎对症投方，沉疴立蠲，有验方之实效，无验方之流弊，善本二字，当之无愧矣。仆鉴于昔人传布单方，大都不免是病，爰修寸缄，聊供蒭荛，明达如公，或不河汉斯言乎。附録验言，五则祈即

亮察，专此敬颂。撰祺

（一）（喉科验方）金余散

【功用】治烂喉痧、紧喉风（凡风火喉痛、喉肿、喉间

糜烂，吹之。足佐汤剂，初起尤灵）。

【药品】人指甲二钱半煅，鹅管石一钱半煅，真腰黄一钱，硼砂一钱半漂，大梅片五分，僵蚕一钱炒断丝，照方修合，不可增减。

【制法】上药六味，除指甲、梅片外，各研细末，置研器内调匀，然后入指甲、梅片，研至无声为度，装磁瓶内，紧塞其口，以防泄气。用时以自来风打入。

（二）（止血神言）龙骨散

【功用】收敛血管，使血不外溢，虽金创重伤，亦能见效。家庭宜制备，慈善家可施送。

【药品】龙骨一味，研细末，置磁瓶内。

【加减法】如金创重伤，而局部痛甚者，以郁金三钱，煎汤服之。

（三）梦遗外治法

梦遗一症，青年患者甚多，求医服药，效果甚鲜。使能确守下列各知，不难病魔立蠲。

（1）正心修身，使欲念无发动之机会。（凡言性情小说，初步生理，均宜禁读，女友亦常少交。）

（2）寝具宜硬，下部勿使过于温暖。

（3）能行冷水浴者最佳，如或不能，以冷水摩擦脊柱，洗涤阴部，日一二次。

（4）卧时宜侧身屈膝，不可中夜改变姿劳。

（5）夜膳勿饱食，睡前勿饮茶汤，中夜倘有尿意，务宜起而排泄。

（6）醒即兴起，切勿恋衾。如嫌睡眠不足，不妨午睡以补充之。

(7) 禁食助阳之食物（如鳗骊、贝类、葱、蒜、姜、椒、葵、芥、浓茶、酒类等是)。

(四) 腰痛外治药

【功用】腰痛一症，原因复杂，制方服药，鲜有效果。惟用此药外治，确有药到病除之功，非虚语也。

【制法】取黄牛腿骨一付，弃骨取髓，制熬成膏，置磁器内候用。

【用法】取膏少许，置火上化，以洁净棉花，蘸敷患处，日凡数次。

【考证】李时珍曰："能理折伤，擦损痛，甚妙。"《名医别录》曰："能续绝伤。"但据实验所得，本品不仅治跌致伤之损痛，并可治诸般腰疼也。

(五) 产后血晕急救法

用铁器，火烧红，焠酸醋中，取烟熏鼻，即醒。上录各方，或本师传，或由经验，胥极灵效，幸毋勿视。

274. 敬答俞鉴泉先生

三辨经脉非血管之讹

鉴泉先生有道，自拙作披露后，宏论硕议，纷至沓来，对于经脉非血管之义，可谓详悉靡遗，不佞如圭，能不折服左右之渊博乎。嗣于一卷末期，复读华翰，大意脉为血管，固无疑义，但脉字上赘一"经"字，似非血管可拟，执事为上虞名医，学理经验，同道宗仰，不料于经文，拘疑至是也。夫经络孙脉，皆血管也。惟巨细之不侔，故命名而有异。若“脉”与“经脉”，不过行文偶歧，意义原同，讵可因增一字，减一字，而遂目为二物与。谓余不信，请以经文证之。《灵枢·本藏篇》曰：“经脉者，所以行血气，而营阴阳，濡筋骨，利关第者也。”按阴阳之所以能营，筋骨之所以能濡，关节之所以能利，端赖于血气之灌注，故轩岐特以“行血气”三字冠诸首，俾意义醒豁，而读者注意耳。《灵枢·邪气脏腑病形篇》曰：十二经脉，三百六十五络（经只十二，而络有三百六十五，相差倍夶，大小之分即尤觉显然）。其血气皆上于面而走空窍，此段言经脉即血管，极为明显，无待解释。然斯及仆第一次辨尊论之讹，特证明经脉之的系血管，及经道之说，不克成立而已。如考诸《内经》，更有言血之化生及循环，无一不与西说吻合，而足为拙作之佐证者。不惮词费，更节录之。《灵枢·营气篇》曰：营气之道，内谷为实，谷入于胃，乃传于肺（西人谓血液系食物所化成，由胃肠之微血管吸收之，以达于静脉，夫静脉入肺者也。故经曰，传于肺）。流溢于中，布散于外（流于中者，大血管也，散于外者，细血管也）。精专者，行于经隧。西人谓吸收饮食精微之途，有二：一曰微血管，已如上述；一曰乳糜管，为淋巴系之分枝。自成一系，而别于血管，精微之一部，由此管入于淋巴管，按诸中医学理，即《内经·营卫生会篇》所谓“清者为营，浊者为卫，营行脉中，卫生脉外”之说，此条因专言营。故仅曰“精专者，行于经隧”。然精专者即行于经隧。（经隧即血管）则慓悍者之行于经外，又在不言中矣。常营无已，终而复始（西人谓血液循环全身，昼夜不息）。缘经脉与血管，有如许相同之点，故一般中西兼通之士，莫不承认此说，羌无异议。台端于中医学理，固已登堂入室，但于西土生理，恐未深切研求，是以一睹唐氏经道之义，遽谓千古不磨之论。今汤仲明先生，撰“经络血管之我见”，辟六经即血管之义，剀切详明。辟容川经道非血管之谬，洞中肯綮，足匡拙作之未逮，堪释先生之疑云。洵吾侪研究经脉者之益友也，匆匆布覆，不尽欲言。

按此书已于六月间寄社，久未刊布，殆已误诸洪乔矣。爰就前函大意，重录付邮。

（以上二篇见《三三医报》1924）

275. 学医琐谈

吾人学医，约分二法，一为从源及流，一为从流溯源，所谓从源及流者，先读《本经》、《内》、《难》等古书，以次博览各家也。所谓从流溯源者，由后贤浅近之书入手，而后上追《素》、《灵》，详究伤寒也。陆九芝先生曰：学医者从《伤寒论》入手，始而详，终而易，从后世分类书入手，初若甚易，继则大难矣。可见从流溯源，不若从源以及流也。惟古书文义奥窔，必赖注释，始能领悟。自来疏之注之者，无虑数十家，瑕瑜互见，尚待抉择。兹录裘吉生先生指示法于下，足为学者之导师焉。盖先生研医三十三年，读书三千余种，学识之超，经验之富，求诸今世，不可多得也。

【本经】《本经疏证》（邹闰安著）

【内经】《素问识》（聿修堂丛书之一）

【难经】《难经正义》（叶子雨先生遗著）

【伤寒】《伤寒论辑义》（聿修堂丛书之一）

【金匮】《金匮要略论辑义》（聿修堂丛书之一）

【脉学】《脉义简摩》、《脉简补义》（周澂之医学丛书之二）

前列各书，犹儒家之经书，为学子所必读，待相继读毕，而后博览约取。自有主宰，学说纵纷，莫能惑我矣。特是项著述，搜求綦难，深愿吉翁，仿丛书例，印行于世，则不但保存国粹，尤嘉惠后学也。

《素》、《灵》之言生理病理，恒略形迹而详气化，学者必参证西学，始获其全。高思潜君谓研究医药，必明小学，以读轩岐、越人、仲景之书，必能西学，以窥解剖、生理、病理之奥，洵不诬也。

吾人读书，不能无疑问，载籍浩繁，难保无浮议。故必备《撷菁》、《质疑》二书，一为临症之助，一请名师解释，用力省而获益大，同志盍仿行之。

张寿甫先生曰：读古人书（即轩岐、越人之书），有不可解者，祗须存疑，毋庸强解。盖益我神智，启我性灵之处，在彼而不在此，斯真经验之言，学者当书诸绅也。

东医多纪桂山曰：俗所传奇方，录成专书，以供临床之参考焉。

（见《三三医报》1925）

276. 卫生诗歌（续三十期）

（一）世人个个学长年，不悟长年在目前，我得宛邱平易法，只将食粥致神仙（陆放翁）。每日空腹服淡粥一碗，生津益胃，最合卫生。

（二）爽口物多终作疾，快心事过必为殃，知君病后能服药，不若病前能自防（邵康节）。

（三）自身有病自心知，自病还将心药医，心境静时身亦静，心生还是病生时。

按：昔郭康伯遇神人，授以是偈，郭终生恪守，康强逾恒，年几百岁。

（四）老去自填腰脚病，山翁服栗旧传方，客来为说晨兴后，三咽极收白玉浆（苏子由）。按：腰膝无力，肾气不足也。栗形如肾，故能补肾虚，每于冬月，以袋盛生栗，悬高处干之，晨起吃数颗，再以猪肾粥助之。久则奇效，然须细嚼，连液吞液。

（五）一帚常在旁，有暇即扫地，既省课童奴，亦以平血气。按摩与导引，虽善亦多事，不如扫地法，延年直差易。

按：扫地腰腹手足同时运动，允为体操良法，放翁年跻九秩，虽非尽由于此，而晨夕扫地习以为恒，亦长寿之一因也。

（六）女色多迷人，人惑总不见，龙麝暗熏衣，脂粉艳敷面，人呼为牡丹，佛说是花箭，射人入骨髓，死而不知怨。

我尝夏葛而冬裘，饥食而渴饮，节嗜欲，定心气，如斯而已矣（程子）。凡食总以多为有益，脾易磨运，乃化精液，否则极补之物，多食反致受伤（老老恒言）。

体欲常劳，食欲常少，劳勿过极，少勿过虚（封君达）。

草郁则为腐，木郁则为蠹，人郁则百疉并起（亢仓子）。

触情而动，耽于嗜欲，则性命危（列子）。

怒后而食，食后而怒，醉后而饮冷，饱满食勿便卧。

（七）主人劝我洗足眠，倒床不复闻钟鼓，明朝门外泥一尺，始悟三更雨如许（苏东坡）。

【按】失眠多系脑中积血所致，如以温水濯足，引血下行则神宁体舒，自入睡乡。

（八）蜗牛角内争何事，石火光中寄此身，随富随贫且欢喜，不开笑口是痴人（白乐天）。

（九）养老年，如养小，勿要饿，勿要饱，勿太寒，勿太暖，晓起常防雾露侵，坐处常思风入脑，午倦只宜半靠眠，晚卧休将思虑扰，勿劳形兮勿劳心，毋妄想兮毋烦恼，荣枯修短注生前，快把尘情随念扫，阴雨狂风好闭藏，晴和闲步关怀抱，勿登高兮勿临深，携小徐行毋乱蹈，勿多言兮勿高声，真气不泄元神保，勿戒酒，勿除荤，举箸量吾腹所受，把盏常思醉淹倒，早早眠，慢慢起，屈伸偃仰常自在，和缓从容无劳扰，霜天酷暑雨无侵，寒热和调疾自少，一日清闲一日仙，如斯就是蓬莱岛。

（十）少饮酒，多啜粥，多茹菜，少食肉，少开口，多闭目，多梳头，少洗浴，少群居，多独宿，多收书，少积玉，少取名，多忍辱，多行善，少干禄。

【按】此多少箴也，言摄生处世之道，一字一珠，书诸座右，日夕玩味。裨益身心，当非浅鲜。

（十一）役神者弊，极欲疾枯，役神者疲，极欲疾枯，颜回短折，不及童乌，纵体淫欲，莫不早殂，酒色何物，今自不辜，歌以言之，酒色令人枯。

【按】此稽康秋胡行之第四章也，极言酒色役神之害，洵为扼要之谈。

（十二）枯骨安能补，伤精不可医，坚心能忍戒，福寿与天齐。（古诗）

（见《三三医报》1925）

277. 长寿诗

昔有行道人，陌上见三叟，年各百余岁，相与锄禾莠，住车问三叟，何以得此寿？上叟前致词，室中妪粗丑，中叟前致词，量腹节所受。下叟前致词，夜卧不覆首。要哉三叟言，所以能长久（见汉魏六朝百三家集中之应休琏集）。

仲圭曰：古人言卫生之诗而散见于各诗集者甚夥。苟能选而录之，汇为一帙，花朝月夕，曼声低诵，不特为怡情悦性之良伴，抑亦医学卫生之顾问也。闻裘吉生先生有医家诗话之辑，殆此类与。

一卷三十三期所载戒嫖词及陶石篑戒杀诗，均为仲圭所录，乃为手民误刊前人，附志于此。以代更正。

（见《三三医报》1924）

278. 续药名诗词录

本刊一期载张君继倦所辑药名诗词数首，读之颇足怡情，兹就所意，续录二首如下。

感怀（俞启光）

自汉浮身世空，寄生三楚逐征鸿，蔓荆同在乾坤里，远志须看出处中，益知有仁仍草木，相思无泪笑梧桐，而今知母尤强健，怜我白头堂上翁。

闺思（佚名）（调寄黄莺儿）

满院发柳葵（红花），订回期（当归），端午时（半夏），奴如孀守空闺里（独活），飘零不归（浪荡子），相思怎医（没药），心心念念人千里（远志），自追思（细辛），云鬓两髩（乌头），一半变霜丝（斑毛）。

主按：感怀一首，每句嵌一药名，闺思一阕，每句藏一药名，而均不伤辞意，诚铭心门角之作品也。

（见《医界春秋》1927）

279. 医学小说之重要

今之谈国事者莫不曰，欲救中国首兴教育，然中华之教育事业，肇兴于兹三十年余矣，而民智之闭塞如故，国势之孱弱甚于以知，徒兴教育而不趋重于平民，仍属事倍功半。年来演讲也，平民学校也，语体文字也，续续产生，皆所以应时势之需要耳。愚谓举办平民教育固属要图，倘无医学小说辅佐，其间恐未能达富强之目的也。盖聚人成家，积家成国，欲国之强，当先谋个人体格之健全，欲谋个人体格之健全，舍灌输医学常识其曷由哉。惟欲灌输常识，其道多端，如发行通俗医学小书，编卫生为学校专科，皆是与小说何关乎曰，是固有说，请申其理。

医学诸书类皆枯燥无味，读之昏昏欲睡，矧理极奥邃，尤非人众所能猝解，职是之故，坊间出版之医学卫生书籍纵多，而销路至狭，销路既不畅，产生益有限，以有限之出版物，欲灌输于四万万人民之脑中，此不待智者而知其难矣。至编卫生为学校专科，事固善矣。但此项学科至少须在高级小学加入，试问吾国人口虽众，入高小肄业者能有几人，且学校之科学复杂，学子之脑力有限，其不能注意于卫生一科也。明甚是以书籍与专科，对于国民体育上纵有多少之裨益，但欲期普及殊戛戛乎难也。

不佞对此问题尝加研究以为，能以小说之笔墨写医学之常识，以灌输于平民则功倍事半，成效可睹。盖小说有引人入胜之妙，忘忧驱愁之能，而影响亦至巨。常见略通之乎之人，一卷相对吟哦忘倦。吾人当心绪恶劣之际，苟得小说一册，烦恼不知何处去矣。至因专读某种小说，而变易其性情者亦常有之，夫小说既有此伟大之感化力，及透人勤奋之功，吾人利用之以灌输医学常识讵非宜哉。

然则今日之报章杂志，虽多未有以医学为小说材料者，而医会医社发行之杂志，更无小说一栏，分道扬镳各自为家，此东亚病夫雅号之所由来，而吾国国势之所以终不兴盛也。吾极人疾苦之医学士，讵鲜花之笔，吾挽救人心之小说家，不管岐黄之士，盖不通力合作，精心结构，以谋平民之健康而抵家国于富强哉。矧夫小说以医学为资料，则小说之价值愈高，而益为社会所要求医报增小说一栏，则读者愈多，而前途益放光明。丁仲佑之痨虫战争记，天笑生之病菌大会议，吾爱之慕之敬为介绍于诸君（闻王肖舫君有药石战史之与鄙意不谋而合，深愿其早日出世也）。

本篇自首至尾凡八百言，未有一字涉及医学，似非关于医学之文字，不知不佞之意正欲藉医学之力，以辅助国家之振兴，篇中云云，不难概见，安得谓与医学无关系哉。

十二．十二．五．作者附识

（见《三三医报》1923）

280. 论裸体之害及改良方法

吾国人有最失礼之事，习俗相沿，迄莫能改者，裸体是也。当夫炎帝施威，火伞张空之际，试一涉足市尘，则沿途之小贩工役，肆中之伙友学徒，莫不袒裼裸裎，一丝不挂，斯不特对人失敬，对己亦损人格。近年以来，各报对于此事，或婉言劝告，或严词责备，然言者谆谆，听者藐藐，曾未有一部分人之改良者。盖仅言裸体之不道德，不述裸体之不卫生，固不为世人所注意，而仅有劝止之词，无改良之法。又奚能收圆满之效果，今请先叙裸体之害，次及改良之法。

（甲）裸体之害

（一）裸体之不道德：吾国服制，以长衫马褂为敬礼，今沿途小贩，商肆夥友，日与主顾交易，纵不长衫马褂，亦当短褐蔽体，岂可赤裸裸地并亵衣而去之耶。至居家男妇，亦当衣裳整齐，盖一旦客临，不至遑迫无措也。

（二）裸体之不卫生，约有四端，分述于次。

（子）卫生家尝言，衣服颜色，冬令宜黑，夏令宜白。盖黑色吸热之作用，白色有反射之功能，夏着白色葛布，光热反映，热度自减，若夫裸体，即失此效，炎热自较著衣为增。

（丑）裸体放出之汗臭，闻之令人不耐，若一室之人，尽皆裸体，则汗臭充溢旁人臭之，必致患病。

（寅）不著衣服，蚊蝇飞集人体，散布毒素，易致疾病。

（卯）裸体最易藏垢纳污，而使肌肤不洁。

（乙）改良之法

（一）关于物质者，工厂、学校、公廨及大商店等，宜装置电扇则凉风习习，遍体为爽，自无挥汗经营之苦。且因此不感暑热，工作自较平时增加，得既可超于所失，则为之主者，又曷必惜此区区，而碍人众之卫生哉。若无力制备电扇之商店，或私人住址，可用人工风扇，雇人拉之，亦可得凉爽之效。至如沿途之小贩走役，宜备草帽一事，以遮烈日。

（二）关于心理者，夫人虽分精神、肉体二界，但精神之伟力，恒能左右乎肉体，试观催眠术之利用暗示，使被术者执炽热之火箸，而告之曰不热，执者即不觉其苦，并肌肤亦不稍变者，岂非一彰明较著之铁证欤。是故吾人治事，或劳动身体，苟能出之以镇静从容，未有热不能耐者。盖心在事而忘其暑矣。彼手不停挥，汗流浃背之人，胥一时暴躁使然耳，要之气候无论若何酷暑，事业无论若何纷纭，断无并一层雾縠轻纱不能著，而必去之始快者。盖彼妇女同是人耳，何以能着衣而不热耶。

（见《三三医报》1924）

论文选编索引

一、研究性论文

1 经脉即血管之研究（25、5；绍兴医药报；2卷5期）

2 辨经脉非血管说之讹（24、4；三三医报；1卷27期）

3 再辨经脉非血管之论（24、6；同上；1卷31期）

4 心生血脾统血辨（25、11，绍兴医药学报，2卷11期；25、9三三医报，3卷5期）

5 秋燥论治（24、5；三三医报；1卷30期）

6 论水治法（26、7；医界春秋；3期）

7 说水（23、11；三三医报；1卷11期）

8 水之研究（27、12 中西医学报 9卷12期）

9 小肠司消化说（26、10；同上；4卷7期）

10 肾主漉尿说（30年；医学如皋报五年汇刊）

11 论细嚼之理（25、8；绍兴医药月报；20期）（同上）

12 伏气温病与暴感温病（同上）

13 劳倦与疾病之关系（35、7；昌明医刊；1期）

14 肝脏血解（24、11；三三医报；2卷10期）

15 十一脏取决于胆新诠（29、8；中医世界；1卷2期）

16 暑中有湿辨（25、1；三三医报；2卷18期；31、7，幸福报351期）

17 阴暑辨（同上）

18 胎疟辨（24、12；三三医报；2卷14期）

19 脑主知觉之考证（1930年；如皋医学报五年汇刊）

20 先天与后天（30、10；幸福报；265、266期）

21　天癸新诠（25、6；三三医报；2卷33期）（25、7；绍兴医药学报；19期）

22　三焦非连网论（25、12；中医杂志；17期）

23　略述近代善本医书（40、7；国医导报；2卷）

24　何氏虚劳心传为伪书考（37、5；神州国医学报；5卷9期）

25　辨《难经》三十六难（23、11；三三医报；1卷11期）

26　疗法分类表（31、11；中医世界；3卷18期）

27　编辑中医课本之管见（27、6；医界春秋；12期）

28　药物讲义（29、4；康健杂志；1卷4期）

29　本草讲义（29、8；同上；1卷8期）

30　内科医案讲义（32、12；中国医学院院刊；3期）

31　医学参考书目（33、10；医药卫生月刊；14期）

32　敬请海内同志分辑医学要书（24、5　三三医报　2卷28期）

33　淞沪卫生局公布医士登记并开业试验章程一案之详情汇录（27、1；同上；4卷16期）

二、临床性论文

34　伏气春温之治法（25、10；三三医报；3卷7期）

35　春温之病源（24、7；三三医报；2卷3期）

36　湿温论治（24、11；三三医报；2卷10期）

37　湿温治法一得论（25、10；绍兴医药月报；2卷10期）

38　湿温化热证治（24、5；三三医报；1卷30期）

39　头痛浅说（29、3；幸福报；80期）

40　头痛之治验（29年；上海医报）

41　水肿神方（同上）

42　水肿便方（35、4；中医新生命；8期）

43　治水肿之良药（34、2　幸福杂志　5期）

44　癫狂痫浅说（30年；如皋医学报五周年汇刊）

45　呃逆论（24、7；三三医报；2卷2期）

46　胃欲寒饮说（24、12；同上；2卷15期）

47 补宜注重脾胃（24、12；医学杂志；22期）

48 神经性胃痛方（35、5；中医新生命；9期）

49 胃不和则卧不安解（24、6；绍兴医药月报；1卷6期）

50 消化不良之自然疗法（30年 幸福报 281、282、283期）

51 铁之种种（31年 同上 291、292、293期）

52 青年遗精病之治疗（29年、7、8月；幸福报；121、122、123期）

53 答友人问遗精症（30、3 幸福报 199期）

54 遗精者何故腰痛（28、8 卫生报）

55 预防遗精法（28、7 卫生报 31期）

56 遗精效方（29年；上海医报）

57 千虑一得（35、8；中医新生命；12期）

58 阳痿之原因及疗法（33、2；大众医药月刊；1卷3期）

59 宴会中所得之白浊良方（29、4；三三医报；4卷29期；29、9；幸福报 138期）

60 白浊初起秘方（34、8；幸福杂志；11期）

61 急性白浊效方——八正散（29、4 幸福报 95期）

62 与苏任谈性神经衰弱疗养法（37、1 神州国医学报 5卷5期）

63 神经衰弱疗养法书后（28、8 卫生报）

64 血证零话（30年；如皋医学报）

65 吐血特效药（34、3；幸福杂志；6期）

66 发明血炭粉者为数百年前之汉医（29、8 医界春秋 38期）

67 附：失眠之心理疗法（24、12；绍兴医药学报；1卷12期）

68 杜痨秘方（34、8；幸福杂志；11期）

69 急救中风秘方（同上）

70 腰痛秘方（同上）

71 冷罨与热病（29年；上海医报）

72 神经衰弱之症状与疗法（29、5；三三医报；4卷31期）

73 神经衰弱疗养法书后（28、7 卫生报 32期）

74 镇咳祛痰之药剂（40年；复兴中医；1卷2期）

75 咳证二方（34、7；神州国医学报；2卷11期）

76 说癍（30、1 幸福报 265期）

77 疟块之病源及治法（33、10；幸福杂志；1期）

78 天阉秘方（34、8；幸福杂志；11期）

79 产后血晕急救法（35、6；昌明医刊；1期）

80 产后最要之卫生（33、1；大众医药月刊；1卷2期）

81 醋治产后血晕之原理（30年 自强医学月刊 11期）

82 产后多服生化汤之危险（29、12；中医世界；1卷4期；28、5；卫生报；22期）

83 读妊娠劳损辨感言（24、1；三三医报；1卷17期）

84 天癸非月经辨（24、2；同上；1卷19期）

85 种子要方（29年；上海医报 P65）

86 种子要方附顾氏方（1929 中西医学报 十卷）

87 小儿急性胃炎（33、1；大众医药月刊；1卷2期；）

88 小儿慢性胃炎（33、2；大众医药月刊；1卷3期）

89 小儿急性肠炎（34、1；大众医药月刊；1卷4期）

90 小儿慢性肠炎（34、4；大众医药月刊；1卷7期）

91 急惊（43、7；广东医药旬刊；1期）

92 小儿习见之胃肠病（33、9；神州国医学报；2卷1期）

93 小儿肠寄生虫驱虫药（34、1；大众医药月刊；1卷4期）

94 喉风症治浅说（1933；幸福杂志；8期）

95 美容之根本法（27、2；广济医刊；4卷2期；27、6；中西医学报；9卷6期）

96 乌须黑发方（29、5；三三医书；4卷31期）

97 痢疾浅说（29、9；幸福报；137、138期）

98 治久痢及休息痢（29年；上海医报）

99 疟后宜补血说（26、10；三三医报；4卷8期；1929年；上海医报）

100 肺病漫谈（34、1；大众医药月刊；1卷4期）

101 肺病患者之饮食问题（35、7；中医新生命；11期）

102　藕治肺病之探讨（36、12；中医新生命；27期）

103　肺结核要方（33、12；光华医药杂志；1卷2期；35、1；神州国医学报；3卷5期）

104　肝火冲肺治法说（23、11；三三医报；1卷11期）

105　鸡卵治咯血（即结核性咳血）之特效（30、2；幸福报；183期）

106　霍乱浅说（32、7；医界春秋；70期）

107　真性霍乱要方（34、8；神州国医学报；2卷12期）

108　霍乱之治疗及预防（30年　幸福报　356、357、358期）

109　传染病的潜伏和隔离（47、1　医学导报　3卷7期）

110　临床小纪（35、9；神州国医学报；4卷1期）

111　怪病奇治（28、12、幸福报；54期）

112、113、114　养生琐言（23、11，24、4，25、6月；三三医报；1卷11、26期，2卷33期）

115、116、117　养生琐言一束（26、11　三三医报　4卷11期；25、9　3卷5期、30期）

118　摄生四要（28、6　卫生报）

119　养生之道（29、9；幸福报；136期）

120　华佗养生术（29、6；幸福报；112期）

121　最简易之健康长寿法（26、4；广济医刊；3卷4期）（25、9；绍兴医药月报；21期）

122　书养生三要后（28、9　卫生报）

123　饮食之卫生（25、8；三三医报；3卷3期）

124、125　饮食丛谈（45、8；医学导报；1卷2期）

126、127　卫生食谱（28、9　广济医刊　5卷9期；30年　幸福报 315、316、317、318期）

128　摄生和食后（27、2；广济医刊；4卷2期）

129　书论补后（为饵补品者进一解）（24、6　三三医报　2卷1期）

130　十种最优秀之冬令补品（34、1；神州国医学报；2卷5期）

131　卫生饮料（35、8；神州国医学报；3卷12期）

132　擦牙剂（41、4　国医导报　3卷2期）

133　节欲集说（25、10；三三医报；3卷7期）

134　致肥之道（43、10；广东医药旬刊；5期）

135　齿的卫生（30、3；幸福报；197、199期）

136　不卫生之服装（23、12；三三医报；1卷14期）

137　婴儿剃发之非（23、12；三三医报；1卷15期）

138　冬日之卫生（同上）

139　贫家育子暗合卫生说（30、3；幸福报；200期）

140　养病刍言（45、10；医学导报；3期）

141　论沐浴之原理（25、10；绍兴医药学报；2卷10期）

142　卫生小言十则（28、5；广济医刊；5卷5期）

143、144、145、146、147、148、149、150、151、152　卫生丛谈（25年10月，26年10、11、12月，27年1　月；29年7月；三三医报；3卷9期，4卷7、11、12、13、14、15、16、29、30期）

153　卫生脞言（28、6；卫生报；25期）

154、155、156　中国卫生格言一束（26、4，27、2，28、1；广济医刊；3卷4期，4卷2期；5卷1期）

157　家庭常识十二则（24、12；三三医报；2卷12期）

158　孙真人养生铭（24、11、三三医报；2卷10期）

159　中药常识（28、7；广济医刊；5卷7期）

160、161、162、163、164、165、166　医药爪鳞（33年、8、10、12月；医药卫生月刊；13、14、16、17、期；国医杂志　四期　32、12；医学杂志　69、87、91期　1936）

167　阿胶片语（医学杂志　69期　33、2）

168　蔬果之研究（34、2；大众医药月刊；1卷5期）

169　茶话（33、8；医药卫生月刊；13期）

170　覆盆子补肾之原理（28、12；幸福报；50期）

171　白及对于吐血之特效（28、1；广济医刊；5卷1期）

172　麻黄之利尿作用（27、12；医界春秋；18期）

173　黄连何以能厚肠（32、12；神州国医学报；1卷4期）

174　常山之研究（28、12；医界春秋；30期）

175　桑叶（34、10；大众医药月刊；11期）

176　桑叶之研究（29年。上海医报；P158）

177　甘草解（24、5；三三医书；1卷28期）

178　甘草说（23、12；三三医报；1卷15期）

179　甘草新释（46、8；医学导报；1卷7期）

180　棕榈皮对于血症之特效（31、10　幸福报　265期）

181　橄榄可治精神病（26、12；三三医报；4卷15期）

182　附子之研究（28、12；中医新刊；9期）

183　生姜之研究（34、10；大众医药月刊；11期）

184　贝母（31年　自强医学月刊　13期）

185　女贞子（即冬青子）（34、10；大众医药月刊；11期）

186　大枣（同上）

187　谈大枣（32、12；国医杂志；4期）

188　枳实（34、10；大众医药月刊；11期）

189　茯苓新研究（同上）

190　萝卜与养生（34、2；大众医药月刊；5期）

191　牛乳与牛肉汁之比较（34、3；大众医药月刊；1卷6期）

192　牛乳琐谈（35、2　医学杂志　81期）

193　羊肉粥与平民补品（34、10；大众医药月刊；11期）

194　猪膵治糖尿病之原理（33、2；大众医药月刊；1卷3期）

195　猪肉疗病之一例（34、3；大众医药月刊；1卷6期；神州国医学报；1卷7期）

196　说猪肉（33、12；医药卫生月刊；16期）

197　射干之研究（29、3；中医新刊；12期）

198　酸枣仁之研究（30、2；中医世界；1卷5期）

199　冰糖之妙用（34、22；大众医药月刊；1卷5期）

200　山栀确为吐衄良药（1931　医界春秋）

201　山栀确为吐衄良药之考证（1931　医界春秋）

202　续随子（一名千金子）治水肿之宜忌（29、4；三三医报；4卷

29 期）

203 首乌补脑（24、5；三三医报；1 卷 29 期；29、5；幸福报；97 期）

204 柴胡可否治疟（33、6；神州国医药学报；1 卷 10 期）

205 芡实之药用谈（32、9 医界春秋 71 期）

206 南瓜漫谈（32、10 医界春秋 72 期）

207 药用食物落花生之研究（33、4；同上；1 卷 8 期）

208 蛔虫及灭蛔药（33、2；神州国医学报；1 卷 6 期）

209 桃仁承气汤治验（医学杂志 70 期 33、4）

210 神仙粥能治感冒（34、3；大众医药月刊；1 卷 6 期）

211 截疟剂（国医导报 2 卷 4 期 40、7）

212 书重用石膏记后（25、4；三三医报；2 卷 29 期）

213、214、215 药物谈片（29、10；30、8；31、2；中医世界；1 卷 3 期、2 卷 8、11 期）

216 方药碎话（33、5；神州国医学报；1 卷 9 期）

217、218、219 方药碎语（1941；国药导报；3 卷 1、2、3 期）

220、221、222、223 中医常识（29 年 4、5 月；三三医报；4 卷 28、30、31、32 期；33、1；神州国医学报；1 卷 5、9 期）

224 寒咳良方：杏苏散（30、1；幸福报；179 期）

225 疏肝和胃散（25、2 三三医报 2 卷 21 期）

226 论东垣清暑益气汤不宜于暑病（25、2；绍兴医药学报；2 卷 2 期）

227 六味丸不宜于阴虚论（24、6；三三医报；1 卷 32 期）

228 增液汤果有通便之力乎（1931 医界春秋）

229 麻杏石甘汤治验（33、11 光华医药杂志 1 卷 1 期）

230 指迷清返魂丸（25、7 三三医报 2 卷 17 期）

231 验方一束（29、1；幸福报；62 期）

232 古方之奇效（卫生报 39 期 28、9）

233 吴兴凌嘉六先生经验方二则（24、7 三三医报 2 卷 3 期）

234 非非室验方（30 年；如皋医学报五周汇刊；25、5 三三医报

2卷30期）

235　非非室验方选（25、5；三三医报；2卷30期）

236　非非室验方选（26　三三医报）

237　方剂偶释（31、9；中医世界；3卷16期）

238　论泻药（33、12；神州国医药学报；2卷4期）

239　中医应用处方集（43、10；广东医药旬刊；5期）

240　李代桃僵之戒烟妙法（29、7；幸福报；117期）

241　论退热剂（41、3；复兴中医；2卷2期）

242　四种最普通的通便药（31、5　幸福报　333期）

243　606命名释义（24、5；三三医报；29期）

244　一个奇治跌伤之伶人（28年　幸福报　13期）

245　一个喜吞壁虎几成痼疾之农夫（28、12；幸福报；54期）

246　异哉，湿泥草可治伤寒症（29、2；同　75期）

三、其他论文

247、248　非非医话（28年　中国医学院院刊　三期）

249、250、251、252　非非室杂录（25、6、12，26、2、5；三三医报；2卷32期，3卷14、20、30、32期）

253　珍本医书集成序（36、6；光华医药杂志；3卷8期）

254　女科折衷纂要序（24、12；三三医报；2卷13期）

255　中国急性传染病学序（33、2；医学杂志；69期）

256　吐血肺痨指南序（34、9；神州国医学报；3卷1期）

257　四嚣斋罗氏医学丛书序（46、5；华西医药杂志；1卷2期）

258　中医训练所第一届毕业同学录序（46、12；同上；1卷9期）

259　现代医药论文选辑序（47、1；同上；1卷10期）

260　尤序（复印见）

261　凌临灵方序（24、6；三三医报；1卷32期）

262　凌临灵方二辑序（24、12；三三医报；2卷1　5期;）

263　沈君仲圭养生琐言小序（29、4；三三医书；4卷28期）

264　医学体用序（24、6；三三医报；2卷1期）

265　增纂国药新辞典序（34、5；神州国医学报；2卷9期）

266　神农本经校注序（26、1；三三医书；3卷18期）

267　陆氏论医集读后感（34、3；医报；1卷11期）

268　录竹窗随笔五则（25、10；三三医报；3卷8期）

269、270、271、272、273、274、275、276　吴山散记（36年4、5、6、7、8、9、11；中医新生命；19、20、21、22、23、24、26期）

277　录人生必读书五则（25、10；三三医报；3卷8期）

278　录愿体集九则（同上）

279　录四戒汇纂四则（同上）

280　录孔子家语一则（同上）

281　辩十三期绩学庐随笔第三条之讹（24、12；三三医报；2卷15期）

282　改良三三医书之商榷（25、11；同上；3卷11期）

283　改革本报意见书（24、1　三三医报　1卷16期）

284　介绍广东医药杂志（26、11；同上；4卷11期）

285　与本报编辑书（1937　神州国医学报）

286　上裘社长书（24、6；三三医报；2卷1期）

287　与裘吉生先生书（24、6；三三医报；2卷2期；）

288　上何印岩先生书（24、11　三三医报　2卷12期）

289　致袁桂生君书（25、4；三三医报；2卷28期）

290　与时逸人先生研究甘草及呼吸静坐书（24、4；同上；1卷26期）

291、292、293、294　答陆渊雷先生（29、11；幸福报；153、154、155、156期）

295　与高潜先生书（24、12　三三医报　2卷15期）

296　寄高思潜先生书（25、6　三三医报　2卷32期）

297　与高思潜先生书（26、5　三三医报　3卷30期）

298　与刘叔莼先生书（24、10；三三医报；2卷8期）

299　敬答俞鉴泉先生（24、10；三三医报；2卷8期）

300　学医琐谈（25、2；三三医报；2卷20期）

301　卫生诗歌（25、6；三三医报；2卷33期）

302　长寿诗（24、11；同上；2卷10期）

303　续药名诗词录（27、6；医界春秋；12期）

304　医学小说之重要（23、12；三三医报；1卷15期）

305　论裸体之害及改良方法（24、9；同上；2卷4期；28、5；卫生报；19期）

出版后记

2007年在做《中医临床家代表作》系列丛书中的《中医火神派三书》、《灵素商兑与群经见智录》、《圆运动的古中医学》时，通过对中医图书现状的一些了解，我感觉近现代一些中医名家的作品在上世纪初及二三十年代确有承上启下的作用，就是时至今日也不乏传承经典启迪思路的作用，这部分选题包括一些近现代中医大师撰写的对中医古典理论在临床运用的再认识，诸如恽铁樵的《伤寒论研究与临证演讲录》、曹颖甫的《经方实验录》《伤寒发微》《金匮发微》、陆渊雷的《伤寒论今释》《金匮要略今释》等，甚或是《胡希恕伤寒论讲座》、《胡希恕金匮要略讲座》、《赵绍琴温病讲座》、《任应秋医学讲稿文集》等，书中融入这些临床家个人对典籍的理解和运用典籍的临证经验。它的价值在于理论指导实践，实践印证理论，对我们的读者有很大启迪作用，也是中医传承上的一项重点工作。之后，我们陆续编辑出版了一系列民国时期及当代的名医名家之作。

常言说"踏破铁鞋无觅处，得来全不费功夫"，一次在玉田开全国王清任学术研讨会的时候我遇到了中医科学院文献学专家伊广谦先生，当时谈起正在陆续编辑出版的民国时期的医家著述，谈到对那个时期医家医著对后人的影响具有承上启下巨大作用时，竟有一种英雄所见略同、知音相见恨晚的共鸣。巧得很，当时伊先生带着神秘和狡黠的神情说：我有一个选题可以推荐给你，在我迫不及待地追问下，伊先生便详细地介绍他们单位曾经做过的一个科研课题，该课题完成的是文献名录，但在整理过程中搜集到了近千万字的上世纪众多医家撰写的在报刊上发表的文章等资料。事后引荐我们拜访了有关课题的负责人王咪咪副研究员，当即确定以1900～1949年的中医及相关期刊上的医学论文为依据［个别医家因其论文的连载及学术的延续性，可到建国初期（1955年）以前］，由王咪咪副研究员担任主编，编纂一套《二十世纪初中医名家医学文集丛编》，随后商讨了选题计划、编写方式及体例。

从2008～2011年，经过3年多的时间，我们陆续完成《二十世纪初中医名家医学文集丛编》第一集300余万字的编辑工作。二十世纪初，虽然经过新文化运动倡导白话文的洗礼，但民国间期刊论文90%以上以竖排本、繁体字、无标点（有的有句读）形式出现，同时文白夹杂，引经用典无时不在，自造词语、错白字现象比比皆是，给编校工作带来了巨大的困难。这其中仅编辑体例的确定，就经过无数次商讨、修改，征求同行及有关专家的意见，最后定稿如文集前编辑体例。历经三年、几经编辑校勘，终于完成编校并付梓出版。

《医学文集丛编》把二十世纪百位中医名家在此期间发表的优秀论文汇集成册，且在书前编撰完整、真实、客观的生平介绍，重现这些历史名家的风采，充分展现这些医家全面的医学成就，从另一个侧面客观地反映了这百年间的中医发展史。

这些资料历经七、八十年甚至近百年时间，保存至今都已相当宝贵。《医学文集丛编》的出版，可以说填补了一项空白，一段历史文献的空白，正像中国中医科学院李经纬研究员所说，《二十世纪初中医名家医学文集丛编》的出版"是系统研究中国医学史、中医文献发展及医家个人学术经验不可缺少的宝贵资料。"

对于一个以弘扬中华文化为中心；以学术的传承和普及教育为基本方向；以中国传统医药学、地学、生物学为主的科技图书为重点，走内涵式增强实力的稳步发展道路，建设有一定出版特色、有读者认可的品牌产品的小而强的专业性出版社的学苑人来说，能为中医药事业的传承做些许贡献是我们的荣幸，因此在这里我们要特别感谢文集的编纂者王咪咪老师，没有她的呕心沥血的努力工作，就没有文集的诞生；感谢伊广谦老师，没有他文集就不会在学苑出版，同时还要感谢伊老师无私地为本文集提供部分图片资料；感谢编审高振英老师，以编辑出版专业角度为本文集做了大量的审校工作、并提出了宝贵的意见和建议；特别还要感谢的是为本文集撰稿的各位专家学者，是他们给予的诸多支持，使本文集锦上添花，是他们那专业而有文采的文章，在近百年前诸多的医家与今天的读者之间架起了一座跨越时空的桥梁。

本论文集所收论文有的已距今百年，大部分也七八十年了，故字词句用法、语言断句有的与今日之文章有很大差异。编校疏漏在所难免，敬请广大读者批评指正，以便我们在重印时及相继陆续出版的文集中不断地修订与完善。

学苑出版社医药编辑室

陈　辉

2011年5月18日于黄村

编著者简介

王咪咪，副研究员。曾任中国中医科学院中国医史文献研究所文献室主任。兼任中华中医药学会文献学会委员、中国药学会药史分会委员、北京中医药学会基础理论分会秘书。硕士生导师。研究方向：中医文献研究。

参与国家新闻出版署课题《中华大典·药学分典》的编纂工作，任副主编；参与国家科技部在研课题《海外回归中医善本古籍的电子版保存》；主持国家中医药管理局2004年中标课题：1949年前中医期刊及相关文献的收集研究与数据库的建立等项目。

主编、副主编或编委编著的学术著作有：《全国中医图书联合目录》、《敦煌古医籍考释》、《本草纲目索引》、《唐容川医学全书》等三十余部。发表的论文四十余篇。